五年制高职专用教材

医药卫生大类专业

用药护理

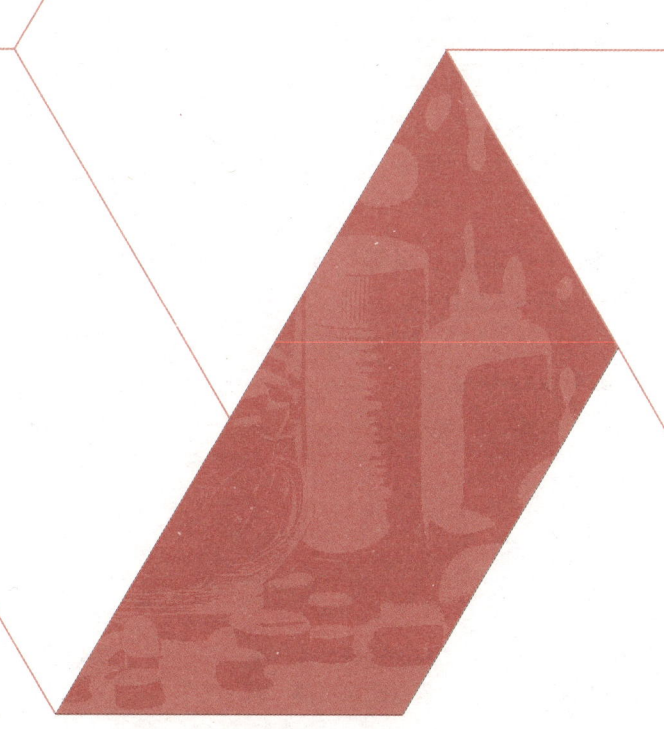

■ 主编 任亚丽 韦翠萍

中国教育出版传媒集团

高等教育出版社·北京

内容提要

本书是五年制高职专用教材,依据五年制高等职业教育护理专业人才培养方案,以及用药护理课程的主要教学内容和目标要求进行编写。

本书以临床用药护理所需的职业能力为依据,将药理知识与临床护理技能相结合,注重改革与创新,突出职业教育特点,凸显职业教育特色。本书包括总论,神经系统与抗精神失常、麻醉药物用药护理,疼痛、炎症与免疫系统药物用药护理,循环系统药物用药护理,消化、呼吸、内分泌系统药物用药护理,化学治疗药物用药护理6个模块,共19个项目、56个任务。全书配套建设数字化教学资源,可扫描书内二维码或登录高等教育出版社新形态教材网(https://abooks.hep.com.cn)获取思维导图、微课、动画等教学资源,便于学生自主学习。

本书可作为职业院校护理专业教学用书和护理执业资格考试参考用书,也可作为医学相关专业及护理技术人员继续教育用书。

图书在版编目(CIP)数据

用药护理 / 任亚丽, 韦翠萍主编. -- 北京 : 高等教育出版社, 2024. 11. -- ISBN 978-7-04-062516-5

Ⅰ. R97

中国国家版本馆CIP数据核字第2024H9X644号

Yongyao Huli

策划编辑	崔　博	责任编辑	尤　丹	封面设计	张　志	版式设计	徐艳妮
责任绘图	于　博	责任校对	刘娟娟	责任印制	高　峰		

出版发行	高等教育出版社	网　　址　http://www.hep.edu.cn
社　　址	北京市西城区德外大街4号	http://www.hep.com.cn
邮政编码	100120	网上订购　http://www.hepmall.com.cn
印　　刷	北京市艺辉印刷有限公司	http://www.hepmall.com
开　　本	889mm×1194mm　1/16	http://www.hepmall.cn
印　　张	20.75	
字　　数	430千字	版　　次　2024年11月第1版
购书热线	010-58581118	印　　次　2024年11月第1次印刷
咨询电话	400-810-0598	定　　价　49.80元

五年制高等职业教育（简称五年制高职）是指以初中毕业生为招生对象，融中高职于一体，实施五年贯通培养的专科层次职业教育，是现代职业教育体系的重要组成部分。

江苏是最早探索五年制高职的省份之一，江苏联合职业技术学院作为江苏五年制高职教育的办学主体，经过 20 年的探索与实践，在培养大批高素质技术技能人才的同时，在五年制高职教学标准体系建设及教材开发等方面积累了丰富的经验。"十三五"期间，江苏联合职业技术学院组织开发了 600 多种五年制高职专用教材，覆盖 16 个专业大类，其中 178 种被认定为"十三五"职业教育国家规划教材。学院教材工作得到国家教材委员会办公室认可并以"江苏联合职业技术学院探索创新五年制高等职业教育教材建设"为题编发了《教材建设信息通报》（2021 年第 13 期）。

"十四五"期间，江苏联合职业技术学院依据"十四五"教材建设规划进一步提升教材建设与管理的专业化、规范化和科学化水平。一方面与全国五年制高职发展联盟成员单位共建共享教学资源，另一方面与高等教育出版社、凤凰职业教育图书有限公司等多家出版社联合共建五年制高职教材研发基地，共同开发五年制高职专用教材。

本套"五年制高职专用教材"以习近平新时代中国特色社会主义思想为指导，落实立德树人根本任务，坚持正确的政治方向和价值导向，弘扬社会主义核心价值观。本套教材依据教育部《职业院校教材管理办法》和江苏省教育厅《江苏省职业院校教材管理实施细则》等要求，注重系统性、科学性和先进性，突出实践性和适用性，体现职业教育类型特色；遵循长学制贯通培养的教育教学规律，坚持一体化设计，契合学生知识获得、技能习得的累积效应，结构严谨，内容科学，体例编排得当，适应五年制高职学生生理成长、心理成长、思想成长跨度大的特征，针对性强，是为五年制高职量身打造的专用教材。

江苏联合职业技术学院
教材建设与管理工作领导小组
2022 年 9 月

用药护理
编写委员会

主　编：任亚丽　韦翠萍

副主编：蓝培元　孙　达　吴立超

编　委：(以姓氏笔画为序)

于立荣　江苏省徐州医药高等职业学校

韦翠萍　苏州卫生职业技术学院

史菁菁　江苏省南通卫生高等职业技术学校

乔　进　南通市第三人民医院

任亚丽　江苏省南通卫生高等职业技术学校

孙　达　无锡卫生高等职业技术学校

吴立超　常州卫生高等职业技术学校

邵建华　江苏省南通卫生高等职业技术学校

殷晓芹　南通大学附属医院

高敏慧　江苏省南通卫生高等职业技术学校

唐　清　江苏省宿迁卫生中等专业学校

蓝培元　江苏省宿迁卫生中等专业学校

本书是五年制高职专用教材,依据五年制高等职业教育护理专业人才培养方案,以及用药护理课程的主要教学内容和目标要求进行编写。本书对接用药护理岗位工作任务,基于用药护理工作程序,以立德树人为根本,将价值塑造、知识传授与技能培养有机融合,具有以下特色。

培根铸魂,启智润心　本书以立德树人为根本,牢牢树立"人民至上、生命至上"的思想,系统梳理、充分挖掘具有药理学科特点、护理专业特色的思政教育元素,以文载道,将经典药物的发现史、中医药的传承与发展、老药新用的经典故事、科学家不惧失败潜心钻研的坚韧精神和排除万难敢为人先的创新精神、严谨求实的用药理念、大医精诚的职业精神等有机融入教材,注重价值观、医学人文、伦理道德、创新意识的培养,立德树人,润物无声。

对接岗位,重在过程　本书以"模块－项目－任务"的形式架构整体编写框架,对接临床用药护理岗位,编写用药护理情境导入案例,设置工作任务,通过任务引领,将岗位任务与学习任务对接,按照"用药前－用药中－用药后"的用药护理程序,包括用药前的健康评估、药品调配,用药过程中的用药护理实施、不良反应观察、护理应对措施,用药后的药物疗效观察、健康宣教等,从药、用药护理、用药教育逐步递进,将岗位内容与学习内容对接,增强护理职业能力。

配套齐全,融合发展　为便于学生自主学习,提升学习的拓展性和延伸性,本书在编写过程中,设有"学习目标""情境导入""相关药物知识""拓展阅读""考点提示""任务实施"等栏目,还配备了数字化教学资源,包括课件、微课、新工艺新药品新技术、常用药物的中英文对照等知识拓展,学生可扫描书内二维码或登录高等教育出版社新形态教材网(https://abooks.hep.com.cn)获取相关资源。详细使用方法见本书最后一页"郑重声明"下方的"学习卡账号使用说明"。

本书包括总论,神经系统与抗精神失常、麻醉药物用药护理,疼痛、炎症与免疫系统药物用药护理,循环系统药物用药护理,消化、呼吸、内分泌系统药物用药护理、化学治疗药物用药护理6个模块,共19个项目,56个任务。从用药护理情境导入、相关药物知识、任务实施、任务小结等4个方面进行介绍,强化学生用药护理能力的培养。本书编写分工如下:模块一由蓝培元编写;传出神经系统药理概论、胆碱受体激动药和胆碱酯酶抑制药用药护理、胆碱受体阻断药用药护理由唐清编写;肾上腺素受体激动药用药护理、肾上腺素受体阻断药用药护理、利尿药与脱水药用药护理、人工合成抗菌药用药护理由邵建华编写;镇静催眠药用药护理、抗帕金森病药用药护理、治疗阿尔茨海默病药用药护理、中枢兴奋药与促大脑功能恢复药用药护理、麻醉药用药护理由吴立超编写；抗癫痫药与抗惊厥药用药护理、抗精神失常药用药护理、疼痛炎症用药护理由史菁菁编写；抗组胺药用药护理、调血脂药用药护理、血液与造血系统药物用药护理由高敏慧编写；调节免疫功能药用药护理、抗高血压药用药护理、抗心绞痛药用药护理由任亚丽编写；抗心律失常药用药护理、抗充血性心力衰竭药用药护理、抗恶性肿瘤药用药护理由韦翠萍编写；消化系统药物用药护理、呼吸系统药物用药护理、抗微生物药概述由于立荣编写；内分泌系统药物用药护理、生殖功能调节药用药护理由孙达编写；β–内酰胺类抗生素用药护理、大环内酯类、林克霉素及多肽类抗生素用药护理、氨基糖苷类抗生素用药护理、四环素类及氯霉素类抗生素用药护理由殷晓芹编写；其他抗病原微生物感染药物用药护理、抗寄生虫药用药护理由乔进编写。

本书在编写过程中，得到了各编者所在单位的大力支持，在此一并致以崇高的敬意和衷心的感谢！

我们致力于编写一本适用于职业院校护理专业的精品教材，但由于编者的学识和水平有限，书中难免存在疏漏或不当之处，敬请各位读者谅解，并恳请大家批评指正。本书读者意见反馈邮箱：zz_dzyj@pub.hep.cn。

学时分配建议表

内容		学时
模块一　总论		
	项目一　用药护理概述	1
	项目二　药物效应动力学	2
	项目三　药物代谢动力学	2
	项目四　影响药物作用的因素	1
模块二　神经系统与抗精神失常、麻醉药物用药护理		
	项目一　传出神经系统药物用药护理	7
	项目二　中枢神经系统用药护理	5
	项目三　抗精神失常药用药护理	2
	项目四　麻醉药用药护理	2
模块三　疼痛、炎症与免疫系统药物用药护理		
	项目一　疼痛、炎症用药护理	4
	项目二　免疫系统药物用药护理	2
模块四　循环系统药物用药护理		

内容		学时
	项目一　心血管系统药物用药护理	10
	项目二　血液与造血系统药物用药护理	2
模块五	消化、呼吸、内分泌系统药物用药护理	
	项目一　消化系统药物用药护理	2
	项目二　呼吸系统药物用药护理	2
	项目三　内分泌系统药物用药护理	5
	项目四　生殖功能调节药用药护理	2
模块六	化学治疗药物用药护理	
	项目一　抗菌药用药护理	7
	项目二　其他抗病原微生物感染药物用药护理	3
	项目三　抗寄生虫药、抗恶性肿瘤药用药护理	3
总计		64

编者

2024 年 5 月

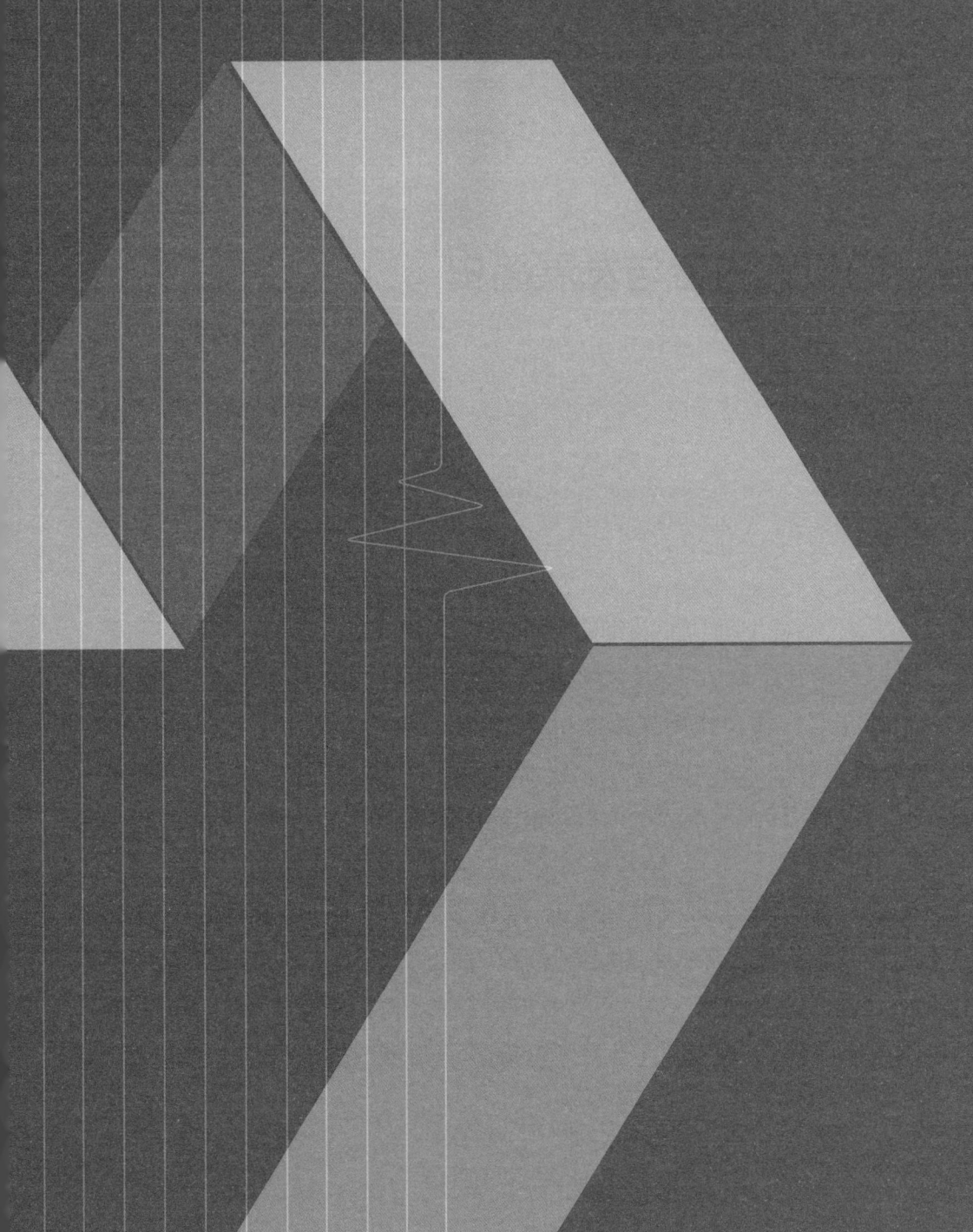

模块一
总论

项目一
用药护理概述

学习目标

1. 能掌握药物、药理学、药物效应动力学、药物代谢动力学、用药护理的概念,具有一定的用药护理思维能力,培养热爱护理工作、完成岗位任务的职业素养。

2. 能熟知临床工作岗位中用药护理的目的、性质和任务,以患者为中心,具备人文关怀精神和良好的护患沟通能力。

任务一　药理学的研究内容与发展简史

相关药物知识

一、药理学的研究内容

药物是指能够影响机体组织、器官生理功能及细胞代谢过程,用于预防、诊断、治疗疾病以及计划生育的化学物质。根据来源分为天然药物、化学合成药物和生物技术药物等。

药理学是研究药物与机体相互作用及作用规律的科学,包括药物效应动力学和药物代谢动力学两个方面。其中,研究药物对机体作用规律及其机制的科学称为药物效应动力学,简称药效学;研究机体对药物的处置过程及血药浓度随时间变化规律的科学称为药物代谢动力学,简称药动学。药理学是医学与药学的交叉学科,又是基础医学与临床医学之间的桥梁学科。

用药护理是以药理学理论为基础,结合现代护理理论,阐述临床护理用药中必需的药理学基本理论、基本知识、基本技能及临床用药护理措施,指导临床护士合理用药的一门课程。主要内容包括药物的理化性质、药理作用、临床应用、不良反应及防治、药物相互作用、用药护理措施等。主要任务是通过学习该课程,护理专业学生能够正确执行医嘱,按照护理程序进行用药护理,具备指导患者合理用药的能力。

二、药理学发展简史

在古代,人们寻找食物时发现某些天然物质可以治疗疾病与消除伤痛,如柳皮退热、饮酒止痛、大黄导泻。当时的药物大多为植物,所以古代的药物学被称为本草。我国最早成书的药物专著是东汉的《神农本草经》,其中不少药物仍沿用至今。唐代的《新修本草》是我国最早的一部药典,也是世界上第一部由政府颁布的药典。明代李时珍撰写的《本草纲目》是中医药学的经典著作,在我国药物学发展史上具有重要地位,仍是现今研究中药的必读书籍。

 拓展阅读——"药食同源"学说

"药食同源"有两层含义,一是指许多食物即药物,它们之间并无绝对的分界线;二是指中药与食物之间是"同源"的关系。古代医学家将中药的"四性""五味"理论运用到食物之中,认为每种食物也具有"四性""五味",这就是食物疗法或饮食疗法。根据不同的体质或病情,选取具有一定保健作用或治疗作用的食物,通过合理的烹调加工制成"食疗"佳品。《黄帝内经太素》一书中写道:"空腹食之为食物,患者食之为药物",即反映了"药食同源"的思想。《淮南子·修务训》记载:"尝百草之滋味,水泉之甘苦,令民知所辟就。当此之时,一日而遇七十毒。"可见神农时代药与食不分,无毒者可就,有毒者当避。

药理学发展成为一门现代科学是从 19 世纪开始的。19 世纪初,由于化学、生物学及生理学的发展,促进了实验药理学的形成和发展。化学的发展使人们可以从植物药中提取有效成分和合成新药,逐渐扩大了药物的范围。生物化学的发展为药理学的进一步发展提供了较为可靠的科学方法,分子生物学的发展使药理学的研究从器官和细胞水平进入分子水平。随着自然科学的相互渗透,出现了一系列药理学的分支学科,如神经药理学、临床药理学、免疫药理学。

···· 考点提示 ♀ ····
药物、药理学、用药护理、药物效应动力学、药物代谢动力学的概念。

任务小结

药理学是研究药物与机体相互作用及作用规律的科学,包括药物效应动力学和药物代谢动力学。用药护理是以药理学理论为基础,结合现代护理理论,阐述临床护理用药必需的药理知识和技能,指导护士合理用药的一门课程。

 练一练

任务二　用药护理在职业岗位上的基本内容和要求

情境导入

患者,男,55 岁,体形偏胖,运动较少。血压、血糖偏高,未经过规范治疗。某晚饮酒后不久感到胸闷,出现大汗,心前区压榨性疼痛紧急就医,初步诊断为"心绞痛"。医生紧急医嘱舌下含服硝酸甘油片 5 mg,护士给药 5 分钟后,患者症状缓解。

请思考:

用药护理工作流程和具体实施要点有哪些?

相关药物知识

护士在临床工作的第一线,既是药物治疗的执行者,也是药物治疗前后的监护者,承担着执行处方或医嘱,观察药物治疗效果和不良反应,指导合理用药,开展预防保健和健康教育等职责。

一、用药前

1. 按照护理程序对患者进行护理评估,仔细阅读医嘱、处方,掌握患者的身体状况、病史和用药史等基本信息,特别要了解患者的药物过敏史及药物禁忌证。

2. 熟悉药物的作用、用途、不良反应及注意事项,要熟悉具有"三致"等特殊毒性作用的药物,时刻注意特殊药品的管理制度。理解医生的用药目的,根据病情审查医嘱,如对医嘱有疑义,应及时与医生沟通后再执行。

3. 熟悉选用药物的剂型、规格、剂量、用法、疗程,特别注意婴幼儿适宜剂型的选择。

4. 了解药物的有关配伍禁忌,熟记混合配置静脉药物的规范和要点。

5. 做好护患沟通和心理护理等配合措施。

二、用药中

1. 根据用药目的指导患者正确用药。

2. 严格执行护理操作规范给药,如"三查""八对""一注意""六准确"等原则。

3. 未经医生许可不得随意变更给药方案,如剂量、滴速、间隔时间和次数等,尤其是新生儿、婴儿、儿童的剂量换算要确保无误。

4. 认真观察和评估疗效、不良反应,如有异常情况及时报告医生。

5. 加强与患者的心理沟通,缓解患者用药焦虑情绪,评估用药依从性,做好护患沟通和合理用药宣教。

 拓展阅读——"三查""八对""一注意""六准确"原则

"三查"是指护士在用药时,要做到操作前检查、操作中检查、操作后检查。

"八对"是指护士在用药时,要做到对床号、对姓名、对药名、对药物浓度、对药物剂量、对用药方法、对用药时间、对用药批号,避免发生用药差错和事故。

"一注意"是指护士在用药时,要做到注意观察用药后的疗效和不良反应。

"六准确"是要求药名、给药对象、给药途径、药物剂量、药物浓度、给药方法准确无误。

三、用药后

1. 结合患者实际,客观评估药物疗效和不良反应,配合医生采取相应措施。

2. 根据药物可能出现的不良反应,作出护理诊断,采取相应的护理措施。

3. 做好药具、药械的清点工作和病区药品使用登记、核对等工作。

4. 开展合理用药健康教育,尤其是对出院患者和家属加强用药后续指导,提高药物远期疗效或社区用药水平。

···· 考点提示 ♀····

用药护理程序的三个部分和主要内容。

任务实施

1. 护士应遵循用药前、用药中、用药后的用药护理程序,坚持"三查""八对"原则。

2. 护士应重点进行不良反应监测,一旦发现不良反应,立即通知护士长和医生,遵照医嘱进行处理,严重者配合医生进行抢救;根据不同药物使用途径及不良反应的情况落实相应护理措施;及时记录护理记录单,做好抢救观察记录;发生输液反应时,撤下输液器密封,无菌巾包裹标明时间,备检。

3. 护士要积极开展合理用药宣教,包括:① 告知患者所用药物的名称;② 准确告诉患者给药剂量、浓度与时间;③ 教会患者正确的给药方法;④ 让患者了解药效出现时的表现和时间;⑤教会患者增强药物疗效的非药物治疗方法,如避免同服哪些药物、哪些食物等;⑥告知患者何时停药;⑦告知患者所用药物的不良反应以及减轻不适与损害的方法。

任务小结

　　护士既是药物治疗的执行者,也是药物治疗前后的监护者,在临床用药中护士应遵循用药前、用药中、用药后的用药护理程序,坚持"三查""八对"原则。

 练一练

网上更多……

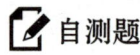知识拓展　　　　　　　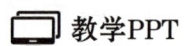自测题　　　　　　　💻教学PPT

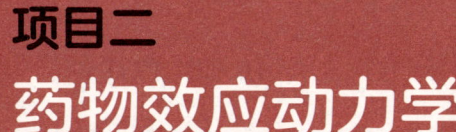

项目二
药物效应动力学

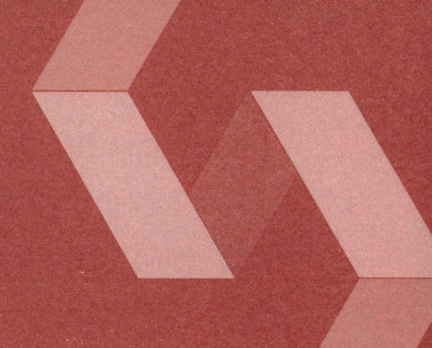

学习目标

1. 能掌握药物的基本作用、作用类型、防治作用和不良反应等基本概念；掌握最小有效量、极量、常用量、安全范围、治疗指数等概念，能正确理解药物剂量对药物作用的影响，运用药效学技能为执行医嘱、评估疗效、用药宣教等做好准备，养成认真负责、严谨求实的工作态度。

2. 能掌握受体激动药、受体阻断药、向上调节和向下调节的概念，能熟练运用受体知识开展合理的用药宣教。

任务一 药物作用的基本规律

情境导入

患者,女,30岁,被铁钉扎伤后,全身肌肉阵发性痉挛、抽搐,意识清醒,诊断为破伤风。医生给予青霉素和抗毒素治疗,同时配合支持措施。

请思考:

1. 为什么用药前必须对患者进行青霉素皮试?

2. 两种药物在用药中发挥的是对因治疗,还是对症治疗? 哪个更重要?

3. 患者用药后病情稳定,护士还应该做哪些用药护理工作?

相关药物知识

一、药物的基本作用

药物的基本作用主要表现在药物对机体原有生理、生化功能活动的影响,包括兴奋作用和抑制作用。

1. 兴奋作用　凡能使机体生理、生化功能增强的作用称为兴奋作用,如阿托品可使心率加快、肾上腺素可使血压升高。

2. 抑制作用　凡能使机体生理、生化功能减弱的作用称为抑制作用,如地西泮镇静催眠、吗啡抑制呼吸。

二、药物作用类型

(一) 局部作用和吸收作用

1. 局部作用　是指药物被吸收入血前,在用药局部呈现的作用。如口服硫酸镁导泻、75%乙醇溶液(酒精)用于皮肤消毒等。

2. 吸收作用　是指药物从给药部位进入血液循环分布到机体相应的组织器官而呈现的作用。如口服对乙酰氨基酚产生解热镇痛作用、注射青霉素治疗革兰氏阳性菌引起的感染。

(二) 直接作用和间接作用

1. 直接作用　是指药物在所分布的组织器官直接产生的作用。如强心苷选择性作用于心肌,使心肌收缩力增强,增加衰竭心脏的排出量,此作用为强心苷的直接作用。

2. 间接作用　是指由直接作用引发的其他作用。如强心苷在增强心肌收缩力、增加心输出量的同时,可反射性提高迷走神经的兴奋性,使心率减慢,此作用为强心苷的间接作用。

(三) 选择作用

多数药物在一定剂量下对某些组织或器官的作用特别明显,而对其他组织或器官的作用不明显或没有作用,此为药物的选择作用或药物作用的选择性。如缩宫素对子宫的兴奋作用、强心苷加强心肌收缩力的作用,均表现为药物作用的选择性。一般而言,选择性越高的药物,针对性越强,不良反应越少,但应用范围窄;而选择性低的药物,针对性差,不良反应较多,但应用范围广。药物的选择作用是相对的,随给药剂量的增加,其作用范围逐渐扩大,选择性逐渐下降。如尼可刹米在治疗剂量时可选择性兴奋延髓呼吸中枢,随剂量增加可使中枢神经系统广泛性兴奋,甚至引起惊厥。临床用药时,既要考虑药物的选择作用,还应考虑药物的给药剂量,以保证既取得治疗效果,又用药安全。

三、药物作用的两重性

药物作用的两重性,即在药物产生防治作用的同时,也会产生对机体不利的反应。

(一) 防治作用

1. 预防作用　是指在疾病发生前用药以防止疾病或症状发生的作用。如新生儿接种卡介苗预防结核病,儿童服用维生素 D 预防佝偻病。

2. 治疗作用　凡符合用药目的或能达到治疗疾病效果的作用称为治疗作用。根据治疗目的不同,将治疗作用分为对因治疗和对症治疗。对因治疗是指针对病因用药治疗,用药目的是消除原发致病因子,也称"治本",如抗生素对病原体的抑制和杀灭作用。对症治疗是指缓解疾病症状的治疗,也称"治标",如使用阿司匹林解除发热给患者带来的痛苦。临床用药治疗时,应根据患者的具体情况,遵循中医学提倡的"急则治标,缓则治本,标本兼治"的原则。

(二) 不良反应

不良反应是指凡不符合用药目的并给患者带来不适或痛苦与危害的反应。

1. 副作用　是指药物在治疗量时出现的与用药目的无关的作用。产生的原因是药物的选择性较低,作用广泛,当其中一种作用作为治疗作用时,其他作用就成为副作用。副作用随用药目的的改变而改变,故防治作用与副作用可以相互转换。如阿托品用于麻醉前给药时,其抑制腺体分泌的作用为治疗作用,而松弛胃肠平滑肌引起腹胀气则为副作用;当阿托品用于治疗胃肠绞痛时,松弛胃肠道平滑肌的作用为治疗作用,抑制腺体分泌引起口干则成为副作用。副作用是药物的固有作用,一般危害不大,可以预知,在用药护理中对一些不适症状较明显的副作用应及时向患者解释,避免引起不必要的恐慌。

2. 毒性反应　是指药物在用量过大、用药时间过长或机体高敏时对机体产生的明显损害。毒性反应的危害较大,可危及生命,一般可以预知,在用药护理中护士要认真观察,及时发现,尽量避免毒性反应的发生。用药后立即出现的毒性反应称为急性毒性,多造成呼吸、循环和中枢神经系统功能的损害;长期用药导致药物蓄积而缓慢出现的毒性反应称为慢性毒性,多累及肝、肾、骨髓和内分泌等功能。药物的致癌、致畸胎、致突变作用是药物特殊的慢性毒性反应,被称为"三致"反应。

3. 变态反应　又称过敏反应,是指少数过敏体质患者对某些药物产生的一种异常的病理性免疫反应,常表现为皮疹、药热、血管神经性水肿、哮喘等,严重者可发生过敏性休克,如抢救不及时,可致死亡。变态反应的发生与剂量无关,与体质有关,不易预知。对易致过敏反应的药物或过敏体质者,用药前应详细询问患者有无药物过敏史,并按有关规定进行药物过敏试验。

4. 后遗效应　是指停药后,血药浓度已降至最低有效浓度以下时残存的药理效应。如服用长效巴比妥类药物催眠时,次日清晨仍有困倦、头晕、乏力等现象。

5. 继发反应　由药物的治疗作用引起的不良后果,又称治疗矛盾。如长期使用广谱抗生素时,因其抑制或杀灭了体内的敏感菌,不敏感菌则大量繁殖生长,导致菌群失调引起新的感染,即二重感染。

6. 停药反应　是指长期使用某些药物突然停药使原有疾病复发或加剧的现象,又称反跳现象。如长期应用普萘洛尔治疗高血压时,突然停药可致血压骤升,在使用本药时不可突然停药,应逐渐减量,缓慢停药。

7. **特异质反应** 是指少数患者因遗传异常对某些药物的反应特别敏感,很小的剂量即可产生超出常人的强烈的药理效应。如先天性葡萄糖-6-磷酸脱氢酶缺乏的患者,应用伯氨喹、磺胺类药物时可发生溶血性贫血。特异质反应只在极少数人中发生,与剂量无关,但剂量加大,反应程度加重。

8. **药物依赖性** 是指长期应用某些药物后,患者对药物产生主观和客观上连续用药的现象,分为精神依赖性和身体依赖性。如果连续用药突然停药,患者仅表现为主观上的不适而没有其他生理功能的紊乱,但有强烈的继续用药的欲望,此为精神依赖性,又称心理依赖性。如果用药时患者产生欣快感,停药后不仅出现主观上的不适,还会产生严重生理紊乱的戒断症状,表现为烦躁不安、流泪、出汗、疼痛、恶心、呕吐、惊厥等,甚至危及生命,再次用药后症状消失,此为身体依赖性,又称生理依赖性。产生药物依赖性的主要原因是药物滥用。在药品管理上,将易产生成瘾性的药物称为"麻醉药品",此类药品要严格按照《麻醉药品和精神药品管理条例》的规定进行管理与使用。

> **···· 考点提示 ♀ ····**
>
> 1. 药物的基本作用,药物作用的两重性、选择性。
> 2. 各种不良反应的特点。

任务小结

药物的基本作用包括兴奋作用和抑制作用。根据作用方式的不同,药物作用类型可分为局部作用和吸收作用、直接作用和间接作用以及选择作用。药物作用具有两重性,既有防治作用,也会产生不良反应。

练一练

任务二 药物的量 - 效关系

情境导入

患者,男,62岁,因突感胸闷,乏力,咳粉红色泡沫样痰。入院诊断为房颤合并心衰。医嘱:给予地高辛 0.25 mg,1 次 / 日 ×10 日;维拉帕米 80 mg,2 次 / 日 ×10 日。药物连用 2 日后,测地高辛血药浓度 1.4 μg/L,连用到第 7 日,患者突然晕倒,心搏骤停,地高辛血药浓度监测为 4 μg/L(中毒浓度为 2 μg/L)。

请思考:

1. 患者用药第 7 天突然晕倒,最有可能的原因是什么?
2. 用药护理时,为避免地高辛产生毒性反应,应该注意哪些事项?

相关药物知识

一、药物的剂量与效应

药物的剂量 – 效应关系(简称量 – 效关系),是指在一定范围内药物效应强弱与血药浓度高低之间的规律性变化。剂量,即用药的药量。剂量的大小决定血药浓度的高低,血药浓度又决定药理效应。因此,药物剂量的大小决定药理效应的强弱,在一定范围内增加或减少药物剂量,药理效应也随之增强或减弱。

根据剂量与效应的关系,剂量可划分为:

1. 无效量　用药剂量过小,在体内达不到有效浓度,尚未出现药效的剂量。
2. 最小有效量　随着用药剂量的增加,开始出现药效的剂量,又称阈剂量。
3. 极量　能够产生最大治疗效果而不产生毒性反应的剂量,是国家药典明确规定允许使用的最大剂量,又称最大治疗量。
4. 最小中毒量　超过极量继续给药,血药浓度继续增高,引起毒性反应的最小剂量。
5. 最小致死量　药物引起死亡的最小剂量。
6. 治疗量　从最小有效量到极量之间的剂量。
7. 常用量　是比最小有效量大些比极量小些的剂量。

二、量 – 效曲线及意义

量 – 效曲线是量 – 效关系最简明的表示方法,通常以药理效应为纵坐标,血药浓度为横坐标,绘制出的长尾 S 形的曲线,即量 – 效曲线。根据所观察的药理效应指标的不同,可分为量反应和质反应两种类型。

(一)量反应量 – 效曲线

药理效应的强弱是连续增减的量变,可以用具体数据或最大效应的百分率分级来表示,如血压、心率、血糖浓度、尿量等,称为量反应。如将量 – 效曲线中横坐标的药物剂量(或浓度)采用对数标尺,则曲线呈典型的对称 S 形,就是通常所称的量反应量 – 效曲线(图 1–2–1)。

1. 效能　是指药物能产生的最大效应。在量反应中,随药物剂量(或浓度)增加,效应强度相应增强达到极限,再增加剂量(或浓度),效应不再继续增强,这一药理效应的极限称为最大效应。效能反映药物内在活性(效应力)的大小,高效能药物所产生的效应是低效能药物无论多大剂量都无法产生的。如吗啡因镇痛效能高可以用于缓解剧痛,而吲哚美辛镇痛效能低仅用于缓解钝痛。

2. 效价强度　简称效价,是评价药物效应强度的指标,其大小与等效剂量成反比。等效剂量是指引起相等效应时所需的药量。药效性质相同的两个药物的效价强度进行比较称为效价比。如 10 mg 吗啡的镇痛作用与 100 mg 哌替啶的镇痛作用相当,即吗啡的效价强度为哌替啶的 10 倍。

效能与效价之间没有相关性,因二者反映药物的不同性质,在临床用药时可作为选择药物和确定剂量的重要参考(图 1-2-2)。

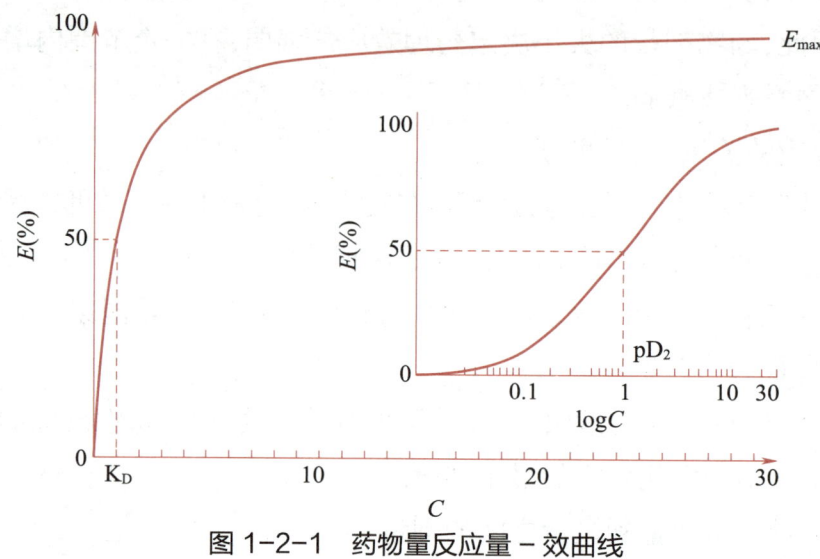

图 1-2-1　药物量反应量 – 效曲线

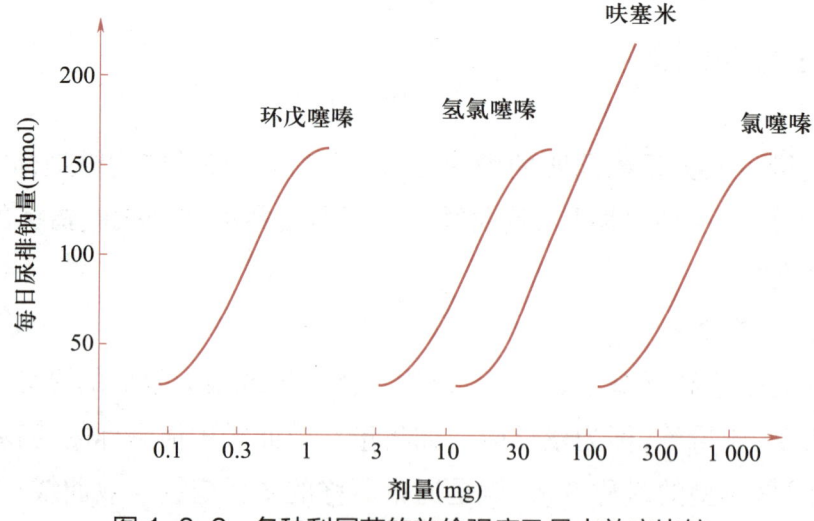

图 1-2-2　各种利尿药的效价强度及最大效应比较

（二）质反应量–效曲线

药理效应的强弱不呈连续性量的变化，而表现为反应性质的变化，如有或无、阳性或阴性、存活或死亡，称为质反应。质反应量–效曲线如以阳性反应发生频数为纵坐标，对数剂量（或浓度）为横坐标作图，则呈对称倒钟形曲线（正态分布曲线）。当纵坐标为累加阳性反应发生频率，其曲线呈典型的对称 S 形曲线（图 1-2-3）。

1. 半数有效量（ED$_{50}$）　在质反应中是指 50% 实验动物产生阳性效果的药物剂量。ED$_{50}$ 是反映药物治疗效应的重要指标。

2. 半数致死量（LD$_{50}$）　在质反应中是指 50% 实验动物死亡的药物剂量。LD$_{50}$ 是反映药物毒理效应的指标。

（三）评价药物安全性的指标

量–效关系可用于药物安全性分析，常用的评价药物安全性的指标有两种。

1. 安全范围　是指最小有效量与最小中毒量之间的范围。此范围越大，药物毒性越小，用药越安全。

2. 治疗指数　是药物的半数致死量（LD$_{50}$）与半数有效量（ED$_{50}$）的比值。一般情况下，治疗指数越大，药物的安全性越大。但仅以治疗指数来评价药物的安全性并不完全可靠，还需参考药物的安全范围。

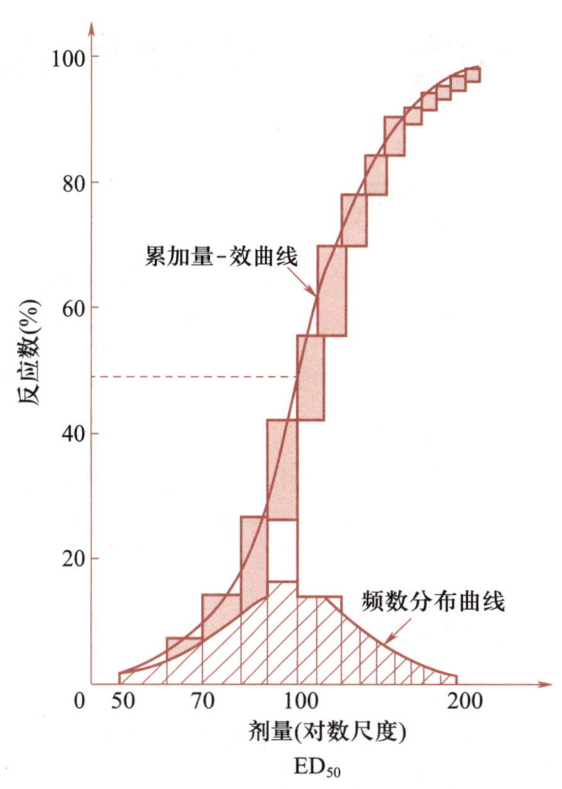

图 1-2-3　药物质反应量–效曲线

- - - - 考点提示 ○ - - - -

最小有效量、极量、半数致死量、半数有效量、治疗指数、安全范围的概念。

任务小结

练一练

在一定范围内增加或减少药物剂量，药理效应也随之增强或减弱。量–效曲线通常以药理效应为纵坐标，血药浓度为横坐标，绘制出的长尾 S 形的曲线，可分为量反应和质反应两种类型。

任务三 药物的作用机制

情境导入

　　患者,男,46岁,近1年以来常在进食后出现上腹部隐痛伴反酸,近期症状加重,到院就诊。检查:幽门螺杆菌(+),粪隐血试验阳性,胃镜检查幽门部溃疡病灶。诊断:胃溃疡。医嘱:给予奥美拉唑、阿莫西林、替硝唑口服治疗。

　　请思考:

　　1. 比较几种药物的作用机制,结合患者病情,说明使用药物的目的。

　　2. 预估患者用药后的表现,拟定相关用药护理程序。

相关药物知识

一、药物作用机制的分类

　　药物的作用机制主要是研究药物是如何起作用的。通过学习药物的作用机制,有助于理解药物的治疗作用和不良反应的本质,为更好地开展用药指导、药物咨询提供理论依据。

　　(一)药物非特异性作用机制

　　药物非特异性作用机制主要与药物的理化性质(如解离度、溶解度、表面张力)有关,与化学结构的关系不大,机制相对比较简单,主要通过吸附作用、沉淀作用、渗透压改变、酸碱中和、氧化还原、离子交换、络合和螯合作用等发挥药理作用。如口服硫酸镁在肠内形成高渗溶液,阻止吸收水分使肠内容积增大,刺激肠蠕动导泻;抗酸药氢氧化铝通过中和胃酸治疗消化性溃疡;甘露醇升高血浆的晶体渗透压可使水肿的脑组织脱水,起到降低颅内压缓解脑水肿的作用。

　　(二)药物特异性作用机制

　　药物特异性作用机制主要与药物的化学结构有关,通过药物分子自身结构的特异性,影响酶、受体等的功能,从而引起一系列生理、生化反应。

　　1. 影响酶的活性　　酶是细胞生命活动的重要物质,许多药物通过影响酶的活性而呈现作用。如卡托普利抑制血管紧张素 I 转化酶,减少血管紧张素 II 形成降低血压;奥美拉唑抑制胃黏膜 H^+-K^+-ATP 酶,抑制胃酸分泌治疗消化性溃疡。

　　2. 参与或干扰细胞代谢过程　　有些药物其本身就是机体生化过程所需要的物质,应用后可直接参与机体的代谢过程而防治相应的缺乏症,如铁剂参与血红蛋白的形成,可治疗缺铁性贫血;胰岛素参与糖代谢,可用于治疗糖尿病。

3. 影响生物膜的通透性或离子通道 细胞膜上的离子通道影响着各种离子的跨膜转运,如硝苯地平阻滞血管平滑肌的 Ca^{2+} 通道,可治疗高血压;氢氯噻嗪抑制髓袢升支粗段皮质部和远曲小管起始部位 Na^+、Cl^- 的重吸收,而发挥利尿作用。

4. 影响物质转运 机体内许多无机离子、代谢产物、神经递质、激素在体内的跨膜转运需要载体,影响这些物质的跨膜转运即可产生显著的药物作用。如丙磺舒竞争性抑制尿酸从肾小管重吸收,增加尿酸的排出,可用于治疗痛风。

5. 影响免疫功能 药物可通过改变免疫机制发挥治疗相应疾病的作用。如糖皮质激素能抑制机体的免疫功能,可用于治疗过敏性疾病。

6. 影响核酸代谢 如有些抗菌药可作用于细菌的核酸代谢过程而产生抑菌或杀菌效应。

7. 作用于受体 详见下文。

二、药物作用的受体理论

(一)受体与配体

1. 受体 是指存在于细胞膜、细胞质或细胞核中,能识别、结合特异性配体并通过信息传递引起特定生物效应的大分子蛋白质。

2. 配体 是指能与受体特异性结合的生物活性物质,分为内源性配体和外源性配体两类。内源性配体包括神经递质、激素、活性肽、抗原、抗体、代谢物等,外源性配体主要有与内源性配体化学结构相似的药物和毒物。

(二)药物与受体

1. 药物与受体结合 药物与受体结合引起生物效应需具备两个条件:即亲和力和内在活性。亲和力是指药物与受体结合的能力,亲和力大的药物与受体结合的多;内在活性是指药物与受体结合后能激动受体的能力,内在活性大的药物激动受体的能力强。

2. 作用于受体的药物分类

(1)受体激动药:又称受体兴奋药,是指与受体既有亲和力又具有内在活性的药物,可与受体结合并激动受体产生明显效应。如盐酸妥洛特罗激动 β_2 受体呈现扩张支气管的作用;吗啡通过激动脑组织中的阿片受体发挥镇痛作用。

(2)受体拮抗药:又称受体阻断药,是指与受体只有亲和力而无内在活性的药物,其与受体结合后,不产生效应,但可阻碍激动药与受体结合,呈现对抗激动药的作用。如 β 受体阻断药普萘洛尔,可与异丙肾上腺素竞争 β 受体,呈现对抗肾上腺素的作用,如心率减慢、支气管收缩等。

(3)受体部分激动药:是指药物与受体虽然具有亲和力,但只有较弱的内在活性。受体部分激动药单独使用时有较弱的激动作用,但当与激动药合用时,则呈现对抗激动药的作用,即减弱激动药的效应。如阿片受体部分激动药喷他佐辛与阿片受体激动药吗啡合用时,可减弱吗啡的镇痛作用。

3. 受体的调节　在生理、病理、药物等因素的影响下,受体的数目、分布、亲和力和效应力发生变化,称为受体的调节。

（1）向上调节:是指长期使用受体阻断药时,使体内相应的受体数目增多、亲和力增加或效应力增强,又称受体增敏。向上调节也是造成某些药物停药后出现反跳现象的原因,临床给药时应予注意。如长期应用β受体阻断药可使β受体向上调节,一旦突然停药,可引起心动过速、心律失常或心肌梗死。

（2）向下调节:是指长期使用受体激动药时,可使相应的受体数目减少、亲和力降低或效应力减弱,又称受体脱敏。向下调节的受体对再次给药反应迟钝,是产生耐受性的原因之一。如长期使用β受体激动药治疗支气管哮喘会出现耐受性。

· · · ·　考点提示 ♀· · · ·

1. 受体、配体、受体激动药、受体阻断药的概念。
2. 受体的调节、向上调节、向下调节。

任务小结

药物非特异性作用机制主要与药物的理化性质有关;药物特异性作用机制主要与药物的化学结构有关,通过药物分子自身结构的特异性,影响酶、受体等的功能,从而引起一系列生理、生化反应。

练一练

网上更多……

📰 知识拓展　　　　✍ 自测题　　　　🖥 教学PPT

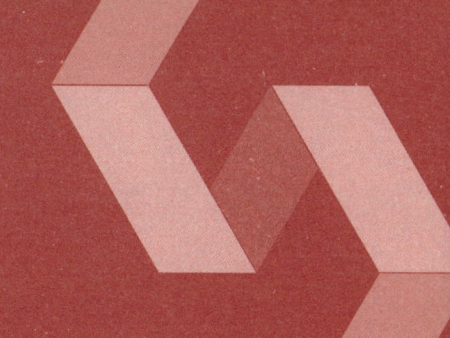

药物代谢动力学

学习目标

1. 能掌握药物吸收、分布、代谢和排泄的概念及其在用药护理中的意义；掌握首关消除、药酶诱导剂、药酶抑制剂的概念及其在用药护理中的意义；了解影响药物吸收、分布、代谢、排泄的因素，提高用药护理指导能力。

2. 能掌握生物利用度、血浆半衰期、稳态血药浓度的概念及其在用药护理中的意义；学会观察不同给药途径对药物作用的影响，分析、判断不良反应并采取相应护理措施，运用药物的体内过程指导临床用药，提升护士职业素养。

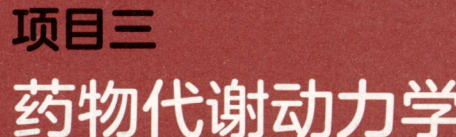 药物的体内过程

情境导入

李某，35 岁，因误服苯巴比妥片后，出现昏迷、呼吸困难、血压下降等症状入院抢救。经医生检查，诊断为重度苯巴比妥中毒。医嘱：① 排出毒物：1∶2 000 高锰酸钾溶液洗胃，硫酸钠导泻，呋塞米利尿；静脉滴注碳酸氢钠。② 抗感染，维持水、电解质酸碱平衡及吸氧等治疗，并严密监测生命体征。

请思考：

1. 分析苯巴比妥的中毒途径。

2. 静脉滴注碳酸氢钠，其用药目的是什么？

3. 医嘱中洗胃、导泻、利尿的治疗意义是什么？

相关药物知识

药物代谢动力学，是研究药物的体内过程及血药浓度随时间变化规律的学科。机体对药物的吸收、分布、生物转化和排泄等过程，也称为药物的体内过程。

一、药物的吸收

吸收是指药物自给药部位进入血液循环的过程。药物吸收的速度和程度,直接影响药物起效的快慢和强弱。除静脉给药外,其他给药途径均需通过吸收过程才能进入血液循环。下列因素可影响药物的吸收。

(一) 给药途径

1. 口服给药　是最常用的给药途径,具有安全、经济和方便的优点。口服药物主要在小肠吸收。经胃肠道吸收的药物先经门静脉进入肝脏后才能进入体循环,某些药物在首次通过肠黏膜和肝时部分被代谢灭活,使进入体循环的药量减少,药效降低,这种现象称为首关效应,又称首关消除。首关消除率高的药物不宜口服给药,如硝酸甘油口服后 90%~95% 被首关消除,应采用舌下含服。

2. 舌下给药　舌下黏膜血流丰富,吸收迅速,起效快,给药方便,可避免首关消除。但吸收面积较小,适用于脂溶性较高,用量较小的药物。

3. 直肠给药　药物经肛门灌肠或使用栓剂置入直肠或结肠,由直肠或结肠黏膜吸收,起效快,适用于刺激性强的药物或不能口服药物的患者。

4. 注射给药　静脉注射是直接将药物注入血管内,药物没有吸收过程,起效快,剂量准确,故抢救危重患者多采用静脉注射或静脉滴注的方式给药。皮下注射或肌内注射后,药物通过毛细血管壁进入血液循环,吸收速度较快且完全。由于肌肉组织血流量较皮下组织丰富,故肌内注射比皮下注射吸收快。

5. 吸入给药　肺泡表面积较大,毛细血管丰富,气体、挥发性药物或气雾剂等易通过肺泡壁而被迅速吸收。此外,吸入给药也可用于鼻咽部的局部治疗。

6. 皮肤和黏膜给药　药物可通过皮肤吸收而到达局部或全身。完整的皮肤吸收能力很差,外用药物主要发挥局部作用,但脂溶性高的药物也可通过皮肤、黏膜吸收。如硝酸甘油可制成缓释贴剂经皮吸收用于预防心绞痛发作。

 拓展阅读——药物的跨膜转运

药物跨膜转运的方式主要有被动转运和主动转运两种。

1. 被动转运　主要包括简单扩散、滤过和易化扩散三种类型。

特点:顺浓度差转运,不消耗能量。

影响因素:① 膜两侧浓度差,浓度差越大,转运越快;② 药物的性质,分子量小、脂溶性大、非解离型药物易跨膜转运;③ 体液 pH,弱酸性药物在酸性环境下难解离,非离子型多,脂溶性大,容易跨膜转运,弱碱性药物则相反。

2. 主动转运　特点:逆浓度差转运,消耗能量,需要载体,有竞争性抑制及饱和现象。

（二）药物的理化性质

药物分子小、脂溶性高、解离度小者易被吸收,反之则难以吸收。如弱酸性药物在酸性环境中非解离型多,吸收多;在碱性环境中吸收少。同样,弱碱性药物在碱性环境中非解离型多,吸收多;在酸性环境中吸收少。

（三）药物的剂型

药物的不同剂型,吸收速度也不同。口服给药时,溶液剂的吸收速度快于片剂和胶囊剂;注射给药时,水溶液比混悬剂、油剂吸收快。

（四）吸收环境

口服给药时,胃排空速度、肠蠕动的快慢、体液的 pH、肠内容物的多少及性质等均可影响药物的吸收。

二、药物的分布

药物吸收后经过体循环到达机体组织器官的过程称为药物的分布。影响药物分布的因素主要有以下几种。

（一）药物的理化性质和体液 pH

脂溶性药物或水溶性小分子药物易通过毛细血管壁,由血液分布到组织,而水溶性大分子药物或解离型药物则难以透过血管壁分布到组织。弱酸性或弱碱性药物在体内的分布受体液 pH 的影响。生理情况下,细胞内液 pH 约为 7.0,血液和细胞外液 pH 约为 7.4,故弱酸性药物多数在细胞外解离,不易进入细胞内,细胞外药物浓度略高于细胞内液;而弱碱性药物则相反,在细胞外解离少,易于从细胞外进入细胞内,细胞内液中浓度较高。通过改变体液 pH 可改变药物的分布,在抢救弱酸性药物(如苯巴比妥)中毒时,可用碳酸氢钠碱化血液和尿液,促使药物由组织细胞向血液中转移,并减少药物在肾小管的重吸收,加速药物排出。

（二）药物与血浆蛋白结合

药物进入血液后,可不同程度地与血浆蛋白结合,与血浆蛋白结合的药物称为结合型药物,未与血浆蛋白结合的药物称为游离型药物。药物与血浆蛋白结合具有以下特点:① 结合具有可逆性:当血浆中游离型药物浓度降低时,部分结合型药物就解离为游离型,两者处于动态平衡状态。② 结合型药物分子量大,不易跨膜转运,暂时失去药理活性。游离型药物分子量小,易跨膜转运到靶器官发挥作用。③ 结合具有饱和性:当结合达到饱和时,血浆中游离型药物浓度升高,导致作用增强或毒性增大。④ 竞争性置换现象:同时应用两种血浆蛋白结合率高的药物,可能因竞争同一蛋白结合位点而发生竞争性置换现象,被置换出来的游离型药物浓度升高,导致药效增强,甚至发生毒性反应。

（三）药物与组织的亲和力

有些药物对某些组织有特殊的亲和力，使其在该组织中的浓度较高。如碘主要集中在甲状腺，其浓度比血浆中浓度高约 25 倍。

（四）局部器官血流量

血流量大的组织、器官，药物分布较多，首先在这些组织、器官中建立动态平衡，然后再向血流量少的组织转移。

（五）特殊屏障

1. 血脑屏障　大多数药物较难透过血脑屏障，只有脂溶性高、非解离型、分子量小的药物才能透过血脑屏障。婴幼儿血脑屏障发育不健全，药物易通过，引起中枢神经系统不良反应，用药时应慎重。

2. 胎盘屏障　是胎盘绒毛与子宫血窦间的屏障，其通透性与一般毛细血管无明显差别。几乎所有能通过生物膜的药物都能透过胎盘屏障进入胎儿体内，因此妊娠期间禁用可能导致胎儿中毒或畸形的药物。

3. 血眼屏障　是指血液与眼部的房水、晶状体和玻璃体等组织之间存在着的屏障。全身给药时，药物在眼内难以达到有效治疗浓度，与血眼屏障有关。采取局部滴眼或眼周边给药如结膜下注射、球后注射和结膜囊给药等，可提高眼内药物浓度，减少全身不良反应。

三、药物的代谢

药物代谢是指药物在体内发生的化学结构和药理活性的变化，也称生物转化。

（一）药物代谢的意义

肝是药物生物转化的主要部位，大多数药物经代谢后失去活性或活性降低，称为"灭活"；少数药物经代谢后才具有药理活性或活性增强，称为"活化"。大多数脂溶性药物经代谢后转化为水溶性高的代谢物，不易被肾小管重吸收而易于排出体外，某些水溶性高的药物，在体内也可以不转化以原形从肾排出。

（二）药物代谢的方式

药物在体内的代谢分为 2 个时相进行。Ⅰ相反应：包括氧化、还原、水解反应。通过此相反应发生"灭活"或"活化"。Ⅱ相反应：即结合反应。药物及代谢产物与内源性物质结合，结合后生成极性大易溶于水的代谢物排出体外。

（三）药物代谢酶

大多数药物的生物转化需要酶的催化，催化药物代谢的酶称作药物代谢酶，简称药酶，主要分为两类。

1. 特异性酶　催化特定底物的代谢，如胆碱酯酶水解乙酰胆碱。

2. 非特异性酶　主要指肝微粒体混合功能酶系统,该酶系统能够转化数百种化合物,是促进药物转化的主要酶系统,又称为肝药酶。其特点是:① 选择性低,能催化多种药物。② 个体差异大,存在种族、性别和年龄的差异。③ 易受外界因素影响而出现酶活性增强或减弱现象。

(四) 影响代谢的因素

1. 药酶的诱导作用和抑制作用　某些药物可以改变肝药酶的活性,影响药物代谢速度,从而改变药物的作用强度和作用维持时间。凡能增强肝药酶活性或增加肝药酶生成的药物为药酶诱导剂,如苯妥英钠、利福平、苯巴比妥。药酶诱导剂可以加速某些药物和自身的生物转化,这是药物产生耐受性的原因之一。凡能降低肝药酶活性或减少肝药酶生成的药物为药酶抑制剂,如异烟肼、氯霉素、西咪替丁。药酶抑制剂可使某些药物代谢减慢,血药浓度增高,药效增强,甚至诱发毒性反应,故联合用药时应注意调整剂量。

2. 影响药酶的其他因素　肝药酶的活性和数量具有较大的个体差异,受遗传、年龄、性别、病理因素和环境因素等影响,使药物的代谢速度发生变化。

四、药物的排泄

药物的排泄是指药物及其代谢产物经排泄器官或分泌器官排出体外的过程。肾是药物的主要排泄器官,胆道、肠道、肺、乳腺、唾液腺、汗腺等也有一定的排泄功能。

(一) 肾排泄

肾是最重要的排泄器官,体内绝大多数代谢产物经肾排出体外。药物及其代谢产物经肾排泄的方式主要是肾小球滤过,其次是肾小管分泌。肾小管的重吸收是对已经进入尿中的药物回收再利用的过程。药物经肾排泄受以下因素影响:

1. 肾小管重吸收　脂溶性高、非解离型药物重吸收多,排泄慢;而水溶性药物重吸收少,排泄快。

2. 尿量　增加尿量可降低尿液中药物浓度,减少药物的重吸收,药物排泄快。

3. 尿液 pH　弱酸性药物在碱性尿液中解离增多,重吸收减少,排泄快;在酸性尿液中解离减少,重吸收增多,排泄慢;弱碱性药物与之相反。利用这一规律可改变药物的排泄速度,如弱酸性药物巴比妥类中毒时,静脉滴注碳酸氢钠以碱化尿液,促进巴比妥类药物排泄,达到解救中毒的目的。

4. 竞争性抑制　当分泌机制相同的两类药物合用时,经同一载体转运存在竞争性抑制现象。如丙磺舒与青霉素合用,两药竞争肾小管细胞上的有机酸载体转运系统,丙磺舒可抑制青霉素从肾小管分泌,延长青霉素作用时间。

5. 肾功能　肾功能不全时,主要经肾排泄的药物消除速度减慢,易发生蓄积中毒;同时为避免加重肾损伤,对肾有损害的药物应禁用或慎用。

(二)胆汁排泄

有些药物及其代谢物可经胆汁排入肠道后随粪便排出,经胆汁排泄的药物胆道内浓度较高,可用于治疗胆道疾病,如红霉素、四环素等治疗胆道感染。有的药物在肝细胞中与葡萄糖醛酸等结合后排入胆汁中,随胆汁排入小肠,在肠道经水解后又被重新吸收进入门静脉,形成肝肠循环,使药物的作用时间延长。

(三)其他排泄途径

乳汁偏酸性,一些弱碱性药物如吗啡、阿托品等易自乳汁排出,可对婴幼儿产生影响,故哺乳期妇女用药应予注意。此外,挥发性药物可经肺呼气排出,有些药物还可经唾液、汗液、泪液等途径排出。

···· 考点提示 ♀ ····

1. 吸收、分布、代谢、排泄的概念及影响因素,及在用药护理中的意义。
2. 首关消除、药酶诱导剂、药酶抑制剂、肝肠循环等概念。

任务小结

练一练

药物的体内过程包括吸收、分布、代谢和排泄。吸收、分布及排泄过程为药物转运,代谢为生物转化,代谢和排泄合称消除。

任务二　药物的速率过程

情境导入

患者,男,60岁,因"类风湿性关节炎"入院治疗。医嘱:吡罗昔康片($t_{1/2}$ 约 50 小时),1 次 / 日,20 mg/ 次,口服。

请思考:

1. 医嘱中吡罗昔康片为何 1 次 / 日给药,药理依据是什么?
2. 血浆半衰期在用药护理实践中有何指导意义?

相关药物知识

一、血药浓度变化的时间过程

（一）时 – 量关系和时 – 效关系

药物的体内过程是一个连续变化的动态过程,随着时间的变化,体内的药量或血药浓度以及药物的作用强度也会随之变化,这种动态变化过程可用时量关系和时效关系来表示。时量关系是指时间与体内药量或血药浓度的关系;时效关系是指时间与药物作用强度的关系。如以时间为横坐标,体内的药量或血药浓度为纵坐标,绘制的曲线为时量关系曲线,将药物的作用强度作为纵坐标,绘制的曲线为时效关系曲线。以非静脉一次给药为例,药物的时量关系和时效关系经历以下三个阶段(图 1-3-1)。

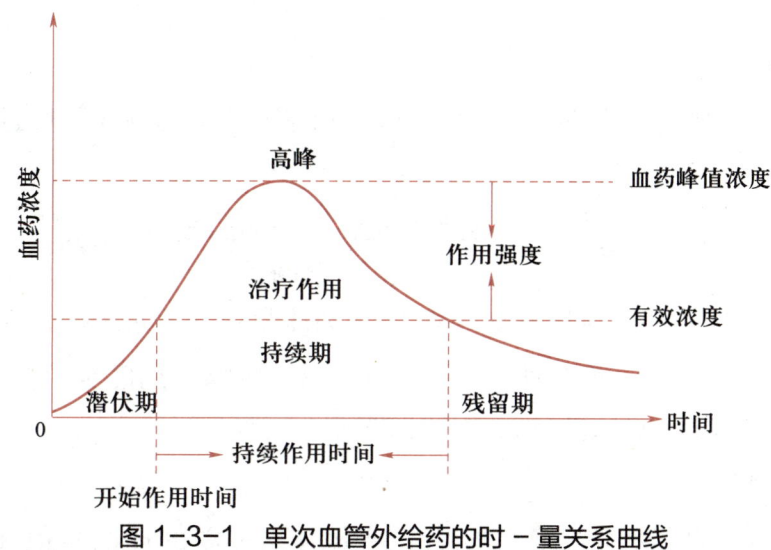

图 1-3-1　单次血管外给药的时 – 量关系曲线

1. **潜伏期**　从给药后到开始出现疗效的时间称为潜伏期。潜伏期越短,药物起效越快;给药后,血药浓度逐渐上升形成曲线的上升部分,为药物的吸收分布相。当药物的吸收速度和药物的消除速度相等时为达峰浓度,从给药时至峰浓度的时间称为达峰时间;之后血药浓度逐渐下降而形成曲线的下降部分,此为药物的消除过程。

2. **持续期**　从疗效出现到作用基本消失这段时间,是维持有效浓度或基本疗效的时间,称为持续期。与药物的吸收和消除速度有关。

3. **残留期**　体内药物已降至有效浓度以下,但又未从体内完全消除的时间称为残留期,残留期的长短反映了药物消除的快慢。

（二）消除和蓄积

1. **药物的消除**　药物经代谢、排泄,血药浓度逐渐降低的过程称为药物的消除。药物在体内的消除主要有恒比消除和恒量消除两种类型。

（1）恒比消除：是指单位时间内消除恒定比例的药物，又称一级动力学消除。单位时间内消除的药物量与血浆药物浓度成正比，血药浓度高，单位时间内消除的药量多。大多数药物是以恒比消除的方式进行消除。

（2）恒量消除：是指单位时间内消除恒定数量的药物，又称零级动力学消除。单位时间内消除的药物量是恒定的，消除速率与血药浓度无关。多数药物在剂量过大时以恒量消除为主，待血药浓度下降至较低浓度后则转为恒比消除。

2. 药物的蓄积　当反复多次给药后，药物进入体内的速度大于消除速度时，血药浓度逐渐升高，称为药物的蓄积。临床上合理的蓄积可使药物达到有效的治疗浓度，取得良好的治疗效果，而当药物过度蓄积时，则可能引起蓄积中毒。

二、药动学的基本参数

（一）生物利用度

生物利用度是指非血管给药时，药物吸收进入血液循环的实际药量占所给总药量的百分率。计算公式为：

$$生物利用度（F）= \frac{A（进入血液循环的药量）}{D（实际给药量）} \times 100\%$$

生物利用度是用于评价药物吸收率和药物制剂质量的重要指标。同一药物制剂由于不同药厂生产工艺不同，甚至同一药厂生产不同批号产品，生物利用度也可能有差异。患者的年龄、性别、生理状态及疾病情况等也可影响生物利用度。

（二）表观分布容积

表观分布容积（V_d）是指假定药物均匀分布于机体所需要的理论容积，即药物在体内分布达到动态平衡时的体内药量（D）与血药浓度（C）的比值。计算公式为：$V_d=D/C$。V_d反映药物在体内的分布程度或与组织中生物大分子结合的程度。V_d值小，可推测药物大部分分布于血浆中或血流丰富的心、肝、肾等重要器官；V_d值大，表明血药浓度低，药物分布广泛，可能被某些组织摄取。当已知某药的分布容积可推测药物在体内的总量或达到某一有效血药浓度时的药物剂量。

（三）清除率

清除率（CL）是指单位时间内机体消除药物的表观分布容积数，即每分钟有多少毫升血中药量被清除。计算公式：$CL=k \cdot V_d$（k 是消除速率常数，恒比消除时 $k=0.693/t_{1/2}$）。清除率主要反映肝肾功能状态，肝肾功能不全的患者，应适当调整给药剂量或延长给药间隔时间，以防蓄积中毒。

（四）血浆半衰期

血浆半衰期（$t_{1/2}$）是指血浆药物浓度下降一半所需的时间，它反映了药物在体内的消除速度。对于符合恒比消除的药物来说，其半衰期是固定的，不因血药浓度高低和给药途径的变化而变化。但肝、肾功能不全时，半衰期明显延长，易发生蓄积性中毒。在用药护理中 $t_{1/2}$ 具有重要意义：① 药物分类的依据：根据药物的 $t_{1/2}$ 将药物分为短效类、中效类和长效类；② 确定给药间隔时间：一般根据 $t_{1/2}$，并结合患者病情来确定给药间隔时间和给药次数，既可保证药物疗效，又可避免蓄积中毒；③ 预测药物达稳态血药浓度的时间：以 $t_{1/2}$ 为给药间隔时间，分次恒量给药，经 4~5 个半衰期可达稳态血药浓度；④ 预测药物基本消除的时间：恒比消除的药物，一次给药后经 4~5 个半衰期，可认为药物基本消除。

（五）稳态血药浓度

稳态血药浓度是指连续恒量给药后，血药浓度逐渐升高，经 4~5 个 $t_{1/2}$，血药浓度基本达稳定水平，称为稳态血药浓度，又称坪值或坪浓度，此时吸收速率约等于消除速率。稳态血药浓度的高低取决于恒量给药时连续给药的剂量，剂量大则稳态浓度高，剂量小则稳态浓度低。当单位时间内给药总量不变时，改变给药次数，坪值不变。因此安全范围较小的药物，采用多次分服的治疗方案更安全。如特殊情况需立即达坪值且药物的安全范围较大时，可采用首次剂量加倍，然后改为常用量的办法，可在一个半衰期内迅速达到坪值（图 1-3-2）。

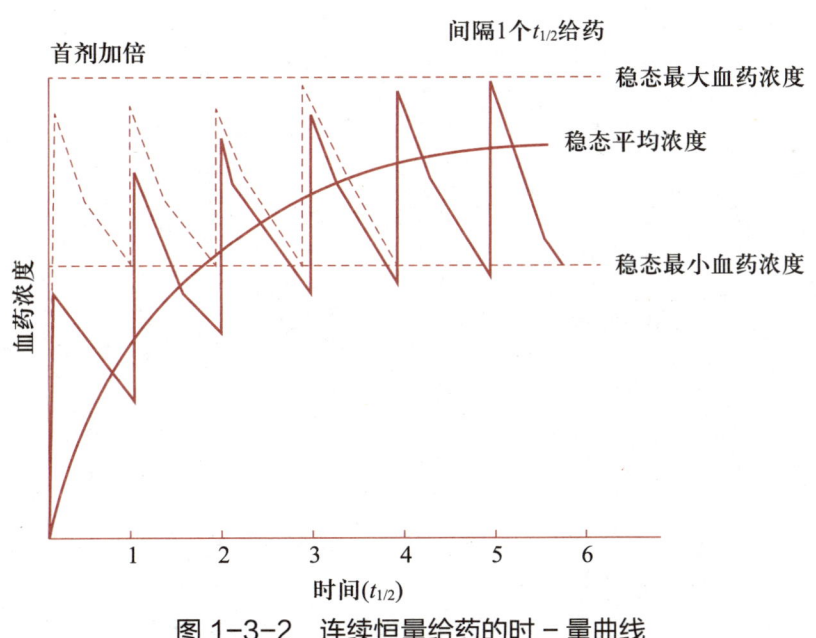

图 1-3-2 连续恒量给药的时 - 量曲线

.... 考点提示 ....

1. 时 - 量关系、时 - 效关系以及药物的消除和蓄积的意义。
2. 生物利用度、血浆半衰期、稳态血药浓度的概念及意义。

任务小结

给药后血药浓度逐渐上升的过程为药物的吸收分布相；药物经代谢、排泄后血药浓度逐渐降低的过程称为药物的消除。

练一练

网上更多……

📠 知识拓展　　　　✏️ 自测题　　　　🖥️ 教学PPT

项目四
影响药物作用的因素

学习目标

1. 能掌握药物配伍禁忌、协同作用、拮抗作用的概念及其在用药护理中的意义。

2. 能综合考虑药物因素和机体因素对药物作用的影响，指导患者正确用药，提高用药护理指导能力，提升护士职业素养。

任务一 药物方面的因素

情境导入

患者，男，8岁，因发热咳嗽入院。3天前自觉头痛、咽痛，伴有刺激性干咳。查体：体温39.3℃，肺部呼吸音稍低，上肺可闻及少许哮鸣音。诊断为：支原体肺炎。医嘱给予乳糖酸红霉素静脉滴注。

请思考：

1. 注射用乳糖酸红霉素为粉针剂，可以选用生理盐水稀释吗？

2. 乳糖酸红霉素滴注液的正确配制方法是什么？

3. 采取哪些用药护理措施可避免配伍禁忌的发生？

相关药物知识

一、药物的化学结构

一般来说，化学结构相似的药物其作用也相似，如巴比妥类药物具有相似的化学结构，均具有镇静催眠抗惊厥作用。但有些药物化学结构相似其作用却相反，如维生素 K 与华法林化学结构相似，但作用相反，维生素 K 具有促凝血作用，而华法林具有抗凝血作用。

二、药物剂量

药物剂量或浓度能显著影响药物的作用。如小剂量阿司匹林(50~100 mg/d)能够预防血栓形成;阿司匹林(0.9~1.8 g/d)具有解热镇痛作用;大剂量阿司匹林(3~5 g/d)具有抗炎抗风湿作用。

三、药物的剂型

同种药物的不同剂型,其生物利用度往往不同,而导致血药浓度差异较大。如口服给药时,吸收速度的快慢顺序为溶液剂>胶囊剂>片剂>丸剂;注射给药时,吸收速度的快慢顺序为水溶液>混悬剂>油制剂。吸收快的剂型,血药浓度达峰时间较快,因此起效快;吸收慢的剂型,潜伏期长,起效慢,维持时间长。

四、给药途径

不同的给药途径可影响药物效应快慢和维持时间的长短。不同给药途径药物起效快慢顺序的一般规律为:静脉注射>吸入>肌内注射>皮下注射>口服>皮肤或黏膜给药。有些药物给药途径不同,作用性质也不同,如硫酸镁口服产生导泻和利胆作用,肌内注射呈现抗惊厥作用,外用有消肿止痛作用。在用药护理过程中,应根据治疗疾病的需要,选择适宜的给药途径。

五、给药时间和次数

1. 给药时间　临床用药时,给药时间需根据具体药物和病情而定。如助消化药物在饭前或饭时服用;驱肠虫药宜空腹或半空腹服用;催眠药应在睡前服用;胃肠道有刺激性的药物宜饭后服用,降糖药宜在餐前用药。

2. 给药次数　临床用药时,给药次数应根据病情需要和药物半衰期确定。半衰期是给药间隔时间的基本参考依据,以达到可维持有效血药浓度,又不会蓄积中毒的目的。肝、肾功能不全的患者,药物的消除速度减慢,药物半衰期延长,应调整给药次数或给药间隔时间。如红霉素的消除半衰期约2小时,但有效血药浓度可维持6~12小时,因此红霉素一般为6小时给药一次。

六、药物相互作用

两种或两种以上药物同时或先后序贯应用称为联合用药或配伍用药。配伍用药的目的是同时达到多种治疗,提高疗效,减少不良反应,防治或延缓耐受性、耐药性的发生。不合理的配伍用药可导致疗效降低、不良反应加重甚至产生药源性疾病。两种或多种药物混用或先后序贯使用,而引起药物作用或效应的变化称为药物的相互作用,可以发生在体外和体内。药物的相互作用可使药效加强,也可使药效降低或不良反应加重。因此,在用药护理中要加以注意。

(一)配伍禁忌

药物在体外配伍时直接发生物理、化学的相互作用而降低药效,甚至产生毒性,影响药物的使用,此为配伍禁忌。在同时使用多种药物时要认真审核药物的配伍禁忌表,避免发生配伍禁忌的差错或事故,注射剂在混合使用或大量稀释时易产生化学或物理改变,静脉滴注时应特别注意配伍禁忌,避免发生严重后果。

(二)影响药效学的相互作用

联合用药时,药物在不同的药效学作用机制上产生相同或相反的生理功能调节作用,表现为药物效应增强(即协同作用)或药物效应减弱(即拮抗作用)。如吗啡与阿托品合用治疗胆绞痛:前者具有镇痛作用,后者可解除胆道痉挛,两药合用可使疗效增强,为协同作用;沙丁胺醇具有扩张支气管作用,可被普萘洛尔所拮抗,若两药合用,可使沙丁胺醇的作用减弱,为拮抗作用。

(三)影响药动学的相互作用

当两种或两种以上药物联合用药时,一种药物通过影响另一种药物的吸收、分布、代谢和排泄,而使另一种药物的作用或效应发生变化。如青霉素与丙磺舒合用,丙磺舒可使青霉素排泄减慢而使青霉素的作用增强;苯巴比妥能诱导肝药酶,当其与保泰松合用时,可使保泰松代谢加快,药效降低。

七、药物对机体反应性的影响

(一)致敏反应

药物进入机体后,可诱发所有 Ⅰ~Ⅳ 型的变态反应。

(二)耐受性与耐药性

耐受性是指连续用药后,机体对药物的效应反应逐渐减弱或消失。如药物在短时间内反复应用数次后出现药效下降或消失为快速耐受性;如耐受性发生得比较缓慢,在长期连续用药后机体对药物的效应反应逐渐减弱,增加药物剂量还可维持原有的药效称为慢速或慢性耐受性。在化学治疗中,病原微生物、寄生虫或肿瘤细胞对药物的敏感性下降称为耐药性或抗药性。

1. 各种剂型的选择和给药途径的用药指导。
2. 配伍禁忌的概念及其在用药护理中的应用。

任务实施

一、用药前

1. 审查配伍用药方案　查对静脉滴注药物配伍禁忌表,判断医嘱是否合理,对不合理用药或存在配伍禁忌的医嘱及时提出疑问。

2. 用药情况评估　询问用药史。

3. 药物的配制

(1) 选择合适的输液工具:使用合适的无菌医疗器械,如甲硝唑、替硝唑不宜与含铝的针头和套管接触;选择合适的注射器和输液装置,尽量减少注射器和输液装置对药物的吸附作用。注意不同药物的注射器应分开使用。

(2) 选择正确的溶媒:主要按照药品说明书上明确规定的配液要求选择溶媒,还要根据患者的疾病情况综合考虑做出选择。

(3) 药物单独配制:建议每种药物单独配制,如需混合配制,其药物种类应尽量少,并注意配制顺序,存在配伍禁忌的药物禁止混合配制。

(4) 药物的使用:注意事项包括:① 药物应现用现配。② 建议某些特殊药物(生物制品、存在较多配伍禁忌的药物等)单独使用一根输液管进行输注,已知存在配伍禁忌的药物禁止使用同一根输液管连续输注。

4. 配制的观察　配制过程中注意观察药物是否完全溶解,配制后观察药液有无浑浊、沉淀、变色或气体产生等。

二、用药中

静脉输液过程中要加强巡视,观察有无输液不良反应或并发症发生。一旦发现配伍禁忌,应立即关闭输液器的速度调节器,拔出输液针头停止输液,并联系医生根据情况采取救治措施;采用其他给药途径时,应做好记录,主动询问患者、检查有关症状,一旦发现不良反应或发生并发症,立即报告医生,及时给予相应处理。

三、用药后

根据药物的性质指导患者合理用药,密切观察药物疗效和不良反应,加强用药护理健康教育,提高患者正确用药的能力。

任务小结

练一练

药物的化学结构、剂量或浓度、不同的剂型、给药途径、给药时间和次数、药物相互作用、药物对机体反应性的影响等都可影响药物的作用效果。

任务二 机体方面的因素

情境导入

患儿,4岁。因感冒到医院就诊,医生开了感冒药。家人拿着处方到药店买药。患儿服药1小时后出现抽搐、休克症状,经询问是药物过量引起的。原来医生处方中的"一次一包"是指医院里的小包装,而药店的药是大包装,服用剂量应该是一次1/3包,但家人和药店工作人员都未仔细阅读说明书。

请思考:

1. 药物剂量、年龄等因素对药物作用的影响是什么?
2. 如何正确指导儿童用药?

相关药物知识

一、年龄

1. 儿童　儿童特别是早产儿和新生儿,各种组织器官及生理功能尚未发育完善,对药物的反应敏感性高,甚至可能发生严重不良反应,造成后遗症。儿童用药必须谨慎遵守儿科用药原则,根据儿童生理特征和药物特点综合考虑,确定给药方案,加强用药后的观察与护理。对儿童可能产生危害的药物应慎用,如大剂量氨基糖苷类抗生素、四环素。

2. 老年人　老年人由于各器官功能逐渐衰退,特别是肝、肾功能,对药物的消除速度减慢,对药物的耐受性较差,长期用药易致蓄积中毒,用药剂量一般为成人的3/4。老年人常需服用多种药物,发生药物相互作用的可能性增加。

二、性别

一般情况下,性别对药物的反应无明显差异,但应注意女性在特殊生理时期的用药护理。如月经期应避免应用剧泻药和抗凝药;妊娠期应避免使用有致畸作用或引起流产的药物;分娩期用药注意药物对产妇子宫及胎儿或新生儿的双重影响;哺乳期应注意药物是否经乳汁排出,避免对婴儿产生不良影响。

三、个体差异

大多数人在年龄、性别、体重等因素相同的情况下,对药物的反应是相似的,但有少数人对药物的反应存在差异,即个体差异。如葡萄糖 -6- 磷酸脱氢酶缺乏者食用新鲜蚕豆或应用磺胺类药物,可发生溶血反应。

四、疾病因素

疾病因素可影响机体对药物的敏感性或药物的体内过程,从而影响药物的作用。如阿司匹林可使发热患者的体温下降,但对正常体温无影响;有机磷农药中毒时,患者对阿托品的耐受剂量明显超过常规剂量。

五、心理因素

患者的心理因素与药物的疗效关系密切。患者对医生的信任及乐观的情绪可以提高药物的疗效,焦虑、恐惧及悲观失望的消极情绪可使病情加重。护士应了解患者的心理需求,主动关心、爱护患者,加强交流与沟通,在用药前向患者说明药物的作用以及不良反应,解除患者心理顾虑,使其积极配合治疗,密切注意患者用药后的心理反应,充分发挥积极的心理效应,以达到良好的治疗效果。

···· 考点提示 ♀ ····

1. 儿童、老年人用药剂量的特点。
2. 机体方面影响药物作用的因素有哪些?

任务小结

除药物作用因素外,患者的年龄、性别、个体差异、疾病因素、心理因素等亦可影响药物的作用效果。

网上更多……

📰 知识拓展   ✍ 自测题   🖥 教学PPT

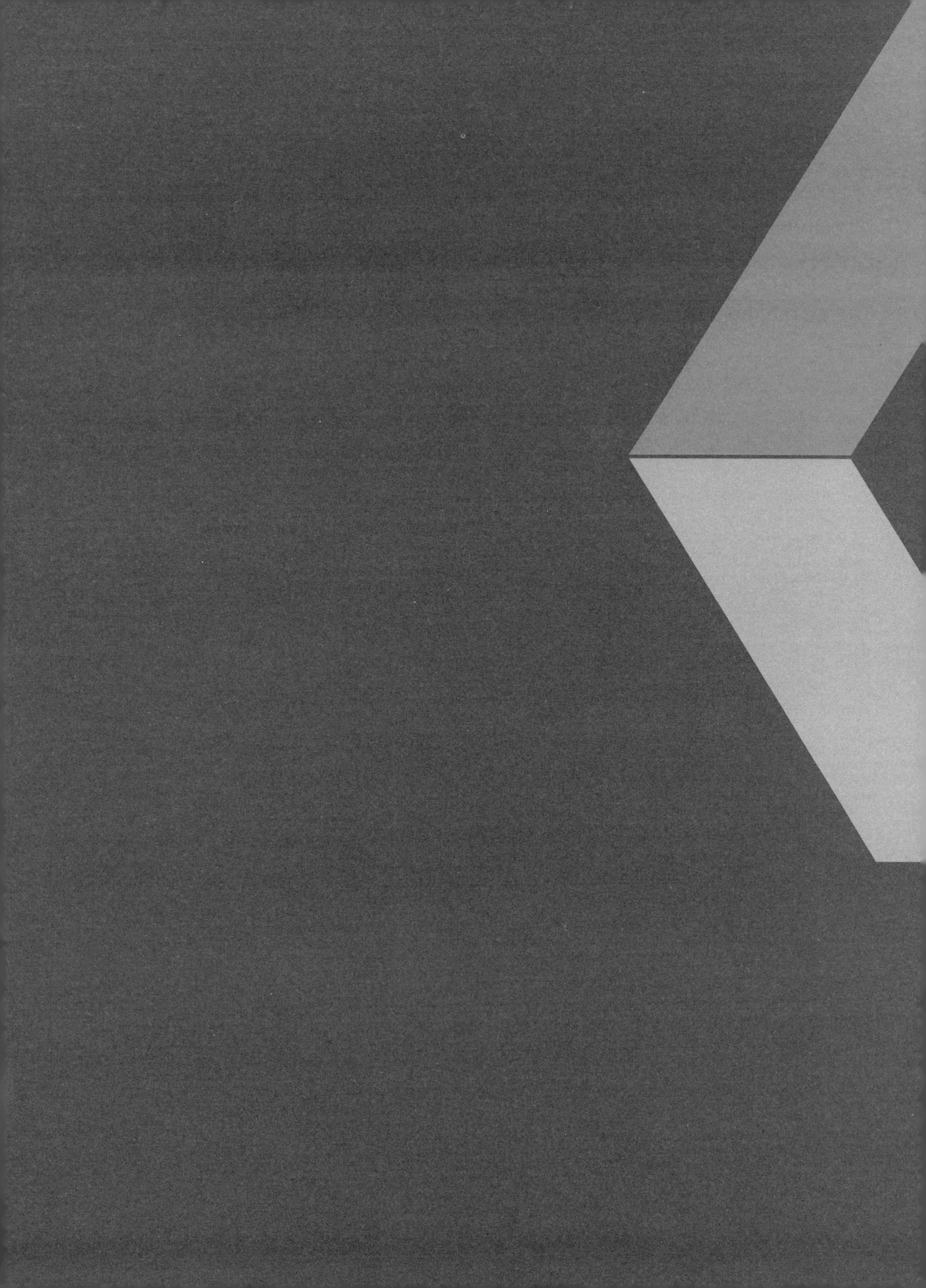

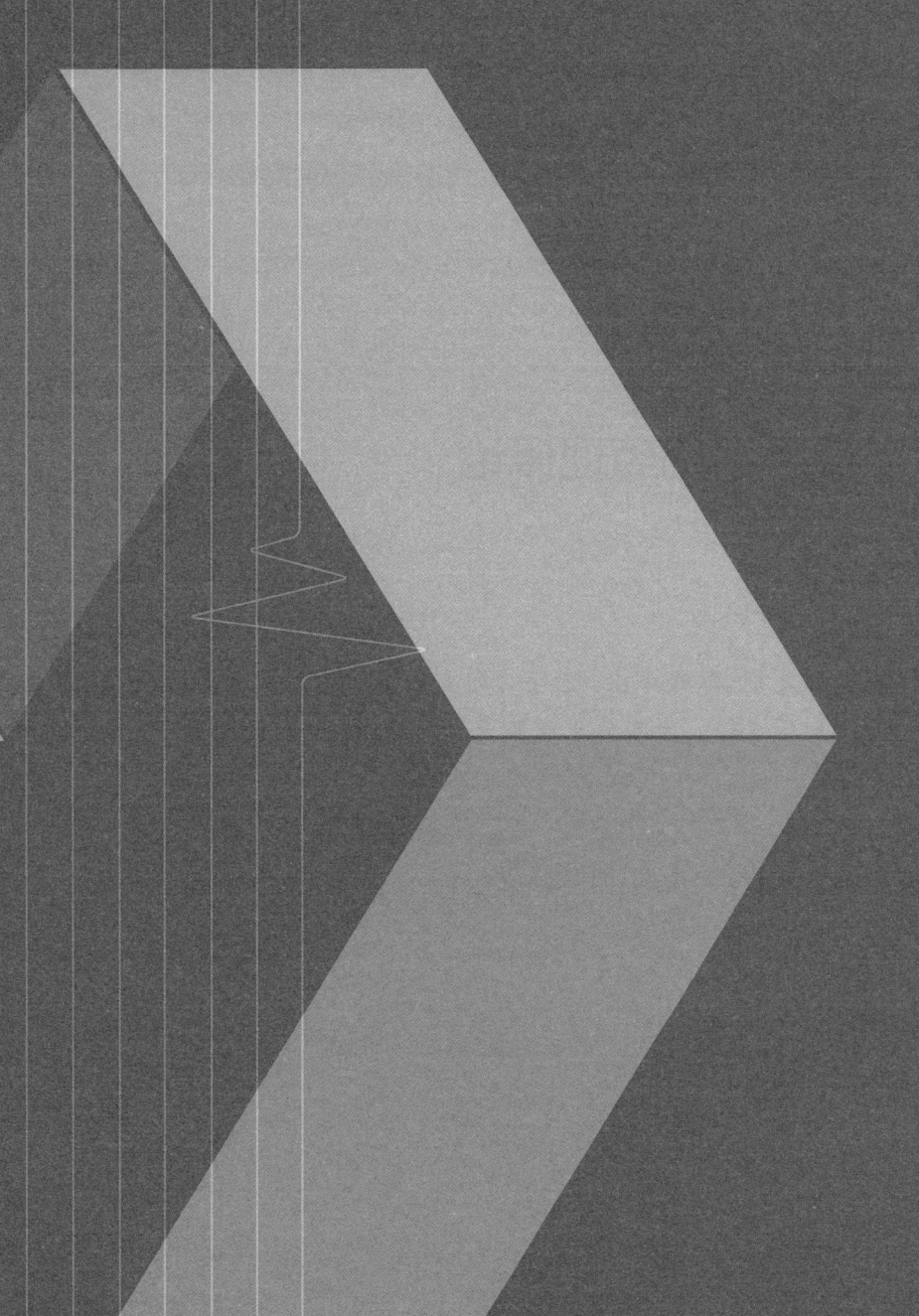

模块二

神经系统与抗精神失常、麻醉药物用药护理

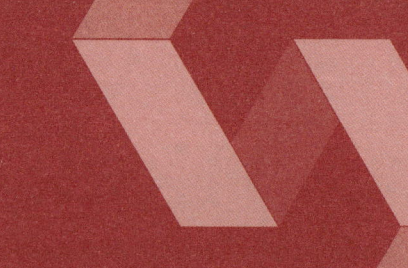

项目一
传出神经系统药物用药护理

学习目标

1. 能掌握传出神经系统的递质和受体的类型及其效应。

2. 能掌握毛果芸香碱、东莨菪碱、山莨菪碱、新斯的明、阿托品、肾上腺素、去甲肾上腺素、异丙肾上腺素、酚妥拉明、普萘洛尔等药物的作用、用途和不良反应,对患者开展用药护理健康教育,培养人文关怀精神和良好的护患沟通能力。

3. 学会观察有机磷酸酯类中毒的表现,熟悉其中毒机制和解救措施;观察毛果芸香碱、阿托品的疗效及不良反应,综合分析、判断并采取相应的用药护理措施,形成一定的用药护理思维能力。

任务一 传出神经系统药理概论

情境导入

患者,女,45岁。因复视、眼睑下垂,进行性加重2年就诊。患者易疲乏,肢体无力,晨轻暮重,活动后加重,休息后减轻。诊断为重症肌无力。医嘱:新斯的明片15 mg/次,4次/日,口服。

请思考:

1. 分析重症肌无力使用新斯的明的依据。

2. 应用新斯的明时应注意哪些问题?

相关药物知识

一、传出神经系统的分类

（一）传出神经系统按解剖学分类

在解剖学上，传出神经系统包括自主神经系统和运动神经系统。自主神经系统曾称植物神经系统，包括交感神经和副交感神经，主要支配内脏器官、平滑肌和腺体等效应器，其活动一般为非随意活动，如心脏射血和食物消化。运动神经系统则支配骨骼肌，通常为随意活动，如肌肉的运动和呼吸。传出神经系统通过其末梢释放的递质进行信息传递。

（二）传出神经系统的递质

神经递质主要在神经元中合成，储存于囊泡内，在信息传递过程中由突触前膜释放到突触间隙，作用于突触后膜的受体，完成神经元之间或神经元与效应器之间的信息传递。传出神经系统的递质主要有乙酰胆碱（ACh）和去甲肾上腺素（NA）。

乙酰胆碱主要合成部位是胆碱能神经末梢。以胆碱和乙酰辅酶 A 为原料，在胆碱乙酰化酶催化下合成，合成后的 ACh 贮存于囊泡中。ACh 主要是被突触间隙中乙酰胆碱酯酶（AChE）水解。

去甲肾上腺素合成的主要部位在去甲肾上腺素能神经末梢。以酪氨酸为原料，经酪氨酸羟化酶催化生成多巴，再经多巴脱羧酶催化生成多巴胺，多巴胺进入囊泡后生成 NA 并贮存于囊泡中。NA 通过摄取和降解两种方式失活。释放后的 NA 有 75%~90% 被摄取回神经末梢内，称为摄取 –1，也称神经摄取。经神经摄取后的 NA 大部分进入囊泡中贮存，未进入囊泡中的 NA 可被胞质中的单胺氧化酶（MAO）破坏。许多非神经组织如心肌、血管、肠道平滑肌也可摄取 NA，称为摄取 –2，也称非神经摄取。非神经摄取的 NA 很快被细胞内儿茶酚 –O– 甲基转移酶（COMT）和 MAO 所破坏。此外，有小部分 NA 从突触间隙扩散到血液，最后被肝、肾等组织中的 COMT 和 MAO 破坏失活。

（三）传出神经系统按递质分类

根据末梢释放递质的不同，传出神经分为胆碱能神经和去甲肾上腺素能神经。胆碱能神经末梢释放乙酰胆碱，主要包括全部交感神经和副交感神经的节前纤维、运动神经、全部副交感神经的节后纤维和极少数交感神经节后纤维。去甲肾上腺素能神经兴奋时末梢主要释放去甲肾上腺素，包括几乎全部交感神经节后纤维。

二、传出神经系统的受体与效应

传出神经系统受体主要有胆碱受体和肾上腺素受体两种，传出神经受体的分布及主要效应见表 2-1-1。

（一）胆碱受体及其效应

能与 ACh 结合的受体称为胆碱受体,可分为两种类型:

1. 毒蕈碱型乙酰胆碱受体（M 受体） M 受体在不同组织中存在着不同亚型。M_1 主要分布于中枢神经系统、外周神经元和胃壁细胞,M_2 主要分布于心脏和突触前末梢,M_3 主要分布于腺体、平滑肌。M 受体激动时,引起心脏抑制、血管扩张、腺体分泌增加、内脏平滑肌收缩、瞳孔缩小等效应,称 M 样作用。

表 2-1-1 传出神经系统受体的分布及主要效应

受体类型		分布	效应
胆碱受体	M 受体	眼	瞳孔括约肌收缩（缩瞳）
		腺体	分泌增加
		内脏平滑肌	收缩
		心脏	抑制（收缩力减弱、心率减慢、传导减慢）
		血管	舒张
	N_1 受体	自主神经节	兴奋
		肾上腺髓质	分泌肾上腺素
	N_2 受体	骨骼肌	收缩
肾上腺素受体	α_1 受体	血管（皮肤、黏膜、内脏）	收缩
		眼	瞳孔开大肌收缩（扩瞳）
	α_2 受体	突触前膜	去甲肾上腺素释放减少
	β_1 受体	心脏	兴奋（收缩力增强、心率加快、传导加快）
		肾	肾素释放
	β_2 受体	支气管平滑肌	舒张
		肝糖原、肌糖原	分解
		血管（冠脉、骨骼肌）	舒张
		突触前膜	去甲肾上腺素释放增加

2. 烟碱型乙酰胆碱受体（N 受体） N 受体根据其分布部位不同,可分为 N_1 受体和 N_2 受体。N_1 受体主要分布于自主神经节和肾上腺髓质,N_2 受体主要分布于骨骼肌。N 受体激动时,引起神经节兴奋、肾上腺髓质分泌增加、骨骼肌收缩等效应,称 N 样作用。

（二）肾上腺素受体及其效应

能与去甲肾上腺素（NA）或肾上腺素（AD）结合的受体称肾上腺素受体,可分为两种类型:

1. α - 肾上腺素受体（α 受体） α 受体分为 α_1 受体和 α_2 受体。α_1 受体主要分布于全身皮肤黏膜及内脏血管平滑肌处，α_2 受体分布在去甲肾上腺素能神经突触前膜。α 受体激动时，引起皮肤黏膜及内脏血管收缩、瞳孔扩大、去甲肾上腺素释放减少等效应，称 α 样作用。

2. β- 肾上腺素受体（β 受体） β 受体分为 β_1 受体、β_2 受体和 β_3 受体。β_1 受体主要分布于心脏，β_2 受体主要分布于支气管平滑肌、骨骼肌血管和冠状血管以及突触前膜，β_3 受体主要分布于脂肪细胞。β 受体激动时，引起心脏兴奋、支气管平滑肌松弛、骨骼肌血管及冠状血管扩张、糖原和脂肪分解等效应，称 β 样作用。

三、传出神经系统药物的作用机制与分类

（一）传出神经系统药物的作用机制

1. 直接作用于受体　能直接与胆碱受体或肾上腺素受体结合，产生效应与神经末梢释放的递质效应相似的药物称为激动药（拟似药）。结合后不激动受体并可妨碍递质与受体结合，产生与递质相反作用的药物，称为阻断药（拮抗药）。

2. 影响递质　有些药物可通过影响递质的代谢而产生效应，如密胆碱可以抑制乙酰胆碱的生物合成；新斯的明通过抑制胆碱酯酶，妨碍 ACh 的水解，呈现拟胆碱作用；麻黄碱和间羟胺可促进 NA 释放而发挥作用；利血平可抑制去甲肾上腺素再摄取而起作用。

（二）传出神经系统药物的分类

按药物的作用效果及对受体选择性不同，传出神经系统药物分为激动药（拟似药）和阻断药（拮抗药），见表 2-1-2。

表 2-1-2　传出神经系统药物的分类

激动药	拮抗药
拟胆碱药 1. 胆碱受体激动药 ① M 受体激动药（毛果芸香碱） ② N 受体激动药（烟碱） ③ M、N 受体激动药（乙酰胆碱） 2. 胆碱酯酶抑制药（新斯的明）	抗胆碱药 胆碱受体阻断药 ① M 受体阻断药（阿托品） ② N_1 受体阻断药（美卡拉明） ③ N_2 受体阻断药（筒箭毒碱）
肾上腺素受体激动药 ① α、β 受体激动药（肾上腺素） ② α 受体激动药（去甲肾上腺素） ③ β 受体激动药（异丙肾上腺素）	肾上腺素受体阻断药 ① α、β 受体阻断药（拉贝洛尔） ② α 受体阻断药（酚妥拉明） ③ β 受体阻断药（普萘洛尔）

1. 传出神经系统的递质、受体类型。
2. 传出神经系统药物的分类。

任务小结

胆碱能神经末梢释放 ACh,作用于胆碱受体。去甲肾上腺素能神经末梢主要释放 NA,作用于肾上腺素受体。按药物的作用效果及对受体选择性不同,传出神经系统药物分为激动药和阻断药。

练一练

任务二 胆碱受体激动药和胆碱酯酶抑制药用药护理

情境导入

患者,男性,65 岁,5 天前突然感觉左侧剧烈头痛、眼球胀痛,视力极度下降。查体:左眼视力 0.5,左眼睫状充血,角膜混浊,前房浅,瞳孔直径 7 mm,对光反射消失,左眼压 60 mmHg,右眼正常。诊断为左眼急性闭角型青光眼。医嘱:2% 毛果芸香碱滴眼液,1 次 1 滴,每 5~10 分钟 1 次,3~6 次后每 1~3 小时 1 次。2 小时后自觉头痛、眼胀减轻,但 4 小时后患者出现流泪、流涎、上腹不适等症状。

请思考:

1. 患者用毛果芸香碱滴眼是否合适? 为什么?
2. 患者用药后为何会出现流泪、流涎、上腹不适等症状?
3. 护士应如何指导患者合理使用滴眼液?

相关药物知识

一、胆碱受体激动药

胆碱受体激动药可直接激动胆碱受体产生与乙酰胆碱相似的作用。按作用选择性不同,可分为 M 受体激动药和 N 受体激动药。

（一）M 受体激动药

毛果芸香碱

毛果芸香碱又称匹罗卡品，是从毛果芸香属植物中提取的生物碱。

【药理作用】毛果芸香碱能直接激动 M 胆碱受体，对眼和腺体作用较明显。

1. 对眼的作用　本药滴眼后可引起缩瞳、降低眼压和调节痉挛等作用。

（1）缩瞳：瞳孔的大小与虹膜内两种平滑肌有关。一种是瞳孔括约肌，受胆碱能神经支配，兴奋时向中心收缩，使瞳孔缩小；另一种为瞳孔开大肌，受去甲肾上腺素能神经支配，兴奋时向外周收缩，使瞳孔扩大。毛果芸香碱可激动瞳孔括约肌上的 M 受体，使瞳孔括约肌收缩，瞳孔缩小。

（2）降低眼压：房水对于眼内压的维持具有重要作用。房水由睫状体上皮细胞分泌及血管渗出产生，经瞳孔流入前房，到达前房角间隙，经小梁网流入巩膜静脉窦，进入血液循环。毛果芸香碱通过缩瞳作用，使虹膜向中心拉动，虹膜根部变薄，使前房角间隙扩大，房水易于进入巩膜静脉窦，从而使眼压下降。

（3）调节痉挛：眼在视近物时，通过调节晶状体的曲度，使物体成像于视网膜上，从而看清物体。毛果芸香碱激动睫状肌上 M 受体，睫状肌向瞳孔中心方向收缩，造成悬韧带松弛，晶状体由于本身弹性变凸，屈光度增加，导致看近物清楚，看远物模糊，毛果芸香碱的这种作用称为调节痉挛。

2. 其他作用　较大剂量的毛果芸香碱可明显增加汗腺和唾液腺的分泌，也能兴奋内脏平滑肌。

【临床应用】

1. 青光眼　毛果芸香碱主要用于闭角型青光眼的治疗。用药后可使患者瞳孔缩小，前房角间隙扩大，房水回流通畅，眼压下降。对开角型青光眼的早期也有一定疗效。常用浓度 1%~2% 毛果芸香碱滴眼，用药后数分钟即可使眼压下降，作用持续 4~8 小时。

 拓展阅读——青光眼

　　青光眼为常见的眼科疾病，患者以眼压升高、视野缺损和视力下降为主要特征，病理性高眼压是青光眼发生的主要危险因素。青光眼是主要致盲眼病之一，临床分为闭角型和开角型两种。闭角型是由于前房角间隙狭窄所致；开角型主要是由于巩膜静脉窦或小梁网变性、硬化所致。"眼睛是心灵的窗户"，长期黑暗环境下注视电子屏幕可能会诱发青光眼，生活中要养成良好的用眼习惯，保护好自己的眼睛。

2. 虹膜睫状体炎　与扩瞳药交替使用，使虹膜收缩与舒张交替进行，以防止虹膜与晶状体发生粘连。

3. 其他　口服可用于治疗口腔干燥。还可用于抗胆碱药阿托品中毒的解救。

【不良反应】过量可出现 M 胆碱受体过度兴奋症状，如流涎、流涕、恶心、腹痛、视物模糊等，可用 M 受体阻断药阿托品对症处理。滴眼时应压迫内眦，避免药液流入鼻腔，增加吸收而产生不良反应。

（二）N 受体激动药

N 受体激动药有烟碱、洛贝林等。烟碱是由烟草中提取的一种生物碱,脂溶性极强,可经皮肤吸收,作用广泛、复杂,无临床实用价值,仅具有毒理学意义。

二、胆碱酯酶抑制药

胆碱酯酶抑制药又称抗胆碱酯酶药。本类药物通过与 AChE 结合,抑制 AChE 活性,使胆碱能神经末梢释放的 ACh 蓄积,产生拟胆碱作用。可分为易逆性抗胆碱酯酶药和难逆性抗胆碱酯酶药。

（一）易逆性抗胆碱酯酶药

新 斯 的 明

【药理作用】新斯的明通过抑制胆碱酯酶活性呈现 M 样作用和 N 样作用,还可直接激动骨骼肌运动终板上的 N_2 受体,因此对骨骼肌兴奋作用最强。兴奋胃肠平滑肌的作用次之,对腺体、眼、心血管及支气管平滑肌作用较弱。

【临床应用】

1. **重症肌无力**　是由于神经肌肉接头传递障碍所致的慢性疾病,主要症状是骨骼肌进行性肌无力。新斯的明通过 N 样作用可改善患者肌无力症状。

2. **腹气胀和尿潴留**　新斯的明兴奋胃肠和膀胱平滑肌,可用于术后及其他原因引起的腹气胀及尿潴留。

3. **阵发性室上性心动过速**　新斯的明可产生 M 样作用,使心率减慢。

4. **其他**　可用于非去极化型肌松药过量中毒的解救。

【不良反应】过量时可出现"胆碱能危象",这是由于胆碱酯酶受到严重抑制,大量 ACh 蓄积,致使骨骼肌持久去极化,阻断神经冲动的正常传递,此时应停用新斯的明。禁用于机械性肠梗阻、泌尿道梗阻及支气管哮喘患者。

其他易逆性抗胆碱酯酶药见表 2-1-3。

表 2-1-3　其他易逆性抗胆碱酯酶药

药物名称	作用特点
毒扁豆碱	选择性较差且毒性大,用于急性青光眼,作用较毛果芸香碱强而持久
溴吡斯的明	作用类似于新斯的明,但起效缓慢,作用时间较长
依酚氯铵	显效快,维持时间短,用于诊断重症肌无力
安贝氯铵	作用类似于新斯的明但较持久,主要用于重症肌无力治疗

（二）难逆性抗胆碱酯酶药

本类药物主要为有机磷酸酯类，主要作为农业和环境卫生杀虫剂，如乐果、内吸磷和对硫磷等。有机磷酸酯类药物脂溶性较高，可经由消化道、呼吸道以及皮肤黏膜等吸收中毒，在使用过程中应注意防护。

【中毒机制】有机磷酸酯类进入人体后与 AChE 结合，形成难以水解的磷酰化胆碱酯酶，使 AChE 失去水解 ACh 的能力，造成 ACh 在体内大量聚积，引起一系列中毒症状。

【中毒表现】有机磷酸酯类中毒主要表现为 M 样症状和 N 样症状，即急性胆碱能危象，不同程度中毒的表现见表 2-1-4。

表 2-1-4　有机磷酸酯类中毒表现

中毒程度	主要症状
轻度中毒	M 样症状：视物模糊、流涎、大汗淋漓、恶心、呕吐、腹痛、腹泻等
中度中毒	M 样症状加剧，出现 N 样症状：肌束颤动、抽搐等
重度中毒	除 M 样、N 样症状外，出现中枢神经系统症状：先兴奋后抑制

【中毒解救】

1. 清除毒物　应立即把患者移出中毒场所，去除污染的衣物。对由皮肤吸收者应用温水和肥皂水清洗皮肤。经消化道中毒者可用 2% 碳酸氢钠溶液或 1% 盐水反复洗胃，直至洗出液中无农药味，随后给予硫酸镁导泻。注意敌百虫中毒时，不用碱性溶液洗胃，因其在碱性溶液中可转化为毒性更强的敌敌畏。对硫磷等硫代磷酸酯类化合物中毒时，禁用高锰酸钾溶液洗胃，因其遇高锰酸钾可转化为毒性更强的对氧磷。眼部染毒者可用 2% 碳酸氢钠溶液或生理盐水冲洗数分钟。

2. 应用解毒药

（1）阿托品：阿托品能迅速对抗有机磷酸酯类中毒时的 M 样症状，减轻或消除中毒引起的恶心、呕吐，腹痛、大小便失禁、流涎、呼吸困难、出汗、瞳孔缩小、心率减慢和血压下降等症状；但是对中枢中毒症状，如惊厥、躁动不安等对抗作用较差。应用阿托品解救有机磷酸酯类中毒时需尽早、足量、反复，直至 M 胆碱受体兴奋症状消失或出现阿托品轻度中毒症状，即阿托品化。但是阿托品不能使 AChE 复活，所以对中度或重度中毒患者必须采用阿托品与 AChE 复活药早期合并应用的治疗措施。

（2）胆碱酯酶复活药：可使被有机磷酸酯类抑制的胆碱酯酶恢复活性，常用的药物有氯解磷定、碘解磷定等。

氯　解　磷　定

氯解磷定可与磷酰化胆碱酯酶结合成复合物，复合物再裂解形成磷酰化氯解磷定，使胆碱酯酶游离而复活，也可直接与体内游离的有机磷酸酯类结合，成为无毒的磷酰化氯解磷定从尿中排出。可明显减轻有机磷中毒时的 N 样症状,能迅速缓解肌束颤动,对中枢神经系统的中毒症状也有一定改善作用,但对 M 样症状作用较弱。故应与阿托品合用,以控制症状。磷酰化胆碱酯酶易"老化",故胆碱酯酶复活药应及早使用。治疗剂量毒性较小,肌内注射局部有轻微疼痛。静脉注射过快可出现头痛、眩晕、乏力、视物模糊等症状。剂量过大时本身也可以抑制 AChE,使神经肌肉传导阻滞。

···· 考点提示 ♀ ····

1. 毛果芸香碱、新斯的明的作用及临床应用。
2. 有机磷酸酯类的中毒机制、中毒解救及护理措施。

任务实施

一、用药前

1. 进行护理评估
(1) 健康评估:了解患者所患疾病的病因、症状和血压、体温等生命体征。
(2) 用药情况评估:了解该药的用法与注意事项,向患者说明用药目的。
2. 调配药品
(1) 检查药品性状:检查药品的外观及性状,药品的生产日期及有效期等。
(2) 核对给药剂量:给予毛果芸香碱滴眼液或眼膏,剂量为 0.5% 和 2%,滴眼,1 次 1 滴,3~6 次 / 日。

二、用药中

1. 实施用药护理
(1) 毛果芸香碱滴眼液浓度不宜过高,常用 1%~2% 溶液。
(2) 密切观察患者的症状,如眼局部有无充血,头痛、眼痛以及视力有无改变等。监测患者心率、血压等体征。
2. 观察不良反应
(1) 滴眼后出现眼痛:与毛果芸香碱滴眼液浓度过高有关。
(2) 滴眼后出现流涎、多汗、恶心、呕吐、视物模糊、头痛等,与毛果芸香碱吸收入血引起的 M 样症状有关。

3. 采取护理措施　滴眼药水时,患者取坐位或仰卧位,头略后仰,眼向上看。操作者用手指或棉签拉开患者下眼睑,暴露下结膜囊,将 1~2 滴眼药水滴入结膜内,将上眼睑轻提,使药液充盈整个结膜囊。滴眼时用手指压迫内眦,避免药液经鼻泪管流入鼻腔而吸收中毒。一旦出现恶心、呕吐等情况,应停药,给予抗胆碱药处理。

三、用药后

1. 观察药物疗效　观察青光眼患者的视力恢复情况,头痛、眼痛情况是否改善。
2. 开展健康教育　"眼睛是心灵的窗户",指导患者养成良好的用眼习惯,注意用眼卫生。开展用药指导,了解药物的使用方法和剂量,避免药物不良反应的发生,及时向患者说明和解释用药后可能出现的不适反应。

任务小结

毛果芸香碱对眼和腺体作用较明显,滴眼后可引起缩瞳、降低眼压和调节痉挛等作用,主要用于闭角型青光眼的治疗。新斯的明主要用于重症肌无力、术后及其他原因引起的腹气胀及尿潴留。有机磷酸酯类中毒主要表现为 M 样症状、N 样症状和中枢神经系统症状。

练一练

任务三　胆碱受体阻断药用药护理

情境导入

患者,女,40 岁,4 小时前因误服"内吸磷"出现腹痛并逐渐加剧,呼吸急促,后出现昏迷,急诊入院。体检:患者大汗淋漓,流涎,呕吐物有特殊蒜臭味,大小便失禁,瞳孔直径 1~2 mm,呼吸困难,听诊肺部闻及湿啰音,心率快,语言不清。实验室检查显示胆碱酯酶活性 30%。诊断为有机磷杀虫剂中毒。治疗方案:2% 碳酸氢钠溶液洗胃,立即静脉注射阿托品、氯解磷定。

请思考:
1. 有机磷农药中毒的患者应用阿托品、氯解磷定的目的是什么?
2. 如何对患者进行正确的用药护理?

相关药物知识

胆碱受体阻断药是能阻碍乙酰胆碱（ACh）或胆碱受体激动药与胆碱受体结合，从而呈现抗胆碱作用的药物。根据其对 M 受体和 N 受体的选择性不同，可分为 M 受体阻断药和 N 受体阻断药。

一、M 受体阻断药

本类药物包括阿托品类生物碱以及阿托品的合成代用品。

（一）阿托品类生物碱

阿托品类生物碱包括阿托品、东莨菪碱和山莨菪碱等，可从茄科植物颠茄、曼陀罗和洋金花以及莨菪等天然植物中提取。

阿　托　品

【药理作用】阿托品能阻断 ACh 或胆碱受体激动药与受体结合，拮抗其对 M 受体的激动作用。

1. 抑制腺体分泌　阿托品对不同腺体的抑制作用强度不同，对唾液腺和汗腺的作用最为明显，其次为泪腺及呼吸道腺体，较大剂量也减少胃液分泌。

2. 对眼的作用　阿托品对眼睛的作用表现为扩瞳、眼压升高和调节麻痹。

（1）扩瞳：阿托品能阻断瞳孔括约肌上的 M 受体，致瞳孔括约肌松弛，使去甲肾上腺素能神经支配的瞳孔开大肌功能占优势，瞳孔扩大。

（2）升高眼压：由于瞳孔扩大，虹膜退向四周边缘，使前房角间隙变窄，阻碍房水回流，造成眼压升高。故青光眼患者禁用。

（3）调节麻痹：阿托品阻断睫状肌上的 M 受体，使睫状肌松弛，悬韧带拉紧，晶状体呈扁平状态，屈光度降低，从而造成视近物不清，视远物清楚。

3. 松弛内脏平滑肌　阿托品对痉挛收缩的内脏平滑肌有明显的松弛作用。对胃肠平滑肌、尿道和膀胱平滑肌的解痉作用较强，对胆管、支气管和子宫平滑肌的解痉作用较弱。

4. 兴奋心脏　较大剂量的阿托品（1~2 mg）可阻断窦房结上 M_2 受体，解除迷走神经对心脏的抑制作用，使心率加快。青壮年迷走神经张力较高，使用阿托品后，其心率加快明显。

5. 扩张血管　治疗量阿托品对血管与血压无明显影响。大剂量阿托品可扩张血管，解除小血管痉挛，对皮肤血管的扩张可引出现皮肤潮红和温热等症状。扩血管作用与 M 受体阻断作用无关，可能是机体对阿托品引起的体温升高后的代偿性散热反应，也可能是阿托品的直接扩血管作用。

6. 中枢神经系统　治疗量阿托品对中枢神经系统无明显作用。较大剂量可轻度兴奋中枢，随着剂量增加中枢兴奋作用增强，可表现为焦躁不安，精神亢奋、谵妄等。中毒剂量（>10 mg)可见幻觉、共济失调、抽搐或惊厥等，继续增加剂量，则可由兴奋转为抑制，发生昏迷与呼吸麻痹。

📝 课堂互动

患者，女，40 岁，因高热、寒战、昏睡入院，查体：体温 39.5℃，血压 80/50 mmHg，心率 125 次 / 分，白细胞计数 16×10^9/L，诊断为感染性休克。

医嘱应用抗生素及硫酸阿托品注射液静脉滴注，用药过程中患者体温没有降低，反而有升高的现象，请思考这是为什么？

【临床应用】

1. 解除内脏平滑肌痉挛　可用于各种内脏绞痛，对胃肠绞痛、膀胱刺激症状如尿频、尿急等效果较好，也可用于儿童遗尿症。但对胆绞痛或肾绞痛疗效较差，常需与阿片类镇痛药（如哌替啶）合用。

2. 麻醉前给药　目的是减少呼吸道腺体及唾液腺分泌，防止分泌物阻塞呼吸道或发生吸入性肺炎，也可用于严重盗汗、流涎等。

3. 眼科应用

(1) 虹膜睫状体炎：阿托品溶液滴眼可松弛虹膜瞳孔括约肌和睫状肌，使之充分休息，有助于炎症消退。与缩瞳药交替应用，可预防虹膜与晶状体的粘连。

(2) 验光配镜、眼底检查：阿托品滴眼后可使睫状肌松弛，晶状体固定，可准确测定晶状体的屈光度。也可利用其扩瞳作用检查眼底。

4. 缓慢型心律失常　阿托品能解除迷走神经对心脏的抑制作用，可用于治疗迷走神经过度兴奋所致的窦性心动过缓、房室传导阻滞等缓慢型心律失常。

5. 抗休克　大剂量阿托品能解除血管痉挛，舒张外周血管，改善微循环。可用于治疗暴发型流行性脑脊髓膜炎、中毒性菌痢、中毒性肺炎等所致的感染性休克患者。

6. 解救有机磷酸酯类中毒。

【不良反应】阿托品治疗量时可见口干、视物模糊、心率加快、瞳孔扩大、皮肤干燥、排尿困难等。随着剂量增大，不良反应逐渐加重，甚至出现明显的中枢中毒症状，表现为烦躁不安、谵妄、幻觉、呼吸加快等，应立即洗胃、导泻，以促进毒物排出。新斯的明、毒扁豆碱或毛果芸香碱可对抗阿托品中毒症状。如果患者有明显中枢兴奋时，可用地西泮对抗。青光眼及前列腺肥大者禁用阿托品。

东 莨 菪 碱

东莨菪碱是一种颠茄类生物碱,其外周作用与阿托品相似,抑制腺体分泌作用较阿托品强,扩瞳及调节麻痹作用较阿托品稍弱。与阿托品不同的是,东莨菪碱对中枢神经系统的作用强。在治疗剂量时即可引起中枢神经系统抑制,表现为困倦、遗忘、疲乏等。东莨菪碱主要用于麻醉前给药,亦可用于治疗晕动病、妊娠呕吐及放射性呕吐,也可改善帕金森病患者的流涎、震颤和肌肉强直等症状。不良反应和禁忌证与阿托品相似。

山 莨 菪 碱

山莨菪碱是从茄科植物中提取分离出的生物碱,其人工合成品称"654-2"。解除平滑肌痉挛作用与阿托品相似,但选择性高,抑制唾液腺分泌和扩瞳作用较弱。因不易通过血脑屏障,故中枢作用很弱。临床主要用于治疗中毒性休克、内脏平滑肌绞痛等。不良反应和禁忌证与阿托品相似。

(二)阿托品的合成代用品

阿托品的合成代用品主要有两类:合同扩瞳药和合成解痉药,见表 2-1-5。

表 2-1-5 阿托品的合成代用品

分类	代表药	作用特点
合成扩瞳药	后马托品	扩瞳与调节麻痹作用较阿托品短,恢复快
	托吡卡胺	作用快,维持时间比后马托品短
	尤卡托品	扩瞳作用时间短,无调节麻痹作用
合成解痉药	普鲁梓	中枢作用小,胃肠平滑肌作用强
	贝那替嗪	解痉作用较明显,有安定作用,适用于伴有焦虑症的溃疡患者

二、N 受体阻断药

N 受体阻断药可阻碍 ACh 或胆碱受体激动药与神经节或运动终板上的 N 受体结合,表现出相应部位胆碱能神经的阻断和抑制效应。N 受体阻断药分为 N_1 受体阻断药和 N_2 受体阻断药。

(一)N_1 受体阻断药

N_1 受体阻断药又称神经节阻断药,对交感神经节和副交感神经节均有阻断作用。曾用于治疗高血压,但因不良反应多现已不用。目前主要作为麻醉辅助用药,常用药物有美卡拉明和樟磺咪芬。

(二)N_2 受体阻断药

N_2 受体阻断药又称为骨骼肌松弛药,能作用于神经肌肉接头后膜的 N_2 胆碱受体,产生神经肌肉阻滞作用。按其作用机制不同,可将其分为除极化型肌松药和非除极化型肌松药。

1. 除极化型肌松药　除极化型肌松药又称为非竞争型肌松药,其分子结构与 ACh 相似,能产生与 ACh 相似但较持久的除极化作用,使神经肌肉接头后膜的 N_2 受体不能对 ACh 起反应,从而使骨骼肌松弛。该类骨骼肌松弛药起效快,持续时间短,主要用于如插管等小手术麻醉的辅助药。

琥 珀 胆 碱

琥珀胆碱的肌松作用快而短暂,以颈部和四肢肌肉最明显,面、舌、咽喉和咀嚼肌次之。琥珀胆碱进入体内后即可被血液和肝中的假性胆碱酯酶迅速水解。因对喉肌麻痹力强,故适用于气管内插管及气管镜检查等短时操作,也可用于辅助麻醉。过量可致呼吸肌麻痹,遗传性胆碱酯酶活性低下者有发生严重窒息的风险,用时需备有人工呼吸机,但禁用新斯的明解救。青光眼患者禁用。

2. 非除极化型肌松药　非除极化型肌松药又称竞争型肌松药。这类药物能与 ACh 竞争神经肌肉接头的 N_2 受体,竞争性阻断 ACh 的除极化作用,使骨骼肌松弛。抗胆碱酯酶药可拮抗其肌松作用,故过量可用适量的新斯的明解救。

筒 箭 毒 碱

筒箭毒碱是从防己科植物中提出的生物碱。静脉注射筒箭毒碱后,快速运动肌如眼部肌肉首先松弛,随后四肢、颈部和躯干肌肉出现松弛,继而肋间肌松弛。临床上可作为麻醉辅助药,用于胸腹手术和气管插管等。大剂量时可因呼吸肌麻痹而导致呼吸暂停,可进行人工呼吸,并用新斯的明对抗。禁忌证为重症肌无力、支气管哮喘和严重休克。

···· 考点提示 ♀ ····

1. 阿托品的药理作用及临床应用。
2. 东莨菪碱、山莨菪碱、琥珀胆碱的主要作用。

任务实施

一、用药前

1. 进行护理评估
(1) 健康评估:患者的心率、体温、呼吸等基本体征,患者的疾病史等。
(2) 用药情况评估:既往用药情况,是否有药物过敏等。
(3) 用药禁忌评估:青光眼、前列腺肥大、高热患者禁用阿托品。

2. 调配药品

（1）检查药品性状：检查药物的外观及性状，药品的生产日期和有效期。

（2）明确给药方式：阿托品滴眼液外用，片剂多采用口服给药方式。重症肌无力患者存在吞咽困难的情况时，应采用注射给药方式。

（3）核对给药剂量：阿托品片剂规格为 0.3 mg；注射剂规格为 0.5 mg/mL、1 mg/2 mL、5 mg/mL，皮下或静脉注射。具体给药剂量根据病情遵医嘱。

二、用药中

1. 实施用药护理

（1）阿托品用药期间应注意监测心率、体温、呼吸等体征。

（2）大剂量应用阿托品时，应密切观察患者全身反应和瞳孔大小，随时调整剂量。

（3）婴幼儿对阿托品的毒性反应极为敏感，特别是痉挛性麻痹与脑损伤的小儿；环境温度过高时，还可能因闭汗出现体温急骤升高。

2. 观察不良反应

（1）排尿困难：与药物副作用引起的膀胱平滑肌松弛有关。

（2）便秘：与药物副作用引起的肠蠕动减慢有关。

（3）直立性低血压：有摔伤的危险，与药物副作用导致周围血管扩张有关。

（4）体温升高：与阿托品抑制汗腺分泌，影响机体散热有关。

3. 采取护理措施

（1）阿托品用药前排便排尿，多吃含纤维比较丰富的食物。

（2）阿托品中毒时可以采取催吐、洗胃、导泻等办法减少毒物的吸收，对重症患者应采取急救处理，如血压下降、心跳停止以及呼吸困难者可以针对性地采取心肺复苏、吸氧、气管插管等方法救治。

（3）阿托品用于有机磷酸酯类中毒抢救时，一般需要与胆碱酯酶复活药如氯解磷定合用，并尽早使用，给药足量以保证快速和高效。

三、用药后

1. 观察药物疗效

（1）阿托品用于有机磷酸酯类中毒时，须达"阿托品化"，即瞳孔散大、口干、皮肤干燥、面部潮红、心率加快和肺部啰音消失。

（2）应密切观察患者的症状如皮肤、黏膜、心率、神志、瞳孔、体温等，避免阿托品中毒。

2. 开展健康教育

(1) 阿托品可能导致视物模糊,指导患者用药期间尽量避免驾驶、操作机械和进行其他有危险的活动。

(2) 指导患者减少阅读书报等用眼行为,用药后如果出现畏光的症状,可以在阳光或强光环境下佩戴太阳镜。

任务小结

阿托品可用于各种内脏绞痛、麻醉前给药、缓慢型心律失常、解救有机磷酸酯类中毒等。东莨菪碱对中枢神经系统的作用强,山莨菪碱主要用于解除平滑肌痉挛。

练一练

任务四 肾上腺素受体激动药用药护理

情境导入

患者,女,36岁,两天前因淋雨受凉后出现咳嗽并发热,就医,诊断为上呼吸道感染。医嘱给予青霉素800万U,静脉滴注。皮试阴性后,护士开始给药,但静脉滴注5分钟后患者突然出现呼吸急促,面色苍白,口唇发绀,四肢湿冷,神志不清,送急诊室抢救。查体:呼吸困难不规则,脉搏微弱,血压60/40 mmHg,心音低钝,心律不齐。诊断:过敏性休克,医生医嘱给予肾上腺素静脉注射治疗。

请思考:

1. 抢救过敏性休克为什么选用肾上腺素?患者用药后会有哪些预期表现?

2. 针对此患者,护士应如何进行用药护理?

相关药物知识

肾上腺素受体激动药是一类化学结构及药理作用和去甲肾上腺素相似的胺类药物,能选择性与肾上腺素受体结合,产生与肾上腺素相似的效应,故也称为拟肾上腺素药。根据药物对肾上腺素受体的选择性不同,可将拟肾上腺素药分为三类,即 α、β 受体激动药,α 受体激动药和 β 受体激动药。

一、α、β 受体激动药

肾 上 腺 素

肾上腺素(adrenaline,AD)化学性质不稳定,遇光易失效;在中性溶液和碱性溶液中,易氧化变成棕红色而失效。口服使胃黏膜血管收缩,又易被碱性肠液、肠黏膜及肝破坏,机体吸收很少,故口服无效。本药可收缩皮下血管,而对骨骼肌血管无收缩作用,故肌内注射较皮下注射吸收快。皮下注射可维持1小时左右,肌内注射仅维持10~30分钟。静脉注射立即生效,仅维持数分钟。

【药理作用】肾上腺素对 α 和 β 受体均有强大的激动作用。

1. 兴奋心脏 激动心肌、窦房结和传导系统的 β_1 受体,引起心脏强烈兴奋,表现为心肌缩力加强,心率加快,传导加速,心输出量增加。同时,AD 还能兴奋冠状血管 β_2 受体,舒张冠状血管,改善心肌的血液供应。肾上腺素能提高心肌代谢,使心肌耗氧量增加。由于能明显提高心肌的兴奋性和自律性,如剂量过大或静注速度过快,可引起心律失常,甚至心室纤颤。

2. 对血管、血压的影响 肾上腺素对血管的影响取决于各部位血管肾上腺素受体分布的类型和密度,对血压的影响与剂量有关。

(1) 血管:激动血管上的 α_1、β_2 受体。① 皮肤、黏膜、内脏(尤其是肾、脾)的 α 受体分布占优势,故呈收缩反应,但脑、肺血管收缩作用微弱,有时可因血压升高而被动扩张;② 骨骼肌血管和冠状动脉 β_2 受体分布占优势,呈扩张反应;③ AD 主要收缩小动脉和毛细血管前括约肌,对静脉和大动脉收缩作用弱,后者肾上腺素受体分布密度低。

(2) 血压:对血压的影响与剂量有关。① 低浓度静脉滴注使心输出量增加,收缩压升高;又因骨骼肌血管的舒张作用影响血压,抵消或超过了皮肤黏膜和内脏血管收缩作用的影响,故舒张压变化不大或略有下降,此时身体各部位血液重新分配,使之更适合紧急状态下机体能量供应的需要。② 较大剂量或静脉快速注射时,α 受体占优势,皮肤、黏膜、内脏血管的收缩作用超过了骨骼肌血管的舒张作用,故收缩压和舒张压均升高。若先给予 α 受体阻断药(如酚妥拉明)再给予肾上腺素,则使肾上腺素的缩血管作用减弱或取消,而保留其激动 β_2 受体的舒血管效应,使肾上腺素的升压作用翻转为降压,这一现象称为"肾上腺素升压作用的翻转"。

3. 扩张支气管 激动支气管平滑肌上的 β_2 受体,松弛支气管平滑肌,对痉挛的支气管平滑肌尤为明显;此外,还能抑制肥大细胞释放过敏介质如组胺等,还可激动支气管黏膜血管 α 受体,使支气管黏膜血管收缩,降低毛细血管通透性,有利于消除气管黏膜的充血和水肿。

4. 对代谢的影响 促进肝糖原分解和糖原异生,降低外围组织对葡萄糖的摄取,从而使血糖升高;激活三酰甘油脂肪酶,加速脂肪分解,使血液中脂肪酸升高。

【临床应用】

1. 心脏骤停 肾上腺素是一种强效的心脏兴奋剂,可用于多种原因引起的心脏骤停,如溺水、麻醉意外、药物中毒、传染病及心脏传导阻滞等所致的心脏骤停,在进行有效心外按压和人工呼吸的同时,可用肾上腺素作静脉注射。对电击引起的心脏骤停,宜配合心脏除颤器或除颤药(利多卡因)以提高抢救的成功率。

2. 过敏性休克 肾上腺素能兴奋心脏、收缩血管而升高血压,扩张支气管减轻喉头水肿,并减少过敏介质释放等,可缓解呼吸困难,作用快而强,是治疗过敏性休克的首选药物。

 拓展阅读——心肺复苏术的发明

心肺复苏是一项紧急救援技能,能够在关键时刻挽救生命。《复苏ABC》一书中第一次提出了A(Airway,气道)、B(Breathing,呼吸)和C(Chest Compressions,胸外按压)的组合概念,这是现代心肺复苏术的基础理论雏形,已成为医务人员必备、普通人推荐掌握的急救技能。

3. 支气管哮喘 迅速控制支气管哮喘急性发作,皮下和肌内注射数分钟起效,但维持时间较短。

4. 局部应用   ① 与局麻药配伍。在局麻药中加入少量肾上腺素,可使注射部位的血管收缩而延缓局麻药的吸收,延长麻醉时间,并减少局麻药吸收中毒的发生。但在肢体末梢部位手术,如手指、足趾、阴茎,不宜加肾上腺素,以免引起局部组织缺血性坏死。② 局部止血。将浸有0.1%的盐酸肾上腺素的纱布或棉球填塞局部,使血管收缩而止血,治疗鼻黏膜出血和牙龈出血。

【不良反应】治疗量可出现心悸、不安、血压升高等。若剂量过大或静注速度过快,可引起血压骤升,搏动性头痛,有发生脑出血的危险,同时可导致心律失常,如期前收缩、心动过速,甚至心室纤颤,故应严格控制剂量。

【禁忌证】高血压、器质性心脏病、糖尿病和甲状腺功能亢进症患者禁用。

多 巴 胺

多巴胺(dopamine,DA)是一种重要的神经递质。口服易被破坏而失活,一般采用静脉给药,不易透过血脑屏障,故外源性多巴胺几无中枢作用。

【药理作用】DA 除能激动 α 受体、β 受体外,也能激动外周多巴胺受体。

1. 兴奋心脏 激动心脏的 β₁ 受体,使心肌收缩力增强,心输出量增加。一般剂量对心率影响不大,但大剂量时可使心率加快。与肾上腺素相比,其兴奋心脏作用较温和,较少引起心律失常。

2. 对血管、血压的影响 给予治疗量时可激动 DA 受体,使肾和肠系膜血管舒张;激动 α 受体,使皮肤、黏膜血管收缩;使收缩压升高而舒张压几乎无变化或略有升高。大剂量时则以

α受体的兴奋作用占优势,除兴奋心脏外,主要表现为血管收缩,总外周阻力增加,故收缩压和舒张压均升高。

3. 改善肾功能　治疗量使肾血管舒张,肾血流量和肾小球滤过率增加,同时 DA 还能抑制肾小管对钠的重吸收,通过排钠而达到利尿作用。但在大剂量时由于肾血管的 α 受体兴奋作用占优势,使肾血管明显收缩,肾血流量减少,诱发和加重肾功能衰竭。

【临床应用】

1. 抗休克　多巴胺是目前抗休克治疗中最常用的药物。用于治疗各种休克,尤其适用于心源性休克。但用药前应注意补充血容量及纠正酸中毒。

2. 急性肾功能衰竭　与利尿药合用增强疗效,改善肾功能。

【不良反应】治疗量较轻,偶见恶心、呕吐。剂量过大或滴速过快可出现心动过速、心律失常和肾血管收缩引起的肾功能下降等。一旦发生,应减慢滴速或停药,反应可消失。高血压、心脏器质性疾病患者慎用。

麻　黄　碱

麻黄碱是中药麻黄中提取的生物碱,现人工合成。《神农本草经》中就有麻黄能"止咳逆上气"的记载。麻黄碱性质稳定,口服易吸收,皮下注射吸收更快。易透过血脑脊液屏障。一次用药作用可维持 3~6 小时。

【药理作用】麻黄碱的基本作用与肾上腺素相似,可激动 α 和 β 受体,并能促进去甲肾上腺素释放而产生间接作用。与肾上腺素相比,具有以下特点:① 对心血管、支气管的作用较肾上腺素弱而持久;② 中枢兴奋作用较显著,可引起失眠;③ 短期内反复应用,可产生快速耐受性。

【临床应用】

1. 支气管哮喘　口服用于防治轻度支气管哮喘,对重症急性发作疗效较差。也常与止咳化痰药配成复方剂,用于治疗支气管痉挛性咳嗽。

2. 防治某些低血压状态　皮下注射可防治硬膜外麻醉或蛛网膜下腔麻醉时引起的低血压。

3. 鼻黏膜充血肿胀引起的鼻塞　常用 0.5%~1% 浓度的药液滴鼻。

【不良反应】有时出现中枢兴奋所致的不安、失眠等,故不宜晚间服用,必要时可加镇静催眠药。本药可从乳汁分泌,故哺乳期妇女不宜使用。禁忌证同肾上腺素。

二、α 受体激动药

(一) α₁、α₂ 受体激动药

去甲肾上腺素

去甲肾上腺素(noradrenaline,NA；norepinephrine,NE)化学性质不稳定,遇光易失效;在中性尤其碱性溶液中,迅速氧化而失效。口服使胃黏膜收缩,易被碱性肠液破坏,不产生吸收作用。皮下或肌内注射因局部血管强烈收缩,吸收很少,可发生局部缺血性坏死。故只能静脉给药,一般采用静脉滴注。作用维持时间短,不易透过血脑屏障。

【药理作用】NA 主要激动 α 受体,对 β_1 受体作用较弱,对 β_2 受体几无作用。

1. 收缩血管　激动血管平滑肌上的 α_1 受体,除冠状血管外,全身血管都表现为收缩效应,主要是小动脉和小静脉。其中以皮肤黏膜血管收缩最明显,其次是肾血管收缩作用,脑、肝、肠系膜和骨骼肌血管也呈收缩反应。冠状血管可因心脏兴奋、心肌代谢产物(如腺苷)增加呈舒张反应。

2. 兴奋心脏　较弱的激动心脏 β_1 受体,使心肌收缩力增强,心率加快,传导加速,心输出量增加。在整体情况下,心率由于血压升高而反射性地减慢。

3. 升高血压　小剂量静脉滴注时,由于心脏兴奋,心输出量增加,但血管收缩尚不剧烈,故收缩压升高值高于舒张压升高值,脉压增大。较大剂量时由于全身血管强烈收缩,外周阻力明显增加,故收缩压升高的同时舒张压也明显升高,脉压变小。其升压作用较强,且不被 α 受体阻断药所翻转。因此,对 α 受体阻断药引起的低血压可用本药升压。

【临床应用】

1. 抗休克　目前仅限于早期神经源性休克及药物中毒引起的低血压。静脉滴注去甲肾上腺素,使收缩压维持在 90 mmHg(12 kPa)左右,以保证心、脑等重要器官的血液供血。本药不能长时间或大剂量使用,以免血管强烈收缩加重微循环障碍,现主张去甲肾上腺素和 α 受体阻断药酚妥拉明合用以拮抗 NA 的缩血管作用,保留其 β_1 效应。

2. 上消化道出血　NA 稀释后口服,可使食管和胃内血管收缩,产生局部止血效果。

【不良反应】

1. 局部组织缺血性坏死　多见于静脉滴注时间过长、浓度过高和药物外漏,可因局部血管强烈收缩而引起组织缺血性坏死。如发现外漏或注射部位皮肤苍白,应及时更换注射部位并热敷,并用 2.5 g/L 普鲁卡因溶液 10 mL,或 α 受体阻断药酚妥拉明 5 mg 溶于生理盐水 10 mL 局部浸润注射,以扩张血管。

2. 急性肾功能衰竭　剂量过大或用药时间过长,可使肾血管强烈收缩,肾血流量急剧减少,产生少尿、无尿和肾实质损伤,引起急性肾衰竭。故用药期间应监测尿量变化,应保持每小时 25 mL 以上。

【禁忌证】高血压、动脉硬化症及器质性心脏病患者。

间　羟　胺

间羟胺化学性质较稳定,可直接兴奋 α 受体,对 β_1 受体作用较弱。与 NA 相比,其主要作用特点是:① 收缩血管、升高血压作用较弱而持久;② 略增强心肌收缩力,可使休克患者心输出量增加;③ 较少引起心悸和心律失常;④ 收缩肾血管作用较弱,较少引起少尿、无尿;

⑤ 可静脉给药,也可肌内注射。临床上常作为 NA 的代用品,用于各种休克早期和某些低血压状态。

（二）α₁ 受体激动药

去氧肾上腺素

主要激动 α₁ 受体,作用与去甲肾上腺素相似,但弱且持久,主要是收缩血管升高血压。由于血压升高,反射性使心率减慢。可用于治疗阵发性室上性心动过速。本药尚能激动瞳孔开大肌上的 α₁ 受体,产生扩瞳作用。与阿托品相比,一般不引起眼内压升高和调节麻痹,扩瞳作用弱,起效快且维持时间短,主要在眼底检查时作为快速短效的扩瞳药。

三、β 受体激动药

（一）β₁、β₂ 受体激动药

异丙肾上腺素

异丙肾上腺素(isoprenaline,ISO)口服作用很弱,气雾剂吸入给药吸收较快,舌下给药可经口腔黏膜吸收。作用持续时间较肾上腺素略长。

【药理作用】本药对 β 受体有很强的激动作用,对 β₁ 和 β₂ 受体选择性很低,对 α 受体几无作用。

1. 兴奋心脏　激动心脏 β₁ 受体,使心肌收缩力增强,心率加快,传导加速,心输出量增加。与肾上腺素比较,异丙肾上腺素加快心率和加速传导作用较强,对心脏正位起搏点有显著兴奋作用,故引起心律失常较肾上腺素少。

2. 对血管、血压的影响　激动血管平滑肌上 β₂ 受体,使血管舒张,主要是舒张骨骼肌血管,对肾血管和肠系膜血管舒张作用较弱,对冠状血管也有舒张作用,总外周阻力下降。小剂量使收缩压上升,舒张压下降,脉压增大。大剂量使用时血压明显下降。

3. 扩张支气管　激动支气管平滑肌上 β₂ 受体,舒张支气管平滑肌,作用比肾上腺素稍强。有抑制组胺等过敏性物质释放的作用,但对支气管黏膜血管无收缩作用,故消除支气管黏膜充血水肿作用较肾上腺素弱。

4. 对代谢的影响　升高血中游离脂肪酸作用与肾上腺素相似,而升高血糖作用较弱。能增加组织的耗氧量。

【临床应用】

1. 支气管哮喘　舌下含服或气雾吸入用于控制支气管哮喘急性发作,疗效快而强,可维持 1 小时。

2. 房室传导阻滞　舌下含服或静脉滴注给药治疗 Ⅱ、Ⅲ 度房室传导阻滞。

3. 心脏骤停　适用于心室自身节律缓慢,高度房室传导阻滞,窦房结功能衰竭并发的心脏骤停。

【不良反应】常见的有心悸、头痛、皮肤潮红等，用药过程中应注意控制心率。气雾剂治疗哮喘时，气雾剂剂量不易掌握，如剂量过大，可致心肌耗氧量明显增加，易引起严重心律失常，应予注意。长期使用可产生耐受性，一般停药 7~10 天后耐受性可消失。

【禁忌证】冠心病、心肌炎和甲状腺功能亢进症。

（二）β₁ 受体激动药

多巴酚丁胺

本品为人工合成产品，口服无效，必须静脉滴注。主要激动 β₁ 受体，治疗量能增强心肌收缩力，增加心输出量，对心率影响不大。主要用于治疗心脏外科术后或急性心肌梗死并发的心力衰竭，也可作为难治性心力衰竭的辅助用药。禁用于梗阻性肥厚型心肌病。

（三）β₂ 受体激动药

本类药物选择性激动 β₂ 受体，扩张支气管，是目前临床上治疗支气管哮喘的主要药物，常用药物有沙丁胺醇、盐酸克仑特罗、特布他林等，详见模块五项目二。

···· 考点提示 ♀ ····

1. 肾上腺素、去甲肾上腺素、异丙肾上腺素作用的异同点。
2. 麻黄碱、多巴胺、间羟胺的主要特点。

任务实施

一、用药前

1. 进行护理评估

（1）健康评估：此类药物作用于身体的多个组织器官，故应询问涉及多个系统的疾病，如心血管系统、消化系统、泌尿系统。

（2）用药情况评估：既往是否用过肾上腺素受体激动药，药物的种类、剂量、时间和疗效等。告知患者及家属应用此类药物治疗的目的及危害，配合治疗。

（3）用药禁忌评估：高血压、动脉硬化、器质性心脏病、甲状腺功能亢进症及糖尿病等患者禁用。

2. 调配药品

（1）检查药品性状：肾上腺素性质不稳定，应仔细检查药品的外观、性状、生产日期和有效期等，确保无劣质、过期变质药物被使用。

（2）明确给药方式：肾上腺素以注射剂为主。

（3）核对给药剂量：盐酸肾上腺素注射剂规格为 0.5 mL : 0.5 mg、1 mL : 1 mg，皮下注射或肌内注射，必要时稀释后静脉注射或心室内注射。

二、用药中

1. 实施用药护理

（1）注意给药方式：肾上腺素口服无效，一般采用注射给药，肌内注射较皮下注射吸收快，静脉注射立即生效。

（2）注意给药剂量和速度：肾上腺素可引起血压骤升、搏动性头痛、心律失常，甚至心室纤颤等，应严格控制给药剂量和速度。

2. 观察不良反应

（1）头痛、头晕：与药物的缩血管作用有关。

（2）心悸、心律失常：与药物激动心脏的 β 受体有关。

（3）血压升高：与药物剂量过大或静脉注射过快引起血管强烈收缩有关。

3. 采取护理措施

（1）全程监测患者生命体征：观察并记录患者对药物的反应，如血压、脉搏、面色、呼吸、情绪的变化，出现异常情况应立即停药。

（2）注意给药剂量：肾上腺素受体激动药应用时应严格掌握禁忌证，注意给药剂量和途径，静脉滴注时严格控制滴速，及时检测血糖的变化；局麻药与肾上腺素合用时，一次用量不得超过 0.3 mg，指、趾、耳部及阴茎处做浸润麻醉时不可加肾上腺素，防止组织缺血坏死。

三、用药后

1. 观察药物疗效

（1）症状缓解情况：心脏骤停、休克、低血压等症状是否得到缓解。

（2）疾病控制情况：心率、血压、尿量、支气管是否正常。

2. 开展健康教育

（1）做好心理护理：紧张的情绪可以兴奋交感神经系统，血压升高。因此减少压力、保持良好的心理状态十分重要。

（2）做好用药护理：本类药物对心血管系统影响较大，易引起血压升高，心率加快等不良反应，及时向患者说明和解释用药后可能出现的不适反应。

（3）做好生活护理：指导患者合理饮食、适当运动，掌握自测血压的方法。

任务小结

肾上腺素为 α、β 受体激动药,主要用于心脏骤停、过敏性休克等;去甲肾上腺素为 α 受体激动药,主要用于休克、上消化道出血等;异丙肾上腺素为 β 受体激动药,主要用于支气管哮喘、房室传导阻滞等。

练一练

任务五 肾上腺素受体阻断药用药护理

情境导入

患者,女,51 岁。间断手抖、心悸 2 年。心率 125 次 / 分,血压 130/90 mmHg,眼球突出,双侧甲状腺Ⅲ级肿大,心电图显示窦性心动过速。诊断为甲状腺功能亢进症。给予甲巯咪唑和普萘洛尔治疗。患者用药后出现呼吸困难、喘息。

请思考:

1. 患者用药后为什么会出现呼吸困难?

2. 针对此患者,护士应如何进行用药护理?

相关药物知识

肾上腺素受体阻断药是一类能与肾上腺素受体结合,不产生或较少产生拟肾上腺素作用,但能阻断去甲肾上腺素或肾上腺素受体激动药与肾上腺素受体结合而产生效应的药物。根据其对受体的选择性不同,可分为 α 受体阻断药和 β 受体阻断药。

一、α 受体阻断药

(一)短效类

酚 妥 拉 明

口服生物利用度低,临床常采用肌内注射或静脉给药,肌内注射维持 30~45 分钟。

【药理作用】

1. 舒张血管 通过阻断血管平滑肌 α_1 受体和直接舒张血管平滑肌,使血管扩张,外周阻力降低,血压下降。

2. 兴奋心脏 可通过舒张血管,血压下降而反射性地兴奋心脏,也可通过阻断去甲肾上腺素能神经末梢突触前膜 α_2 受体,促使神经末梢释放 NA 引起心脏兴奋,心率加快,心肌收缩力增强,输出量增加。

3. 其他作用　拟胆碱作用和拟组胺样作用,使胃肠道平滑肌兴奋,张力增加;使胃酸分泌增加,皮肤潮红。

【临床应用】

1. 治疗外周血管痉挛性疾病　如肢端动脉痉挛、雷诺病、血栓栓塞性脉管炎及冻伤后遗症等。

2. 治疗组织缺血坏死　长期过量静脉滴注去甲肾上腺素或静脉滴注去甲肾上腺素外漏时,可致皮肤缺血、苍白和剧烈疼痛,甚至坏死,此时可使用酚妥拉明 10 mg 或妥拉唑林 25 mg 溶于 10~20 mL 生理盐水中进行局部浸润注射。

3. 治疗急性心肌梗死及充血性心脏病所致的心力衰竭　酚妥拉明能扩张小动脉、降低外周阻力,使心脏后负荷显著降低,改善心脏泵血功能;扩张小静脉,减少回心血量,使左室舒张末期压力与肺动脉压下降,消除肺水肿,两方面均可使心力衰竭得以减轻。

4. 抗休克　本药能使毛细血管前括约肌开放,解除小血管痉挛,增加组织血液灌注量,改善微循环,又可加强心肌收缩力,增加心输出量,这些均有利于休克的纠正。给本药前应先补足血容量,否则可致血压下降。

5. 治疗肾上腺嗜铬细胞瘤　本药因能翻转肾上腺素的升压作用,故可用于鉴别诊断肾上腺嗜铬细胞瘤,也可用于此病的术前治疗和缓解高血压危象。

【不良反应】常见直立性低血压、胃肠道平滑肌兴奋所引起的腹痛、腹泻、恶心、呕吐等反应,可诱发或加剧消化性溃疡。静脉注射可引起心率加快、心律失常和心绞痛,故静脉注射宜缓慢或采用静脉滴注。消化性溃疡病和冠心病患者慎用。

📲 课堂互动

患者,女,30 岁。患者自述在受寒冷刺激或沾冷水时,手指皮肤颜色突然变白,继而发绀,常从指尖开始,扩展至整个手指,伴局部发凉、麻木、疼痛和感觉减退,双手发作较双足明显。有指(趾)甲生长缓慢现象。诊断为雷诺病。

请思考:可选何种药物治疗? 药物使用中应如何进行用药护理?

妥 拉 唑 啉

妥拉唑啉作用与酚妥拉明相似,但阻断 α 受体作用较弱,拟组胺样作用和拟胆碱作用较强。临床上主要用于外周血管痉挛性疾病的治疗,也用于嗜铬细胞瘤。

（二）长效类

酚 苄 明

酚苄明口服吸收率为 20%~30%。因刺激性强,不作肌内注射或皮下注射,常用口服给药和静脉给药方式,静脉注射 1 小时可达最大效应。作用强大而持久,一次给药可持续 3~4 天。

【作用与应用】本药与酚妥拉明相比,其特点为:① 起效缓慢,作用强大而持久;② 扩血管及降压强度取决于血管受交感神经控制的程度,当患者处于直立位或低血容量时,酚苄明的降压作用更为显著;③ 主要用于外周血管痉挛性疾病、抗休克、治疗嗜铬细胞瘤和良性前列腺增生。

【不良反应】常见直立性低血压、心动过速、鼻塞、口干、嗜睡、乏力等。也可出现腹部不适、恶心、呕吐等胃肠道反应。静脉注射宜缓慢。

哌 唑 嗪

哌唑嗪选择性阻断 α_1 受体,对 α_2 受体阻断作用很弱,故不影响 NA 的释放,加快心率副作用较轻。能舒张小动脉和小静脉,降低血压,是目前临床上治疗高血压的常用药物。

二、β 受体阻断药

依据对 β_1、β_2 受体的作用,分非选择性 β 受体阻断药和选择性 β_1 受体阻断药两类。非选择性 β 受体阻断药有普萘洛尔、噻吗洛尔、吲哚洛尔等。选择性 β_1 受体阻断药有美托洛尔、阿替洛尔等。其中以非选择性 β 受体阻断药普萘洛尔最常用。

【药理作用】

1. β 受体阻断作用

(1) 心血管系统:① 阻断心脏的 β_1 受体,抑制心脏功能,使心率减慢,心肌收缩力减弱,心输出量减少,心肌耗氧量下降;② 阻断血管平滑肌上 β_2 受体,加之心脏功能抑制,反射性地兴奋交感神经引起全身血管收缩和外周阻力增加。

(2) 支气管平滑肌:阻断支气管平滑肌上 β_2 受体,使支气管平滑肌收缩而增加呼吸道阻力,对支气管哮喘患者可诱发或加重哮喘。

(3) 代谢:可抑制交感神经兴奋所引起的脂肪、糖原分解。与 α 受体阻断药合用可拮抗肾上腺素升高血糖作用,但并不影响正常人的血糖水平,也不影响胰岛素的降血糖作用,但可影响用胰岛素后血糖水平的恢复。

(4) 肾素:阻断肾小球旁器细胞的 β_1 受体,减少肾素分泌。在 β 受体阻断药中,以普萘洛尔的此作用最强。

2. 内在拟交感活性 某些 β 受体阻断药(吲哚洛尔、醋丁洛尔)在阻断 β 受体的同时,会产生一定程度的 β 受体激动效应,称为内在拟交感活性。

3. 膜稳定作用 某些 β 受体阻断药具有局麻样作用和奎尼丁样作用,这两种作用都是与其降低细胞膜对离子的通透性有关,故称为膜稳定作用。

4. 其他　普萘洛尔还有抗血小板聚集作用,可能与其膜稳定作用有关。噻吗洛尔尚有降低眼内压作用,可能与其减少房水生成有关。

【临床应用】

1. 抗心律失常　本类药对多种原因引起的快速性心律失常均有效,对于交感神经兴奋性过高、甲状腺功能亢进症等引起的窦性心动过速疗效较好,也可用于运动或情绪激动、紧张所致心律失常或因心肌缺血、强心苷中毒引起的心律失常的治疗。

2. 抗心绞痛和心肌梗死　对心绞痛有良好的疗效,长期应用可降低心肌梗死的复发率和猝死率。

3. 抗高血压　是治疗高血压的常用药物,可单独使用,也可与利尿药、钙通道阻滞药、血管紧张素转化酶抑制药联合使用。

4. 其他　① 辅助治疗甲状腺功能亢进症或甲状腺危象;② 用于治疗嗜铬细胞瘤及肥厚型心肌病;③ 噻吗洛尔常局部用药治疗青光眼;④ 普萘洛尔适用于偏头痛、肌震颤、肝硬化所致上消化道出血等的治疗。

【不良反应】

1. 一般反应　恶心、呕吐、轻度腹泻等消化道症状,一般不影响用药,停药后可消失。偶见过敏反应如皮疹、血小板减少等。

2. 抑制心脏功能　因阻断心脏的 β_1 受体,出现心脏功能抑制,特别是严重心功能不全、窦性心动过缓和房室传导阻滞的患者对药物敏感性增高,更易发生,甚至引起重度心功能不全、肺水肿、房室传导完全阻滞或停搏的严重后果。

3. 诱发或加重支气管哮喘　由于阻断支气管平滑肌 β_2 受体,使支气管平滑肌收缩,呼吸道阻力增加,诱发或加重支气管哮喘。

4. 外周血管收缩和痉挛　由于心输出量减少(阻断 β 受体)和阻断血管平滑肌 β_2 受体,可使外周血管收缩和痉挛,可引起四肢发冷、皮肤苍白或发绀、出现间歇跛行或雷诺症状,甚至产生脚趾溃烂和坏死。

5. 反跳现象　长期应用 β 受体阻断药若突然停药,可使原有疾病复发或加重,称之为反跳现象。长期用药者不宜突然停药,须逐渐减量、停药。

【禁忌证】严重左心功能不全、重度房室传导阻滞、窦性心动过缓和支气管哮喘患者禁用。肝功能不良者慎用。

.... 考点提示 💡 ....

1. 肾上腺素受体阻断药的作用与应用。
2. 普萘洛尔和酚妥拉明的主要特点。

任务实施

一、用药前

1. 进行护理评估

(1) 健康评估：此类药物作用于身体的多个组织和器官,应对患者的健康状况进行仔细询问,如血压、心率、甲状腺功能状态等。

(2) 用药情况评估：既往是否使用过此类药物,药物的剂量和疗效等。

(3) 用药禁忌评估：严重左心功能不全、重度房室传导阻滞、窦性心动过缓和支气管哮喘患者禁用。

2. 调配药品

(1) 检查药品性状：检查药品的外观及性状,药品的生产日期和有效期。

(2) 明确给药方式：常用有酒石酸美托洛尔胶囊、盐酸普萘洛尔片等,明确合理的给药方法、给药时间等。

(3) 核对给药剂量：盐酸普萘洛尔片：规格 10 mg;酒石酸美托洛尔胶囊：规格 50 mg。具体给药剂量根据病情遵医嘱。

二、用药中

1. 实施护理措施　用药全程均要定时监测患者的生命体征,观察并记录患者对药物的反应,如血压、脉搏、心率的变化等。

2. 观察不良反应

(1) 心悸：与普萘洛尔的反射性心脏兴奋有关。

(2) 血压下降：与药物的扩血管作用有关。

(3) 支气管哮喘：与药物引起支气管平滑肌收缩,呼吸道阻力增加有关。

3. 采取护理措施　普萘洛尔尽量避免睡前服用,以免引起幻觉、多梦和失眠等,长期用药不能突然停药,有反跳现象,停药前要有逐渐减量过程。

三、用药后

1. 观察药物疗效

(1) 症状缓解情况：心悸、心动过速等症状是否得到缓解。

（2）疾病控制情况：患者甲状腺功能亢进症是否得到控制。

2. 开展健康教育

（1）做好心理护理：与患者进行沟通，缓解紧张、焦虑的情绪。

（2）做好用药护理：指导患者合理使用药物，知道用药的时间、剂量、方法等，尽量避免不良反应引起的不良后果，如低血压、呼吸困难、喘息等，告知患者及家属用药后可能出现的不良反应，做好预防措施。

（3）做好生活护理：指导患者居家监测心率和血压。

任务小结

α受体阻断药，以酚妥拉明为代表，主要用于治疗外周血管痉挛性疾病、休克等；β受体阻断药，以普萘洛尔为代表，主要用于治疗高血压、心律失常、心绞痛、心肌梗死等。

练一练

网上更多……

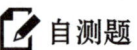 知识拓展　　　　　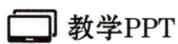 自测题　　　　　🖥 教学PPT

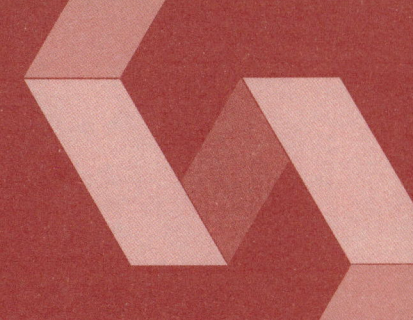

项目二
中枢神经系统用药护理

学习目标

1. 能掌握地西泮、苯巴比妥的作用和用途,综合分析、判断药物的不良反应和用药护理要点,对失眠患者开展用药指导和健康教育。

2. 能掌握苯妥英钠、卡马西平、丙戊酸钠、乙琥胺、硫酸镁等药物的作用、用途、不良反应和用药护理要点,提高用药护理思维能力。

3. 能掌握左旋多巴、多奈哌齐、尼可刹米等药物的作用,综合分析、判断药物的疗效及不良反应,以患者为中心开展用药指导,具备人文关怀精神和良好的护患沟通能力。

任务一　镇静催眠药用药护理

情境导入

患者,男,30岁,一次大量服用地西泮后入院。查体:体温36.7℃,脉搏102次/分,呼吸12次/分,血压85/50 mmHg,患者持续昏迷,皮肤发绀,腱反射消失。

请思考:

1. 患者大量服用地西泮后,出现以上症状的原因是什么?

2. 应如何进行抢救?护士需要完成哪些用药护理任务?

相关药物知识

镇静催眠药是一类能够抑制中枢神经系统的药物。小剂量使用可缓解激动、消除躁动、恢复安静,呈镇静作用。较大剂量时引起类似生理性睡眠,呈催眠作用。随着剂量的增加,镇静催眠药还可产生抗惊厥、抗癫痫等作用。

常用的镇静催眠药包括三类:苯二氮䓬类、巴比妥类和其他类。

一、苯二氮䓬类

苯二氮䓬类药(benzodiazepines)安全范围大,广泛用于临床,随剂量增加可依次产生抗焦虑、镇静催眠、抗惊厥和肌肉松弛作用。

根据半衰期的长短,本类药物可分为三类:① 长效类:如地西泮;② 中效类:如硝西泮;③ 短效类:如三唑仑。目前临床使用较为广泛的为地西泮,其他常用苯二氮䓬类药物见表2-2-1。

表2-2-1　其他常用苯二氮䓬类药物

分类	代表药	特点
短效类	三唑仑	起效快,镇静催眠作用强,作用时间短
	奥沙西泮	抗焦虑、抗惊厥作用强
中效类	艾司唑仑	镇静催眠、抗癫痫作用强
	氯硝西泮	抗惊厥、抗癫痫作用较强
长效类	氟西泮	催眠作用强而持久
	氯氮䓬	抗焦虑、催眠作用强

地　西　泮

地西泮口服吸收迅速而完全,肌内注射吸收慢而不规则,静脉注射起效快,故临床常用口服或静脉注射给药。脂溶性高,易通过血脑屏障和胎盘屏障,也可蓄积于脂肪组织,血浆蛋白结合率达95%以上,主要在肝经肝药酶代谢,代谢产物去甲地西泮等仍有活性,经肾排泄,存在肝肠循环,属于长效苯二氮䓬类,连续应用可引起蓄积。地西泮可从乳汁分泌,故产前及哺乳期妇女禁用。

【药理作用】

1. 抗焦虑　小于镇静剂量时,即可产生良好的抗焦虑作用,能明显改善各种原因所致的紧张焦虑、恐惧不安、烦躁失眠等症状,同时不影响正常活动。抗焦虑作用通过作用于边缘系统实现。

2. 镇静催眠　随着剂量的增加,可明显表现为镇静催眠作用。地西泮在镇静的同时,可产生暂时性记忆缺失。催眠作用可显著缩短入睡诱导时间,延长睡眠持续时间,减少觉醒次数。其特点为:① 治疗指数高,安全范围大,对呼吸影响小,过量不会引起麻醉作用;② 对快动眼睡眠时相影响小,停药后反跳现象轻。可缩短非快动眼睡眠时相,减少夜惊或夜游症;③ 无明显肝药酶诱导作用,不影响其他药物的代谢;④ 耐受性、依赖性较轻。

3. 抗惊厥和抗癫痫　地西泮较大剂量可抑制惊厥或癫痫病灶的异常放电,减轻或终止惊厥或癫痫的发作。

4. 中枢性肌肉松弛　地西泮有较强的中枢性肌松作用,可缓解动物去大脑僵直,对人类大脑损失所致的肌肉僵直也有效。

【临床应用】

1. 焦虑症　临床可用于各种原因所致的焦虑症。持续性焦虑可选用长效药物,间断性焦虑可选用中短效药物。

2. 麻醉前给药　镇静作用可减轻患者对手术的恐惧焦虑情绪,同时减少麻醉药用量,可增加手术安全性。也可作为辅助用药用于心脏电击复律、内镜检查。

3. 失眠　临床可用于各种原因所致的失眠,尤其对焦虑性失眠效果好,但对躯体病理性刺激所致的失眠效果较差。

4. 惊厥和癫痫　临床可用于治疗小儿高热、破伤风、子痫及某些药物中毒所致惊厥。静脉注射地西泮是目前治疗癫痫持续状态的首选药物,还可用于治疗癫痫大发作,可迅速缓解症状。

5. 中枢性肌肉松弛　临床可用于缓解中枢病变(如脑血管损伤、脊髓损伤)所致的肌僵直,也可用于缓解关节病变、腰肌劳损等局部病变所致的肌痉挛。

【不良反应】

1. 中枢神经系统反应　小剂量可出现嗜睡、头晕、乏力、记忆力下降等;大剂量偶可出现共济失调。用药期间应避免从事高空作业、车辆驾驶、机器操作等工作。

2. 耐受性与依赖性　长期连续应用可出现耐受性和依赖性,故尽量避免长期用药,宜从小剂量用起,短期或间断性用药。本类药物戒断症状较巴比妥类轻。

3. 急性中毒　本类药物毒性小,安全范围大,但过量中毒可出现肌无力、言语不清等,严重者可出现呼吸、循环抑制及昏迷,静脉注射速度过快或与中枢抑制药合用时易发生,故应缓慢静注。一旦出现中毒,除对症治疗外,可用苯二氮䓬类受体拮抗药氟马西尼解救。

4. 其他　偶见过敏;药物可通过胎盘,可致胎儿致畸。

二、巴比妥类

巴比妥类是传统的镇静催眠药,本类药物按作用时间长短可分为四类:长效类、中效类、短效类及超短效类,各类代表药物依次为苯巴比妥、异戊巴比妥、司可巴比妥和硫喷妥钠。

【药理作用】巴比妥类能普遍性抑制中枢神经系统,随着剂量的增加,可依次出现镇静、催眠、抗惊厥、抗癫痫及麻醉作用,过量可抑制心血管系统,最终可因呼吸中枢麻痹而死亡。

【临床应用】与苯二氮䓬类药物相比,本类药物安全性低,且较易产生依赖性,目前已很少用于镇静催眠,已被苯二氮䓬类所取代。但苯巴比妥仍可用于抗惊厥、抗癫痫,硫喷妥钠可用于静脉麻醉。

【不良反应】

1. 后遗效应　使用催眠剂量的巴比妥类药物后,次晨可出现眩晕、困倦、嗜睡、精神不振、精细运动不协调等,亦称宿醉现象。

2. 耐受性和依赖性　巴比妥类药物是肝药酶诱导剂,可加速自身代谢,短期内反复用药可产生耐受性,导致药效减弱。长期连续用药可使患者产生依赖性,故应严格控制用药,避免长期使用或滥用。

3. 急性中毒　用药剂量过大或静脉注射速度过快,可引起急性中毒,表现为昏迷、呼吸抑制、血压下降、反射减弱,甚至休克。呼吸衰竭是本类药物中毒致死的主要原因。巴比妥类无特效解毒药,一旦发生急性中毒,应迅速清除毒物(如洗胃导泻、静脉滴注碳酸氢钠碱化血液、血液透析),同时积极采取支持和对症治疗,以维持呼吸循环功能,维持生命体征。

三、其他类

水 合 氯 醛

水合氯醛口服吸收迅速,约15分钟起效,催眠作用可持续6~8小时,适用于顽固性失眠或其他催眠药疗效不佳的失眠患者。大剂量可呈现抗惊厥作用,可用于治疗破伤风、子痫、小儿高热及药物中毒所致的惊厥,但安全范围小,应慎用。本药局部刺激较强,易引起恶心呕吐、上腹不适等刺激性症状,一般须稀释后(10% 溶液)口服或灌肠,消化性溃疡患者不宜使用。长期使用可产生耐受性和依赖性,应避免滥用。

 拓展阅读——镇静催眠药和精神药品

镇静催眠药虽可缓解焦虑、失眠,但滥用和长期使用可致依赖性。镇静催眠药多属于精神药品,如三唑仑、司可巴比妥等属于一类精神药品,地西泮、异戊巴比妥等属于二类精神药品,故应遵守法律法规,严格按照《麻醉药品和精神药品管理条例》管理。医护人员应指导患者合理用药,避免过度依赖药物,同时进行自我调适,积极调整心理状态,养成良好的睡眠习惯。

唑 吡 坦

为新型非苯二氮䓬类镇静催眠药,抗焦虑、抗惊厥、抗癫痫和中枢性肌松作用很弱,临床仅用于镇静催眠。口服吸收好,对睡眠时相影响小,连续用药时很少产生耐受性和停药反跳。唑吡坦中毒时可用氟马西尼解救。

···· **考点提示** ♀ ····

1. 各类镇静催眠药中毒时如何解救?

2. 地西泮的作用和临床应用。

任务实施

一、用药前

1. 进行护理评估

（1）健康评估：患者有无需要使用镇静催眠药的症状或原因，是否存在焦虑、睡眠障碍，了解患者的精神状况和日常作息习惯等。

（2）用药情况评估：询问患者是否正在使用镇静催眠药或其他中枢抑制药，所用药物的名称、剂量等，是否出现依赖性，避免可能的药物相互作用。

（3）用药禁忌评估：孕妇、哺乳期妇女、婴幼儿、肝肾功能损害、严重心肺功能不全、支气管哮喘、颅脑损伤、颅内压升高、重症肌无力、青光眼等患者禁用。从事高空作业、车辆驾驶等工作的患者慎用。

2. 调配药品

（1）检查药品性状：仔细检查药品的生产日期、有效期、外观及性状。

（2）核对给药剂量：地西泮片剂规格为 2.5 mg、5 mg，抗焦虑、镇静，口服；催眠，睡前服。地西泮注射剂规格为 2 mL∶10 mg，可用于癫痫持续状态的治疗。具体用量视病情遵医嘱。

二、用药中

1. 实施用药护理

（1）地西泮静脉注射时速度应缓慢，每分钟不超过 5 mg，避免出现呼吸抑制、血压过低，用药期间注意观察患者的心率、血压、呼吸频率等生命体征，备好呼吸机、解救药物氟马西尼等以应急需，出现中毒症状时立刻停药并报告医生。

（2）提醒患者用药后缓慢行走，年老体弱者应注意搀扶，以免摔倒受伤。避免驾驶、操作机械、登高等活动。

（3）口服用药时，应确认患者将药物服下。

2. 注意用药方法
地西泮给药途径可采用口服、肌内注射、静脉注射，肌内注射时应注意选择深部肌肉注射。

三、用药后

1. 观察药物疗效

（1）用药后睡眠是否改善，焦虑是否缓解。

（2）是否出现药物依赖性，有无毒性反应发生。

2. 开展健康教育

（1）做好心理护理：镇静催眠药可产生依赖性，应注意与患者沟通，减轻患者焦虑和抑郁的情绪，减轻患者心理压力，有助于提高药物疗效。

（2）注意用药护理：应从小剂量开始服用，避免药物滥用。用药期间饮酒或合用其他中枢抑制药可增强中枢抑制，加重不良反应。

（3）做好生活护理：指导养成规律作息的生活方式，改变不利于睡眠的生活习惯，尝试寻找并消除患者失眠的外因，避免长期使用及滥用镇静催眠药。

3. 小结护理过程　按照相关精神药品管理规定，妥善做好清点药品等工作。

任务小结

镇静催眠药可分为苯二氮䓬类、巴比妥类和其他类，随着剂量的增加依次出现镇静、催眠、抗惊厥、抗癫痫等作用，巴比妥类还可出现麻醉作用。长期应用可产生耐受性及依赖性，用药剂量过大可抑制呼吸中枢，严重者可因呼吸麻痹死亡。

练一练

任务二　抗癫痫药与抗惊厥药用药护理

情境导入

患儿，男，10岁，患有癫痫强直－阵挛性发作合并失神性发作，使用丙戊酸钠进行治疗。医生处方为：丙戊酸钠片 0.2 g×30，口服，1 次 0.2 g，1 天 3 次。

请思考：

1. 患者服用丙戊酸钠是否合适？为什么？

2. 患者用药后会有哪些预期表现？

3. 针对此患者，护士应如何完成用药护理程序？

相关药物知识

一、癫痫的发作类型

癫痫是由多种原因引起的大脑局部神经元异常高频放电,并向周围正常组织扩散所致的大脑功能失调综合征,临床主要表现为不同的运动、意识、行为和自主神经功能紊乱等临床症状。临床分为以下主要发作类型:① 强直 – 阵挛性发作(大发作):发作时患者突然意识丧失,全身肌肉强直性痉挛,继而转入阵挛,持续数分钟,最后疲劳性昏睡。② 失神性发作(小发作):主要表现为突然神志丧失和动作中断,持续几秒或几分钟后恢复,多见于儿童。③ 单纯性发作(局限性发作):表现为一侧肢体或局部肌群抽搐或感觉异常。④ 复合性局限性发作(精神运动性发作):主要表现为阵发性精神失常和无意识非自主运动,无意识丧失及抽搐,持续数分钟或数日。⑤ 肌阵挛性发作:表现为肌肉阵挛性抽搐。⑥ 癫痫持续状态:强直 – 阵挛性发作连续发生,患者持续昏迷。

二、常用抗癫痫药

苯 妥 英 钠

口服吸收缓慢而不规则,需要连续服用 6~10 天才能达到有效浓度,有效血药浓度范围为 10~20 μg/mL,血药浓度个体差异较大,应注意剂量 "个体化"。血浆蛋白结合率约 90%,脂溶性高,易进入脑组织。主要由肝代谢,肾排泄。

【药理作用】治疗浓度时,苯妥英钠能阻滞神经细胞膜 Ca^{2+} 和 Na^+ 通道,减少 Ca^{2+} 和 Na^+ 内流,从而对癫痫病灶细胞膜具有稳定作用,阻止病灶异常放电的扩散。高浓度时可抑制神经末梢对 γ– 氨基丁酸(GABA)的摄取,诱导 GABA 受体增加,间接产生增强 GABA 的作用。

【临床应用】

1. 抗癫痫 苯妥英钠是治疗强直 – 阵挛性发作和单纯局限性发作的首选药,对复合性局限性发作也有效,缓慢静脉注射可有效缓解癫痫持续状态,但对失神性发作无效,有时甚至增加发作次数。

2. 治疗中枢疼痛综合征 包括三叉神经痛、舌咽神经痛等,苯妥英钠可减轻疼痛,减少发作次数。

3. 抗心律失常 主要用于强心苷中毒引起的心律失常。

【不良反应】

(1)局部刺激:本药碱性强,刺激性大,口服引起胃肠道反应,如食欲减退、恶心、呕吐、上腹部疼痛等,宜饭后服用。静脉注射可致静脉炎,宜稀释后选用较粗大的血管缓慢注射给药。不宜肌内注射。

(2) 牙龈增生:长期用药可致牙龈增生,发生率约 20%,多见于青少年。用药后应注意口腔卫生,经常按摩牙龈。

(3) 血液系统反应:久服可致叶酸吸收及代谢障碍,有时可发生巨幼红细胞性贫血,宜补充亚叶酸钙。

(4) 神经系统反应:血药浓度超过 20 μg/mL 即可引起毒性反应,主要表现为眩晕、共济失调、头痛、眼球震颤等,其中眼球震颤是中毒时最早、最客观的体征,严重者可出现精神错乱甚至昏睡或昏迷。用药期间定期进行血药浓度监测。

(5) 骨骼系统反应:本品可加速维生素 D 代谢,小儿长期服用易引起骨软骨病,可服用维生素 D 预防。

(6) 过敏反应:可见药物热、皮疹、粒细胞减少、血小板减少、再生障碍性贫血等,偶见肝损害。定期做血常规和肝功能检查,如有异常,应及早停药。

(7) 其他:妊娠早期用药可致畸胎,孕妇和哺乳期妇女慎用。服用苯妥英钠后尿液可能变红色或棕红色,停药后可自行消失。苯妥英钠静脉注射过快时,可致心律失常、心肌抑制和血压下降,宜在心电监护下使用。

苯妥英钠为药酶诱导剂,能加速皮质激素、避孕药、卡马西平等药物代谢而降低药效;保泰松、磺胺类、阿司匹林和苯二氮䓬类可与苯妥英钠竞争血浆蛋白结合部位,使苯妥英钠血药浓度升高;氯霉素、异烟肼通过抑制肝药酶活性而使苯妥英钠血药浓度升高。与以上药物合用时,应注意调整苯妥英钠的剂量。

卡 马 西 平

【药理作用】卡马西平是一种安全、有效、广谱的抗癫痫药,抗癫痫作用机制类似苯妥英钠,能阻滞 Na$^+$ 通道,并能增强 GABA 的突触后抑制。

【临床应用】

1. 抗癫痫　卡马西平对精神运动性发作疗效好,为首选药;对大发作和单纯局限性发作也有效,尤其适用于伴有精神症状的癫痫。

2. 治疗中枢性疼痛综合征　对三叉神经痛和舌咽神经痛疗效优于苯妥英钠。

3. 抗躁狂抑郁　对躁狂症及抑郁症治疗作用明显,对锂盐无效的躁狂、抑郁症也有效;可减轻或消除精神分裂症的躁狂和妄想症状。

【不良反应】用药初期可见头昏、眩晕、恶心、呕吐和共济失调等,亦可见皮疹和心血管反应,一般不需中断治疗,1 周左右逐渐消失。少数人可有骨髓造血功能抑制、肝损害,用药期间应定期检查血常规和肝功能。青光眼、心血管严重疾患和老年患者慎用,心、肝、肾功能不全者及妊娠初期和哺乳期妇女禁用。

苯 巴 比 妥

苯巴比妥既能降低病灶细胞的兴奋性,抑制病灶神经元的异常放电,又能升高癫痫病灶周围正常细胞的兴奋阈值,抑制发作时异常放电的扩散。临床可用于治疗大发作和癫痫持续状态,对精神运动性发作及单纯局限性发作不如卡马西平。本药起效快、毒性低、价廉,但因中枢抑制作用明显而很少作为首选药。

扑 米 酮

扑米酮在体内经肝代谢为苯巴比妥和苯乙基丙二酰胺,两者均有抗癫痫作用。该药对大发作及单纯局限性发作疗效好,对精神运动性发作也有效,主要用于其他药物不能控制的大发作治疗。常见不良反应有嗜睡、镇静、眩晕和共济失调等,偶可发生巨幼红细胞性贫血、白细胞减少和血小板减少。

乙 琥 胺

对小发作有效,为治疗小发作的首选药,对其他类型无效。常见不良反应有食欲不振、恶心、呕吐、嗜睡、眩晕等,偶见粒细胞减少、血小板减少及再生障碍性贫血。长期用药应注意检查血常规。

丙 戊 酸 钠

丙戊酸钠为广谱抗癫痫药,可用于各型癫痫,对大发作疗效不及苯妥英钠和苯巴比妥,但对后两者无效者,本药仍有效;对小发作疗效优于乙琥胺,但因其有肝毒性,不作首选药;对精神运动性发作疗效近似卡马西平。本药是治疗强直-阵挛性发作合并失神发作的首选药。常见一过性消化系统症状,如恶心、呕吐、食欲缺乏等。中枢神经系统症状表现为嗜睡、乏力、精神不集中、震颤及共济失调等。多发生肝损害,约30%的患者在最初几个月内出现无症状性肝功能异常,12岁以下儿童多药合用易发生致死性肝损害,偶见重症肝炎、急性胰腺炎和高氨血症,用药期间应定期检查肝功能。少数患者出现皮疹、脱发、血小板减少和血小板聚集障碍所致的出血时间延长。有致畸作用,常见脊椎裂。

三、抗癫痫药的应用原则

1. 合理选择药物 根据癫痫发作类型和患者具体情况合理选择药物。

2. 治疗方案个体化 剂量宜从小量开始,逐渐增加剂量至控制发作,但不引起严重不良反应。

3. 长期用药 强直-阵挛性发作用药时间一般应持续至完全无发作达4~5年,失神性发作在完全控制半年后,才考虑缓慢减量、逐渐停药,减量过程一般不少于1~1.5年。有些病例需终身服药。治疗过程中切勿随意更换药物或突然停药,否则可诱发或加剧癫痫发作,甚至出现癫痫持续状态。更换药物时采取逐渐过渡方式,即在原用药物的基础上,逐渐加用新药,待新药发挥疗效后,再逐渐减量至停用原药。

4. 定期检查　定期做血常规、尿常规、肝功能和肾功能检查,以便及时发现毒性反应,有条件者监测血药浓度。

 拓展阅读——癫痫

　　癫痫是大脑神经元突发性异常放电,导致短暂的大脑功能障碍的一种慢性疾病。有些患者长期反复发作,导致生活质量降低,且患者的癫痫发作容易引起周围人群的惊吓和恐慌,导致患者被歧视,进一步降低患者的生活质量。护理人员在护理过程中要认同患者、心怀爱意,不能表现出对患者癫痫发作的排斥和嫌弃,对于遭到过周围人言语攻击导致自尊心受损的患者要更加注重人文关怀。对于癫痫反复发作、长期发作的患者,要耐心指导用药注意事项,并为患者树立信心。

四、抗惊厥药

　　惊厥是中枢神经系统过于亢进、全身骨骼肌不自主的强烈收缩引起的综合征,常见于小儿高热、破伤风、子痫、癫痫大发作和中枢兴奋药中毒等。持续性、强烈的惊厥会导致呼吸和循环系统衰竭而死亡,需要及时抢救。常用的抗惊厥药有苯二氮䓬类、巴比妥类及硫酸镁。

硫　酸　镁

　　硫酸镁可因给药途径不同而产生不同的药理作用。口服吸收少,有泻下、利胆作用;注射给药产生抗惊厥和抗高血压的作用,其原因与肌肉松弛,抑制中枢,舒张外周血管等有关。对各种原因所致惊厥,尤其是子痫抗惊作用良好。外用热敷可消炎去肿。硫酸镁静脉注射速度过快、剂量过大,可引起严重的呼吸抑制,血压骤降,各种反射活动消失,甚至死亡。一旦出现中毒,应立即停药,并静脉缓慢推注钙剂抢救,同时进行对症治疗。

> **· · · · 考点提示 ♀ · · · ·**
>
> 1. 常用抗癫痫药的临床应用与不良反应。
> 2. 常用抗癫痫药首选治疗的发作类型。

任务实施

一、用药前

1. 进行护理评估

（1）健康评估:询问患者家属癫痫发作的具体情况,依据详细的病史资料、规范化的脑电图检查,评估癫痫发作类型。

(2) 用药情况评估:既往是否使用过抗癫痫药,所用药物的名称、用法、用量和疗效等,是否有药物过敏。

(3) 用药禁忌评估:是否有神经系统其他疾病,肝功能是否正常,女性是否处于妊娠期或哺乳期等。

2. 调配药品

(1) 检查药品性状:检查药物的外观及性状,药品的生产日期及有效期。

(2) 明确给药方式:开始给药时从小剂量开始服用,逐步递增剂量。

(3) 核对给药剂量:严格遵医嘱服药。

二、用药中

1. 实施用药护理

(1) 树立信心:告诉患者和患者家属,根据医嘱用药会取得治疗进展,要对治疗充满信心。

(2) 用药注意事项宣教:宣讲长期用药和遵医嘱用药的重要性,强调千万不能随意停药、减量和换药,否则会引起癫痫发作的加重和治疗困难。

2. 观察不良反应 观察药物常见不良反应,如恶心、呕吐、食欲缺乏等消化系统症状;嗜睡、乏力、精神不集中、震颤及共济失调等神经系统不良反应;转氨酶增高等肝功能异常;过敏反应等。

3. 采取护理措施 如有严重毒性反应或过敏反应,应立即停止给药,并及时报告医生。

三、用药后

1. 观察药物疗效 观察或询问患者及其家属癫痫发作频率是否降低,发作程度是否减轻,观察是否有其他神经系统症状的改善。

2. 开展健康教育

(1) 提醒患者及家属应遵医嘱服药。

(2) 定期随访,进行血药浓度监测、血常规检查和肝肾功能检查。

任务小结

苯妥英钠常作为治疗癫痫强直 – 阵挛性发作的首选药;卡马西平是治疗癫痫复杂部分性发作的首选药;乙琥胺是治疗失神性发作的首选药;地

西泮静脉注射是治疗癫痫持续状态的首选药;丙戊酸钠是治疗强直－阵挛性发作合并失神发作的首选药。

任务三 抗帕金森病药用药护理

情境导入

患者,男,73 岁,1 年前出现动作迟缓,手指震颤,呈"搓丸样",静止时明显,近日无明显诱因出现行走困难、下肢肌无力加重等症状,临床诊断为帕金森病。医嘱用美多巴进行治疗。

请思考:

1. 美多巴由何药组成? 药物合用的原因。
2. 患者用药后会有哪些预期表现,护士应如何完成用药护理程序?

相关药物知识

帕金森病又称震颤麻痹,是一种由多种原因引起的中枢神经系统退行性疾病,主要症状为静止震颤、肌肉强直、运动迟缓、姿势平衡障碍等。其主要病变位于黑质－纹状体多巴胺神经通路,与多巴胺(DA)递质和乙酰胆碱(ACh)递质失衡有关。正常时,两种递质相互拮抗,处于平衡状态,共同参与运动机能调节。黑质－纹状体多巴胺神经元受损,DA 合成释放减少,而ACh 相对增多,可导致临床症状的出现。抗帕金森病药目前主要分为两大类:拟多巴胺药和抗胆碱药。通过增强中枢多巴胺能神经、降低中枢胆碱能神经功能,恢复纹状体内两种神经的平衡状态以控制或缓解症状,但无根治作用。

一、拟多巴胺药

左 旋 多 巴

左旋多巴口服吸收迅速,仅有 1% 的左旋多巴可通过血脑屏障,在脑内转化为 DA 发挥作用。绝大部分左旋多巴吸收后,在外周多巴胺脱羧酶作用下脱羧转化为 DA,DA 不易透过血脑屏障,易产生外周作用,成为不良反应的主要原因。

【药理作用】左旋多巴是 DA 的前体。进入中枢后,在中枢经多巴脱羧酶转化为 DA,增加脑内 DA 含量,以补充中枢黑质－纹状体通路 DA 的不足,促使 DA 和 ACh 重新恢复平衡状态,发挥改善帕金森病作用。

【临床应用】

1. 抗帕金森病　左旋多巴起效慢,作用持久。临床用于治疗各种类型的帕金森病患者,不论年龄、性别和病程长短,均有疗效,能缓解运动障碍、肌肉强直、淡漠等症状,疗效优于抗胆碱药。但对吩噻嗪类所致的锥体外系反应无效。

左旋多巴的作用特点为:① 起效慢,用药后2~3周方可显效,用药1~6个月后疗效最佳;② 随着用药时间延长,疗效逐渐降低,3~5年后疗效已不显著;③ 对轻症或较年轻患者疗效好,对重症或老年患者疗效较差;④ 对肌肉强直及运动困难疗效好,对肌肉震颤疗效差。

2. 治疗肝昏迷　可使肝昏迷患者意识苏醒,但不能改善肝功能,故不能根治,仅能暂时改善脑功能。

【不良反应】左旋多巴的不良反应主要与其在外周形成DA有关。

1. 早期反应

(1) 胃肠道反应:治疗早期约80%患者可出现食欲减退、恶心、呕吐及上腹部不适等症状,数周后可耐受,偶见溃疡出血或穿孔。

(2) 心血管反应:治疗早期约30%患者可出现直立性低血压,连续用药症状可减轻。老年患者可出现心律失常,可用β受体拮抗药治疗。

2. 长期反应

(1) 运动过多症:患者用药后可发生不自主异常运动,如口－舌－颊三联征(表现为张口、伸舌、咬牙等)、皱眉、头颈扭动及手足、躯体的不自主运动。服药2年以上者发生率可达90%。

(2) 症状波动:长期服药(3~5年后),40%~80%患者可出现症状快速波动,严重者出现"开－关"现象,即突然出现活动正常或多动不安(开),而后又出现全身肌肉强直和运动不能(关),两种情况交替出现,严重影响患者的正常生活。

(3) 精神障碍:DA作用于大脑边缘系统,可使患者出现失眠、焦虑、幻觉、妄想、躁狂或抑郁等,需减量或停药。

卡 比 多 巴

卡比多巴不易透过血脑屏障,单独应用无药理作用,对外周脱羧酶有较强的抑制作用,与左旋多巴合用时可显著抑制外周左旋多巴的脱羧,使进入中枢的左旋多巴增多。卡比多巴与左旋多巴合用可提高疗效,减轻左旋多巴的外周副作用,一般将卡比多巴与左旋多巴按1∶10的比例组成复方制剂用于临床。

苄 丝 肼

苄丝肼作用和临床应用与卡比多巴相似,与左旋多巴按1∶4比例组成复方制剂称为美多巴。

司 来 吉 兰

司来吉兰是中枢神经系统单胺氧化酶B(MAO–B)抑制剂,可降低脑内DA代谢,延长DA

作用时间,是治疗帕金森病的辅助药物。与左旋多巴合用时可减少左旋多巴的用量,减少左旋多巴的外周副作用,消除使用左旋多巴后出现的"开－关"现象。司来吉兰还具有抗氧化作用,可延迟神经元变性,延缓帕金森病的进展。

金 刚 烷 胺

金刚烷胺原为抗病毒药,后发现其有抗帕金森病作用。口服易吸收,起效快,维持时间短,属低效抗震颤麻痹药。可促进黑质－纹状体中多巴胺神经元合成和释放 DA,减少 DA 的再摄取,直接激动 DA 受体。对帕金森病患者的震颤、运动障碍和肌肉强直的缓解作用优于抗胆碱药,但不及左旋多巴。与左旋多巴合用可发挥协同作用。不良反应少,长期使用下肢可出现皮肤网状青斑,还可致头痛、眩晕、睡眠精神不安及运动失调等。

溴 隐 亭

溴隐亭可选择性激动中枢多巴胺受体。大剂量激动黑质纹状体通路的 DA 受体,常用于左旋多巴效果不佳或无效的患者,对重症患者疗效好。小剂量激动结节漏斗通路的 DA 受体,减少催乳素和生长激素的释放,用于催乳素过高所致的闭经或溢乳。不良反应较多,有恶心、呕吐等消化道症状和直立性低血压等心血管系统症状,还可出现幻觉。

📖 **拓展阅读**——"老药新用"的金刚烷胺

金刚烷胺 1966 年开始用于预防流感病毒,1976 年具有治疗流感病毒作用。后来,医生在治疗患有流感的帕金森病患者期间发现,使用金刚烷胺后患者的肌强直、运动障碍得到了明显改善。经过研究及临床试验,金刚烷胺最终作为抗帕金森病药用于临床。"老药新用"可降低研发新药的成本、提高医疗资源利用的效率,还可给患者带来更多的治疗选择。医护人员在用药过程中,应善于观察、勤于思考,积极参与科技创新,为社会进步和健康福祉作出贡献。

二、抗胆碱药

本类药物通过减弱黑质－纹状体内 ACh 的作用而发挥抗帕金森病作用。疗效不如左旋多巴,仅用于轻症、不能耐受或禁用左旋多巴的帕金森病患者,也可用于抗精神病药引起的锥体外系反应。传统的抗胆碱药(如阿托品、东莨菪碱)外周不良反应明显,故应用较少,宜选用中枢性抗胆碱药,如苯海索。

苯 海 索

苯海索可选择性阻断中枢胆碱受体,外周抗胆碱作用较弱。口服易吸收,临床主要适用于不能耐受左旋多巴或禁用左旋多巴的患者,对抗精神病药(如氯丙嗪)引起锥体外系反应的帕金森综合征有效。疗效不及左旋多巴,与左旋多巴合用可产生协同作用。

任务实施

一、用药前

1. 进行护理评估

(1) 健康评估：了解患者的病史,观察患者的肌震颤、肌强直和运动障碍的程度和范围,肝、肾功能是否正常,有无其他合并症。

(2) 用药情况评估：是否使用过抗帕金森病药,所用药物的名称、用量、疗效和疗程等,对药物的反应如何,是否有药物过敏。

(3) 用药禁忌评估：孕妇、哺乳期妇女、严重精神病、心血管疾病、青光眼及内分泌疾病患者禁用。

2. 调配药品

(1) 主要采用口服制剂：常用卡比多巴与左旋多巴组成复方制剂,一般从小剂量开始,逐渐增加剂量,左旋多巴剂量不超过 750 mg/d。

(2) 注意药物相互作用：维生素 B_6 可加速左旋多巴在外周的脱羧,降低左旋多巴的疗效,增加外周不良反应。抗精神病药(如吩噻嗪类、丁酰苯类等)、利血平可抑制黑质纹状体 DA 通路,对抗左旋多巴的作用。

二、用药中

1. 实施用药护理

(1) 观察患者的步态、震颤、身体平衡状态等,生活自理能力和活动能力的改善情况。行走启动和终止时应予以辅助,以免摔倒。

(2) 左旋多巴可使分泌物变为棕色,可预先告知患者,以免引起患者恐慌。

2. 观察不良反应　观察患者是否出现恶心,呕吐等消化系统症状,血压下降等心血管系统症状,中枢神经系统症状等,如出现严重不良反应应调整剂量或采取相应对症治疗措施。

3. 指导患者正确服药　多巴胺类药宜空腹口服,饭前 30 分钟服用最佳,也可在饭前 1 小时或饭后 2 小时服用。

三、用药后

1. 观察药物疗效　患者肌震颤、肌强直、运动困难是否缓解，自理能力是否恢复；药物有无不良反应（如焦虑、失眠、低血压、精神异常），不良反应有无缓解或消除。

2. 开展健康教育

（1）做好心理护理：向患者和家属介绍用药后可能出现的不良反应，以免患者出现紧张情绪。鼓励患者参加社会活动，增强患者的自信心。

（2）做好用药护理：注意饮食，应控制蛋白质摄入，避免与左旋多巴同服，以防影响左旋多巴吸收，降低疗效。加强肢体锻炼，定期检测血压和肝、肾功能。

任务小结

左旋多巴可转化为 DA，补充脑内 DA 的不足；卡比多巴和苄丝肼作为左旋多巴的增效剂与左旋多巴组成复方制剂；司来吉兰可抑制 MAO-B；金刚烷胺可促进 DA 合成和释放；溴隐亭可激动 DA 受体；苯海索通过阻断中枢 ACh 受体产生抗帕金森病作用。

练一练

任务四　治疗阿尔茨海默病药用药护理

情境导入

患者，男，71 岁，近 3 年来出现记忆力下降，近半年来生活不能自理，入院诊断为阿尔茨海默病，医嘱予以美金刚治疗。

请思考：

1. 使用美金刚的用药目的。

2. 患者用药后会有哪些预期表现？

3. 针对此患者，护士应如何完成用药护理程序？

相关药物知识

阿尔茨海默病是一种中枢神经系统原发退行性疾病，临床表现以记忆功能和认知行为障碍为主，主要表现为记忆力、判断力及抽象思维等一般智力的丧失，视力、运动能力等则不受影响。目前,阿尔茨海默病尚无十分有效的治疗方法。患者中枢胆碱能神经功能明显减退,目前的治疗策略主要是增加中枢胆碱能神经功能和拮抗谷氨酸能神经的功能。

一、胆碱酯酶抑制剂

多奈哌齐

多奈哌齐为第二代可逆性中枢 AChE 抑制剂,口服吸收良好,生物利用度高,用药剂量小。能改善轻度至中度患者的认知能力和其他临床症状,延缓病情的发展。不良反应轻,毒性小。是目前临床治疗阿尔茨海默病的常用药物。

利斯的明

利斯的明为第二代 AChE 抑制剂,口服吸收迅速。对患者胆碱能神经介导的认知障碍有改善作用,可提高注意力、记忆力和方向感。有安全性好、无外周活性、不良反应轻、耐受性好等优点,适用于伴有心、肝、肾等疾病的患者。

加兰他敏

加兰他敏为第二代 AChE 抑制剂,用于治疗轻中度阿尔茨海默病,有效率可达 50%~60%。用药 6~8 周疗效开始明显。不良反应少,用药早期患者可出现恶心、呕吐、腹泻等胃肠道反应。

石杉碱甲

为我国学者 1982 年从石松科植物千层塔中提取出的生物碱,为强效、可逆性 AChE 抑制剂,口服吸收迅速、完全,易通过血脑屏障。可较好地改善患者的记忆障碍及衰老性记忆减退,用于老年性记忆功能减退及阿尔茨海默病患者。

二、N 甲基 −D− 天冬氨酸(NMDA)受体拮抗剂

美金刚

美金刚是第一个用于治疗晚期阿尔茨海默病的非竞争性 NMDA 受体拮抗剂,主要用于中重度阿尔茨海默病的治疗,可显著改善中重度阿尔茨海默病患者的认知障碍、动作能力和社会行为。与胆碱酯酶抑制剂合用疗效更佳。用药后可出现轻微眩晕、头痛、口干、意识错乱等。

 拓展阅读——关爱阿尔茨海默病患者

> 每年的 9 月 21 日是"世界阿尔茨海默病日",阿尔茨海默病患病率随年龄增长而增高,65 岁以上患病率约 5%,85 岁以上患病率约 20%,很多患者最终发展到失能失智,给家庭和社会带来沉重的负担,也会给社会和医疗系统带来巨大挑战。护士应加强人文关怀意识,了解阿尔茨海默病患者的心理特点,如记忆力减退、认知能力下降以及情绪不稳定等,关注患者的心理需求,提高对患者照护的能力,更好地应对失能老人的特殊需求。

抗阿尔茨海默病药有哪几类？说出其代表药物。

任务实施

一、用药前

1. 进行护理评估

（1）健康评估：了解患者的病史，心、肝、肾功能，有无其他合并症。

（2）用药情况评估：是否使用过抗帕金森病药物治疗，所用药物的名称、用量、疗效和疗程等，对药物的反应如何，是否有药物过敏。

（3）用药禁忌评估：孕妇、哺乳期妇女禁用美金刚、利斯的明。

2. 调配药品

（1）主要采用口服制剂：美金刚，从小剂量开始，逐渐增加剂量，每日最大剂量 20 mg，具体剂量根据病情遵医嘱。

（2）注意药物相互作用：美金刚禁与氯胺酮、金刚烷胺、右美沙芬配伍。

二、用药中

1. 实施用药护理

（1）督促患者服药以免患者漏服或错服，药物服用完后应放置在安全位置。

（2）观察患者用药后症状变化情况，及时反馈给医生，以调整给药方案。

（3）患者起床活动时，注意搀扶，以免摔倒受伤。

2. 观察不良反应　观察患者是否出现大便失禁、消化道出血等消化系统症状，血压改变、心房颤动等心血管系统症状，眩晕、震颤、感觉异常等中枢神经系统症状，检查肝肾功能，若发现不良反应，应及时报告医生。

三、用药后

1. 观察药物疗效　患者的认知能力、自理能力是否得到恢复或提高。药物有无不良反应，不良反应有无缓解或消除等。

2. 开展健康教育

（1）做好用药心理护理：与患者沟通时应避免使用复杂的句子和问题，给予患者充分的时间回答问题，减少患者的困惑和不安。鼓励患者表达用药后的感受，增强患者的自信心，减轻患者的心理压力。

（2）配合非药物治疗措施：根据患者的兴趣和能力，为患者提供有益的刺激活动（如听音乐、阅读、做简单的手工），有助于延缓疾病的进展。

（3）指导患者配合用药：定期检测血压，检查肝、肾功能。强调长期药物治疗配合社会心理治疗才能提高认知能力，改善症状。

任务小结

治疗阿尔茨海默病药主要有胆碱酯酶抑制药（如多奈哌齐、石杉碱甲等）和 NMDA 受体非竞争性阻断药（如美金刚）等。

练一练

任务五　中枢兴奋药与促大脑功能恢复药用药护理

情境导入

患者，男，28 岁，因昏迷入院治疗，出现呼吸衰竭，体格检查见针尖样瞳孔，呼吸严重抑制，呼吸（6~7）次 / 分。临床诊断为吗啡中毒。

请思考：

1. 患者呼吸深度抑制，宜选用何药治疗？

2. 患者用药后会有哪些预期表现？

3. 针对此患者，护士应如何完成用药护理程序？

相关药物知识

一、中枢兴奋药

中枢兴奋药是一类能选择性兴奋中枢神经系统，提高其功能活动的药物。根据其主要作用部位不同，可分为两类：大脑皮层兴奋药，如咖啡因；延髓呼吸中枢兴奋药，如尼可刹米。中枢兴奋药的分类是相对的，随着剂量的增加，作用部位会随之增大，过量时可引起中枢广泛兴奋，甚至发生惊厥。

(一) 大脑皮层兴奋药

咖 啡 因

咖啡因是咖啡豆和茶叶中提取的主要生物碱,现已经可人工合成。

【药理作用】

1. 兴奋中枢神经系统　小剂量(50~200 mg)时,可兴奋大脑皮质,减轻疲劳,振奋精神,使睡意消失,提高工作效率。较大剂量(200~500 mg)时,可直接兴奋延髓呼吸中枢和血管运动中枢,使呼吸加深加快,血压升高,在呼吸中枢受抑制时尤为明显。中毒剂量可兴奋脊髓,导致惊厥。

2. 其他作用　兴奋心脏、扩张外周血管,使脑血管收缩;松弛支气管和胆道平滑肌;利尿及促进胃酸、胃蛋白酶分泌等。

【临床应用】

1. 解除中枢抑制状态　解救严重传染病及中枢抑制药过量所致的呼吸循环衰竭。

2. 治疗头痛　可与麦角胺配伍,治疗偏头痛;与解热镇痛抗炎药配伍,治疗一般性头痛。

【不良反应】治疗量时,不良反应一般较少见。较大剂量可引起躁动、不安、失眠、心悸、头痛、呼吸加快等,过量可引起惊厥。婴幼儿高热时更易引起惊厥,故退热时应避免使用含咖啡因的解热复方制剂。

哌 甲 酯

哌甲酯是苯丙胺的衍生物。中枢兴奋作用较温和,能振奋精神,改善精神活动,轻度缓解抑郁。较大剂量亦可兴奋呼吸中枢,过量可引起惊厥。临床主要用于治疗中枢抑制药过量所致的昏迷和呼吸抑制,也可用于治疗小儿遗尿症和儿童多动综合征。治疗量不良反应少,偶见激动、失眠、焦虑、心悸等,大剂量可引起头痛、眩晕、血压升高,甚至惊厥。久用可致耐受性和依赖性。癫痫、高血压患者及6岁以下小儿禁用。

(二) 呼吸中枢兴奋药

尼 可 刹 米

【药理作用】尼可刹米治疗量可直接兴奋延髓呼吸中枢,也可刺激颈动脉体和主动脉体的化学感受器,反射性兴奋延髓呼吸中枢,并能提高呼吸中枢对二氧化碳的敏感性,使呼吸加深加快。安全范围较大,作用温和,维持时间短,一次用药作用仅维持5~10分钟。此外,尼可刹米对血管运动中枢有较弱的兴奋作用。

【临床应用】临床用于各种原因所致的中枢性呼吸抑制。对吗啡中毒所致的呼吸抑制效果较好,对巴比妥类中毒所致的呼吸抑制效果较差。

【不良反应】治疗量时不良反应少而轻。反复用药或大剂量时,可致心动过速、血压升高、恶心、呕吐、出汗,过量可导致惊厥。

二 甲 弗 林

二甲弗林可直接兴奋呼吸中枢,能显著改善呼吸,使呼吸加深加快,作用强于尼可刹米。临床用于各种原因所致的中枢性呼吸抑制,对肺性脑病患者有促苏醒作用。安全范围小,过量易致惊厥。静脉给药应稀释后缓慢注射。孕妇禁用。

洛 贝 林

洛贝林可通过刺激颈动脉体和主动脉体的化学感受器,反射性地兴奋延髓呼吸中枢,使呼吸加深加快。作用弱、迅速而短暂,临床常用于治疗新生儿窒息,小儿感染性疾病所致的呼吸衰竭,一氧化碳中毒及其他中枢抑制药所致的呼吸衰竭。本药安全范围大,不易引起惊厥。过量时兴奋迷走神经中枢,可致心动过缓,房室传导阻滞,也可兴奋交感神经节和肾上腺髓质导致心动过速。

贝 美 格

贝美格可直接兴奋呼吸中枢,使呼吸加深加快。起效快速,作用时间短,临床主要用于巴比妥类等中枢抑制药中毒的解救。安全范围较小,剂量过大或注射速度过快可致惊厥,应严格控制剂量和给药速度。

二、促大脑功能恢复药

甲 氯 芬 酯

甲氯芬酯主要兴奋大脑皮层,促进脑细胞的氧化还原代谢,增加其对糖类的利用,调节细胞代谢,提高神经细胞的兴奋性。对中枢抑制状态患者的兴奋作用更明显。临床用于颅脑外伤昏迷、脑动脉硬化、新生儿缺氧及各种中毒等所致的意识障碍,小儿遗尿症,儿童精神迟钝等。起效缓慢,需反复用药。

吡 拉 西 坦

吡拉西坦可直接作用于大脑皮层,促进大脑皮层细胞代谢,促进大脑对葡萄糖的利用,促进蛋白质合成,增加脑血流量,改善大脑缺氧及物理、化学等因素所致的记忆障碍。临床可用于治疗阿尔茨海默病、脑血管意外、脑外伤所致的记忆及思维功能减退。偶见口干、食欲减退、呕吐等不良反应。

胞 磷 胆 碱

胞磷胆碱能促进卵磷脂的生物合成而改善脑细胞代谢,增加脑组织血流量,对大脑功能恢复和促进苏醒有一定作用。临床主要用于治疗急性颅脑外伤和颅脑手术后的意识障碍。

拓展阅读———中枢兴奋药与兴奋剂

中枢兴奋药也是一类常用的兴奋剂。咖啡因作为早期的兴奋剂,因其作用弱,2003年被移除出禁药名单。但哌甲酯、尼可刹米等药物,仍在兴奋剂目录中。运动员使用中枢兴奋药后,可以增加反应速度和体力、耐力等,这违背了公平竞争的原则,剥夺了其他运动员应该获得的机会和认可。中枢兴奋药可推迟疲劳界限,使用者不易察觉自己进入过度疲劳的状态,影响健康,严重时可致猝死。运动员应以健康为首要目标,拒绝使用兴奋剂,弘扬公平竞争的体育精神,树立良好榜样,为社会传递正确的价值观。

···· 考点提示 ♀ ····

比较尼可刹米、二甲弗林和洛贝林对呼吸中枢的作用。

任务实施

一、用药前

1. 进行护理评估

(1)健康评估:了解患者呼吸抑制的原因、程度,是否存在休克、酸中毒、心肺功能不全等,保持气道通畅。

(2)用药情况评估:是否使用过中枢兴奋药,所用药物的名称、用量和疗效等,明确呼吸兴奋药为呼吸衰竭的辅助治疗手段。

(3)用药禁忌评估:老年人慎用,孕妇忌用。消化性溃疡患者禁用咖啡因。颅内活动性出血不宜使用胞磷胆碱。

2. 调配药品

(1)检查药品性状:仔细检查药品生产日期、有效期、外观及性状。

(2)核对给药剂量:尼可刹米注射剂规格为 1.5 mL∶0.375 g,皮下注射、肌内注射或静脉注射。盐酸洛贝林注射剂规格为 1 mL∶3 mg,小儿与成人剂量不同。具体剂量根据病情遵医嘱。

二、用药中

1. 观察不良反应　应密切观察使用呼吸兴奋药后患者的反应,如出现烦躁不安、肌肉震颤、反射亢进、抽搐,应及时报告医生,以防出现惊厥。

2. 采取护理措施　保持患者的头部处于适当位置,确保呼吸道通畅。监测呼吸频率,观察呼吸深度,监测患者的血氧饱和度,发现异常情况及时报告医生。

三、用药后

1. 观察药物疗效　呼吸衰竭是否得以纠正,患者的血压、心率、尿量有无异常,患者意识是否恢复。

2. 开展健康教育　及时向患者及家属说明和解释用药后可能出现的不适反应。教育患者积极治疗原发疾病。

任务小结

尼可刹米可直接和间接兴奋呼吸中枢,二甲弗林直接兴奋呼吸中枢,用于各种原因所致的中枢性呼吸抑制,过量易引起惊厥。洛贝林间接兴奋呼吸中枢,主要用于新生儿窒息,不易引起惊厥。

练一练

网上更多……

📠 知识拓展　　　　　✏️ 自测题　　　　　🖥️ 教学PPT

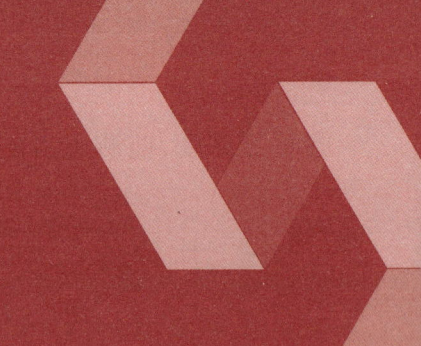

项目三
抗精神失常药用药护理

学习目标

1. 能掌握氯丙嗪、碳酸锂、丙米嗪等药物的作用、不良反应和用药护理要点。

2. 学会观察抗精神失常药的疗效及不良反应，综合分析、判断并采取相应的用药护理措施。

3. 能对精神失常患者进行用药护理与健康教育，工作严谨，认真观察，分清症状，对精神失常患者给予爱心、耐心和细心，具备人文关怀精神。

任务一　抗精神病药用药护理

情境导入

患者，女，25岁，近期因外部不利因素陷入无限痛苦中，终日呆坐窗前以泪洗面，茶饭不思，现又喜怒无常。诊断为精神分裂症，使用氯丙嗪治疗，因误服大量氯丙嗪后引起严重低血压。

请思考：

1. 对氯丙嗪引起的低血压实施什么药物解救有效？

2. 针对此患者，护士应如何完成用药护理程序？

相关药物知识

一、抗精神病药的分类

精神失常是由多种原因引起的精神活动障碍的一类疾病，包括精神分裂症、躁狂症、抑郁症和焦虑症等。治疗这些疾病的药物统称为抗精神失常药。根据临床应用分为抗精神病药、抗躁狂症药、抗抑郁症药和抗焦虑症药，其中抗焦虑症药已在镇静催眠药内容述及。

抗精神病药物主要用于治疗精神分裂症。精神分裂症是精神活动与现实和环境脱离,以思维、情感、行为之间的不协调为主要特征的精神失常。根据临床症状,精神分裂症主要分为Ⅰ型和Ⅱ型,前者主要表现为阳性症状(幻觉和妄想),后者表现为阴性症状(情感淡漠、主动性缺乏)。根据化学结构抗精神病药物可分为吩噻嗪类、硫杂蒽类、丁酰苯类及其他类,大多数对Ⅰ型精神分裂症疗效好,同时会引起情绪淡漠、运动障碍和精神运动迟缓等。

二、常用抗精神病药

(一)吩噻嗪类

氯 丙 嗪

氯丙嗪口服易吸收,但是不规则,存在首关效应,口服后 2~4 小时血药浓度达峰值,持续时间约 6 小时。不同个体口服相同剂量,血药浓度可相差 10 倍以上,因此,临床用药应个体化。肌内注射吸收迅速,生物利用度是口服的 3 倍。

【作用机理】氯丙嗪通过阻断中枢神经系统的多巴胺(DA)受体产生不同的作用:阻断中脑边缘系统和中脑 – 皮质通路的 DA 受体,产生抗精神病作用;阻断延髓催吐化学感受区的 DA 受体,具有镇吐作用;阻断结节 – 漏斗通路的 DA 受体,影响激素分泌;阻断黑质纹状体通路的 DA 受体,引发锥体外系反应。

【药理作用】

1. 对中枢神经系统的作用

(1)镇静安定抗精神病:正常人口服 0.1 g 可出现安静、活动减少、情感淡漠、注意力下降、反应迟钝,但理智正常,易诱导入睡,大剂量也不引起麻醉。精神分裂症患者用药后能迅速控制兴奋、躁狂症状;连续用药 6 周至半年,能消除患者的幻觉、妄想等思维障碍,使其理智恢复、情绪安定、生活自理、合作治疗。

(2)镇吐作用:小剂量抑制延髓催吐化学感受区(CTZ)多巴胺受体,大剂量能直接抑制呕吐中枢,镇吐作用强。对各种原因所致的呕吐有显著的镇吐作用,但对前庭刺激引起的呕吐无效;对顽固性呃逆也有缓解作用。

(3)对体温调节中枢的影响:本药抑制下丘脑体温调节中枢,使体温调节能力减退,导致体温随环境温度的变化而升降。

(4)加强中枢抑制药的作用:本药可加强麻醉药、镇静催眠药、镇痛药及乙醇的作用,合用时应适当减量,以免加深对中枢神经系统的抑制。

2. 对自主神经系统的影响　可阻断 α 受体,扩张血管,降低血压,但副作用较多,故不适用于高血压的治疗。大剂量应用时可出现明显的抗胆碱作用。

3. 对内分泌系统的影响　本药抑制下丘脑催乳素抑制因子的分泌,使催乳素分泌增加,出现乳房肿大、溢乳;抑制性激素分泌,出现排卵延迟等性功能障碍;抑制 ACTH 的分泌,进而抑制了肾上腺皮质激素的分泌,造成肾上腺皮质机能减退;抑制生长激素分泌,可影响儿童生长发育,亦可用于治疗巨人症。

【临床应用】

1. 精神病　主要用于治疗精神分裂症,对急性患者疗效较好,但无根治作用,必须长期服用。也可治疗躁狂症及其他精神病伴有的兴奋、紧张及妄想等症状。

2. 止吐和顽固性呃逆　可用于治疗多种原因引起的呕吐和顽固性呃逆,对晕动病呕吐无效。

3. 人工冬眠和低温麻醉　临床应用氯丙嗪配合物理降温可使体温低于正常,用于低温麻醉;氯丙嗪与中枢抑制药(异丙嗪、哌替啶)组成"冬眠合剂",配合物理降温,可使患者体温、代谢、组织耗氧量均降低,机体对各种病理刺激的反应性降低,有助于机体度过一些严重疾病的危险期,称为"人工冬眠",可作为严重创伤、感染性休克、高热惊厥及甲状腺危象等病症主要的辅助治疗措施。

【不良反应】药理作用较广泛,治疗精神病时需长期用药,故不良反应多见。

1. 一般不良反应　可出现嗜睡、无力、淡漠等中枢抑制症状,鼻塞、低血压、口干、心悸、便秘、尿潴留和视力模糊等 α 受体、M 受体阻断的症状。静脉注射可引起血栓性静脉炎,应以 0.9% 氯化钠注射液或葡萄糖溶液稀释后缓慢注射。

2. 锥体外系反应　是长期大量应用氯丙嗪最常见的不良反应。多见帕金森综合征,表现为肌张力增强、面容呆板、动作迟缓、肌肉震颤及流涎等。急性肌张力障碍表现为强迫性张口、伸舌、斜颈、呼吸运动障碍及吞咽困难等。不能静坐,表现为坐立不安、反复徘徊。迟发性运动障碍表现为口、面部不自主地刻板运动、舞蹈样手足徐动症。

3. 急性中毒　短时间内应用超大剂量氯丙嗪可致急性中毒,表现为昏睡、低血压休克、心动过缓、心电图异常等,应立即进行对症治疗。

4. 其他　偶见肝损害、粒细胞减少和再生障碍性贫血;可诱发癫痫发作,有诱发心律失常和猝死的危险;过敏反应主要有皮疹和光敏性皮炎。长期用药可见乳腺增大、泌乳、月经停止、儿童生长发育迟缓等内分泌系统功能紊乱。用药期间应定期检查血常规、肝功能和心电图。

5. 禁忌证　有过敏史者、心脏病者和老年人慎用,有癫痫病史者、乳腺增生和乳腺癌者禁用。少数患者用药后吞咽反射欠灵敏,在进食、喂饲时应防止发生噎食窒息。在炎热环境应注意通风散热,防止患者体温升高或中暑。

其他吩噻嗪类药物如奋乃静、氟奋乃静、三氟拉嗪的共同特点:① 抗精神病作用强;② 镇静作用弱;③ 锥体外系反应明显。其中奋乃静控制兴奋躁动作用不如氯丙嗪,对慢性精神分裂症的疗效则高于氯丙嗪;氟奋乃静和三氟拉嗪有兴奋和激活作用,对行为退缩、情感淡漠等症状有较好疗效。硫利达嗪的特点：① 抗精神病疗效不如氯丙嗪；② 镇静作用强；③ 锥体外系反应少，老年人易耐受。各药物特点见表2-3-1。

表 2-3-1　常用抗精神病药作用比较

药物	抗精神病剂量（mg/d）	镇静	降压	锥体外系反应
氯丙嗪	25~300	+++	+++（肌内注射） ++（口服）	++
奋乃静	8~32	++	+	+++
氟奋乃静	2~20	+	+	+++
三氟拉嗪	5~20	+	+	+++
硫利达嗪	150~300	+++	++	+
氟哌啶醇	10~80	+	++	
氯氮平	12.5~300	++		−
利培酮	1~8	+	++	+
奥氮平	5~20	++	+	−

注：+++：强；++：中等；+：弱；−：几乎没有

（二）硫杂蒽类

作用与吩噻嗪类相似，适用于伴有抑郁、焦虑症状的精神分裂症、更年期抑郁症及焦虑性神经官能症等。代表药物氯普噻吨，与氯丙嗪相比，其抗精神分裂症的幻觉、妄想作用和 α 受体、M 受体阻断作用均较弱。

（三）丁酰苯类

作用和应用与吩噻嗪类相似，为强效抗精神病药，代表药物氟哌啶醇。与氯丙嗪相比，其抗精神病作用迅速、强大而持久，对以兴奋、幻觉和妄想为主要表现的各种急慢性精神病症状有较好疗效。锥体外系不良反应发生率高，程度严重。同类药物氟哌利多的作用短暂，临床常与强效镇痛药如芬太尼合用，进行"神经安定镇痛术"，可应用于小型外科手术和某些特殊检查等。

（四）其他

五　氟　利　多

五氟利多是长效抗精神病药，一次用药疗效可维持一周。临床应用、疗效和不良反应与注意事项均类似于氟哌啶醇，但镇静作用较弱，尤其适用于以幻觉、妄想和退缩症状为主的精神分裂症的维持与巩固治疗。

舒 必 利

舒必利镇静作用弱,镇吐作用强,并有一定的抗抑郁作用,对以木僵、退缩、幻觉和妄想症状为主的精神症状有较好疗效。常作为强效中枢性镇吐药应用,也可用于抑郁症的治疗。不良反应相对较少。

氯 氮 平

氯氮平是新型抗精神病药,其临床应用和疗效与氯丙嗪相似,但起效快,几乎没有锥体外系和内分泌系统的不良反应,且对迟发性运动障碍有明显改善作用。主要用于其他抗精神病药无效或锥体外系反应过强的患者,也可用于治疗长期应用氯丙嗪等抗精神病药引起的迟发性运动障碍。严重的不良反应为粒细胞减少,严重者可致粒细胞缺乏,故用药前及用药期间需做白细胞计数检查。

利 培 酮

利培酮又名维思通,是 20 世纪 90 年代开始应用于临床的新一代抗精神病药物。因其用药剂量小、起效快、不良反应轻、患者依从性高等特点而明显优于其他抗精神病药物。

···· 考点提示 💡 ····

1. 抗精神分裂症药物的分类及常用代表药物。
2. 氯丙嗪的药理作用、临床应用及常见不良反应。

任务实施

一、用药前

1. 进行护理评估

(1)健康评估:详细询问病史,评估患者机体状况,正确选择药物。

(2)用药情况评估:既往是否使用过抗精神病药,所用药物的名称、用法、用量和疗效等,是否有药物过敏。

(3)用药禁忌评估:有过敏史者、心脏病者和老年人慎用氯丙嗪,有癫痫病史者、乳腺增生和乳腺癌者禁用氯丙嗪。

2. 调配药品

(1)检查药品性状:仔细检查抗精神病药物的外观及性状是否有改变,药品的生产日期、有效期,确保无劣质、过期变质药物被使用。

(2)明确给药方式:绝大多数抗精神病采取口服给药,控释剂和缓释剂应整片或整粒吞服,勿掰开、咀嚼服用。

（3）核对给药剂量：氯丙嗪有口服片剂和注射剂两种剂型。口服用于精神分裂症,一般从小剂量开始,每隔2~3日逐渐增加剂量,具体剂量根据病情遵医嘱进行调整。

二、用药中

1. 实施用药护理　指导患者正确服药,强调早期、小剂量起始、逐渐加量、足量、足疗程的"全疗程治疗"原则,严格按医嘱进行药物治疗,肌内注射应选择深部肌肉注射,并经常更换部位。

2. 观察不良反应　注射氯丙嗪后要缓慢改变体位,以防发生直立性低血压。

3. 特殊护理措施　防止患者丢药、藏药、吐药,需看着患者服药后方可离开。

三、用药后

1. 观察药物疗效

（1）症状缓解情况：观察患者的症状是否缓解,精神状态是否好转。

（2）做好安全护理：防止意外发生。

（3）定期监测：定期检查血压、脉搏、体温、肝肾功能和粒细胞变化。

2. 开展健康教育

（1）做好心理护理：与患者建立良好的医患关系,关注患者情绪变化,尽量用患者能接受的方式与其交流,避免对患者产生不良刺激。

（2）做好用药护理：指导患者合理使用药物,了解药物的使用方法和剂量,避免药物不良反应的发生,如直立性低血压等,及时向患者说明和解释用药后可能出现的不适反应。

（3）做好生活护理：指导患者合理饮食、适当运动。

任务小结

练一练

氯丙嗪为经典的抗精神病药物,对阳性症状为主的精神分裂症疗效较好,但对阴性症状的控制较差,最主要的不良反应是锥体外系反应;以利培酮为代表的非典型抗精神病药对精神分裂症的阳性症状和阴性症状都有治疗作用,且锥体外系反应轻。

情境导入

　　患者,男,42岁,2月前因生活压力大逐渐出现精神异常,不愿出门,不愿和人交流,变得自卑,悲观厌世。入院检查后排除器质性精神障碍,诊断为抑郁症。服用丙米嗪进行治疗。

　　请思考:

　　1. 使用药物期间可能产生什么不良反应?

　　2. 针对此患者,护士应如何完成用药护理程序?

相关药物知识

一、躁狂抑郁症

　　躁狂抑郁症属心境障碍,主要表现为情感过度高涨或低落。躁狂症是以明显的心境高涨为主的情感性精神障碍。抑郁症则主要表现为情绪低落,兴趣减低,悲观,思维迟缓等。发病机制可能与脑内单胺类神经递质改变有关,目前认为两者都存在 5-羟色胺(5-HT)缺乏、在此基础上 NA 功能增强表现为躁狂,功能减弱则表现为抑郁。

二、抗躁狂症药

碳　酸　锂

　　口服吸收迅速而完全,2~4 小时血药浓度达高峰。因通过血脑屏障进入脑组织和神经细胞需要一定时间,故显效较慢。主要经肾排泄,与 Na^+ 竞争性重吸收,增加摄入可促进 Li^+ 排泄,缺 Na^+ 或肾功能不良时可致 Li^+ 潴留,引起中毒,故用药期间应保持正常食盐摄入量,不宜采用低钠饮食,多饮水。

　　【药理作用】治疗量碳酸锂对正常人的精神活动无明显影响,但对躁狂症患者有显著疗效。碳酸锂主要通过 Li^+ 发挥作用,其机制和抑制脑内 NA 和 DA 的释放、促进其再摄取和增加其灭活有关。

　　【临床应用】

　　1. 躁狂症　碳酸锂主要用于治疗躁狂症,为首选药,既可用于躁狂的急性发作,也可用于缓解期的维持治疗,特别是对急性躁狂和轻度躁狂疗效显著,有效率为 80%,有时对抑郁症也有效,故有心境稳定药或情绪稳定药之称。起效较慢,开始显效需 5~7 日,对严重急性躁狂患者在最初治疗阶段常需合用苯二氮䓬类或抗精神病药,以加速控制急性躁狂症状。

2. 躁狂抑郁症　碳酸锂还可用于治疗躁狂抑郁症,该病的特点是躁狂和抑郁双相循环发生,长期应用碳酸锂不仅可减少躁狂复发,对预防抑郁复发也有相当的疗效,但对抑郁的作用不如躁狂显著。

3. 难治性抑郁症　抗抑郁药与碳酸锂合用治疗难治性抑郁症是目前公认的较好的办法。

4. 精神分裂症　碳酸锂对精神分裂症的兴奋躁动症状也有效。

【不良反应】锂盐不良反应较多,且有个体差异。

1. 一般不良反应　用药初期有恶心、呕吐、腹泻、头晕、乏力、肢体震颤、口干、多尿等,常在继续治疗 1~2 周内逐渐减轻或消失。

2. 抗甲状腺作用　可引起甲状腺功能低下或甲状腺肿,尤其是长期服药者,停药后即恢复。可口服小剂量甲状腺素片。

3. 毒性反应　锂盐安全范围较窄,其有效治疗浓度为 0.8~1.2 mmol/L,一般超过 1.5 mmol/L 即出现中毒症状,超过 2.0 mmol/L 便是严重中毒,主要表现为中枢神经系统功能紊乱,如精神紊乱、肌张力增高、深反射亢进、共济失调、明显震颤、癫痫发作、意识障碍、昏迷甚至死亡。一旦出现毒性反应应立即停药,静脉滴注生理盐水减少锂的重吸收,碳酸氢钠或氨茶碱碱化尿液,甘露醇渗透性利尿,以加速锂的排泄,必要时可进行血液透析。防止中毒的关键是做血药浓度监测,急性期治疗血锂浓度应控制在 0.8~1.2 mmol/L,维持期治疗时为 0.4~0.8 mmol/L,上限不宜超过 1.4 mmol/L,当血锂浓度升至 1.6 mmol/L 时,应立即减量或停药。

三、抗抑郁药

抗抑郁症药物主要通过提高脑内 5-HT 能神经功能和 NA 能神经功能,起到抗抑郁作用。常用抗抑郁药物有丙米嗪、阿米替林、地昔帕明、氟西汀等,抗精神病药硫杂蒽类及舒必利等亦可应用。

丙 米 嗪

丙米嗪又名米帕明,为三环类抗抑郁症药的经典药物。口服吸收好,个体差异大。由肝代谢为地昔帕明,仍有显著抗抑郁作用,经由肾排泄。该药对 NA 和 5-HT 均具有再摄取抑制的作用,提高脑内 5-HT 能神经和 NA 能神经功能。

【药理作用】正常人服用丙米嗪后出现安静、嗜睡和血压稍降等中枢抑制现象,而抑郁症患者用药后却表现为精神振奋、情绪提高、思维改善、活动增加、食欲和睡眠好转。

【临床应用】用于各类抑郁症,需连续用药 2~3 周才显效,但对精神分裂症伴发的抑郁症效果较差。也可用于焦虑症、强迫症和恐惧症的治疗。

【不良反应】

1. 抗胆碱作用 是其常见的不良反应,青光眼和前列腺增生患者禁用。

2. 对心脏有一定的毒性 可导致心律失常和直立性低血压,心血管疾病患者慎用。

3. 神经系统不良反应 有无力、头晕、反射亢进、共济失调、肌肉震颤等,大剂量可诱发兴奋躁狂症状。少数患者可出现肝功能损害和粒细胞缺乏等过敏反应,长期用药应定期作白细胞计数及肝功能检查。

阿 米 替 林

阿米替林抗抑郁作用与丙米嗪相似,起效更快,镇静和抗胆碱作用更强,也具有抗焦虑作用。临床可用于各种抑郁症和抑郁状态,对伴有焦虑、不安的患者疗效更好。与丙米嗪比较,阿米替林不良反应少而轻,常见口干、便秘、排尿困难、视物模糊等阿托品样作用,青光眼、前列腺增生、尿潴留及严重心脏病禁用。

地 昔 帕 明

地昔帕明是丙米嗪的主要活性代谢产物,为选择性 NA 再摄取抑制剂。相比丙米嗪而言,起效快,提高患者的活动效果好,不良反应轻。但其抑制 5-HT 再摄取的作用弱,提高情绪和减轻焦虑作用弱。适用于治疗抑郁症和神经性贪食症。

氟 西 汀

氟西汀为选择性 5-HT 再摄取抑制剂(SSRI),是目前临床常用的抗抑郁症药物。选择性强,对其他递质和受体影响小,不良反应少,抗抑郁症的效果好。口服吸收良好,维持时间长,具有良好的耐受性和依从性。临床主要用于各种抑郁症,包括抑郁症和双相情感障碍、广泛性焦虑症、强迫症、惊恐发作以及神经性厌食等。不良反应有消化道反应和 5- 羟色胺综合征。禁止与单胺氧化酶抑制剂合用,心血管疾病和糖尿病患者慎用。

···· 考点提示 💡 ····

碳酸锂和丙米嗪的药理作用、临床应用及常见不良反应。

任务实施

一、用药前

1. 进行护理评估

(1) 健康评估:详细询问病史,评估患者机体状况,正确选择药物。

（2）用药情况评估：既往是否使用过抗抑郁药，所用药物的名称、用法、用量和疗效等，是否有药物过敏。

（3）用药禁忌评估：结合患者的实际情况评估是否存在用药禁忌，如患有青光眼、前列腺增生、尿潴留、严重心血管疾病者慎用丙米嗪。

2. 调配药品

（1）检查药品性状：仔细检查药品的生产日期、有效期、外观及性状。

（2）明确给药方式：抗抑郁药主要有片剂和胶囊剂，需整片吞服，禁止咀嚼，勿折断、压碎。

（3）核对给药剂量：盐酸丙米嗪片规格为 12.5 mg、25 mg，成人口服，从小剂量开始，逐渐增加用量至每日 100~300 mg。

二、用药中

1. 实施用药护理　指导患者正确服药，强调早期、小剂量起始、逐渐加量、足量、足疗程的全病程治疗原则，严格按医嘱进行药物治疗。

2. 观察不良反应　观察心血管系统和神经系统等方面的不良反应。

3. 特殊护理措施　防止患者丢药、藏药、吐药，看着患者服药后方可离开。

三、用药后

1. 观察药物疗效

（1）症状缓解情况：观察患者的症状是否缓解，精神状态是否好转。

（2）做好安全护理：防止自伤或意外事故发生。

（3）定期监测：定期检查血压、脉搏、体温、肝肾功能和粒细胞变化。

2. 开展健康教育

（1）做好心理护理：与患者建立良好的医患关系，关注患者情绪变化，尽量用患者能接受的方式与其交流，避免对患者产生不良刺激。

（2）做好用药护理：指导患者合理使用药物，了解药物的使用方法和剂量，避免药物不良反应的发生。

（3）做好生活护理：指导患者合理饮食、适当运动，嘱托家属多关注患者的精神状态。

任务小结

　　碳酸锂是治疗躁狂症的首选药,安全范围较窄,防止碳酸锂中毒的关键是进行血药浓度监测。丙米嗪、氟西汀、阿米替林等是目前在临床上常用的抗抑郁症药。

练一练

网上更多……

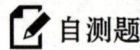 知识拓展　　　　　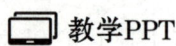 自测题　　　　　🖵 教学PPT

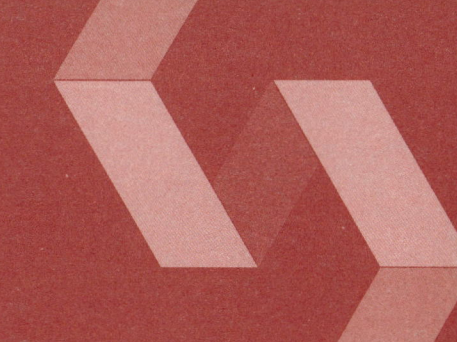

项目四
麻醉药用药护理

学习目标

　　1. 能掌握乙醚、氟烷、恩氟烷、氧化亚氮、硫喷妥钠等麻醉药的作用、用途、不良反应和用药护理要点。

　　2. 学会观察麻醉药的疗效及不良反应，综合分析、判断并采取相应的护理措施。

　　3. 能对全身麻醉和局部麻醉患者进行用药护理及健康教育，形成以患者为中心的用药护理理念，具备人文关怀精神和良好的护患沟通能力。

任务一　全身麻醉药用药护理

情境导入

　　患者，男，42岁，因"右股骨头坏死"入院，拟在全麻下行"右股骨头关节置换术"。血常规和生化检查未见异常。给予硫喷妥钠、芬太尼、丙泊酚诱导，泮库溴铵肌松，七氟烷吸入麻醉。麻醉中，患者血压迅速降至56/32 mmHg。

　　请思考：

　　1. 说出血压下降的原因。

　　2. 针对此患者，护士应如何完成用药护理程序？

相关药物知识

　　全身麻醉药简称全麻药，是一类具有可逆性抑制中枢神经系统功能，引起意识、感觉和反射暂时性消失、骨骼肌松弛，便于外科手术进行的药物。根据不同的给药途径，全麻药可分为吸入麻醉药和静脉麻醉药。

一、吸入麻醉药

乙 醚

乙醚为无色透明的易挥发液体,有刺激性气味,易氧化产生毒性,遇火易燃易爆。乙醚麻醉和肌松作用较强,对心、肝、肾毒性小,麻醉剂量对呼吸和血压几乎无影响,但对呼吸道刺激性较强,易引起吸入性肺炎,苏醒缓慢,现已少用。

氟 烷

氟烷为无色透明的液体。化学性质不稳定,遇光、热易分解,不燃不爆。诱导期短,苏醒快,局部刺激性小,但镇痛和肌松作用较弱。可抑制子宫平滑肌,致产后出血,故临产妇禁用。可升高颅内压,诱发心律失常,反复应用偶致肝坏死。现已被更安全的药物(如七氟烷)代替。

恩氟烷、异氟烷

恩氟烷、异氟烷两药为同分异构体。和氟烷相比,恩氟烷、异氟烷麻醉诱导平稳、迅速和舒适,麻醉后苏醒快,肌松和镇痛作用良好。呼吸道刺激小,反复应用对肝影响小,偶见恶心、呕吐。用于麻醉维持,是目前较常用的吸入性麻醉药之一。

七 氟 烷

与其他麻醉药相比,七氟烷麻醉诱导和苏醒速度快,对心肺功能影响小,麻醉深度易于控制,广泛用于成人和儿童手术全身麻醉的诱导和维持。

氧 化 亚 氮

氧化亚氮(笑气)是最早应用的麻醉药,为无色气体,性质稳定、不燃不爆,无刺激性,味甜。麻醉效能弱,但镇痛作用强,对呼吸及肝、肾功能无不良影响。临床主要用于诱导麻醉,或与其他全麻药配伍使用。

二、静脉麻醉药

硫 喷 妥 钠

硫喷妥钠属超短效巴比妥类药物。脂溶性高,起效迅速,静脉注射后几秒钟即可起效,在体内可迅速重新分布,从脑组织进入脂肪组织,故维持时间较短,患者苏醒快(约15分钟)。该药镇痛效果差,肌肉松弛作用不完全。临床主要用于诱导麻醉、基础麻醉及短时间小手术的全麻。可引起支气管痉挛,故支气管哮喘患者禁用。可明显抑制呼吸中枢,新生儿、婴幼儿禁用。

氯 胺 酮

氯胺酮静脉注射后能抑制中枢,阻断痛觉冲动向丘脑和大脑皮层的传导,可产生明显镇痛作用,引起意识模糊、暂时性记忆缺失。同时又可兴奋脑干和边缘系统,表现为意识未完全消失,出现幻觉、睁眼、肌张力增加、血压上升等。这种中枢神经系统的兴奋与抑制并存的状态,称为"分离麻醉"。氯胺酮诱导迅速,起效快、维持时间短,对呼吸影响小,主要适用于体表短时小手术、诱导麻醉、复合麻醉。因可明显兴奋心血管,引起血压升高,故严重高血压、颅内压增高及青光眼患者禁用。

丙 泊 酚

丙泊酚可抑制中枢神经系统,产生良好的镇静催眠作用,起效迅速,维持时间短,苏醒快,无蓄积作用。镇痛作用很弱,可抑制咽反射,有利于插管。可抑制循环系统致外周阻力降低、血压下降;能降低颅内压及眼内压,可抑制呼吸。临床可辅助用于镇静催眠,用于门诊的短时间小手术,也可作为诱导麻醉、维持麻醉的辅助用药。

> • • • • 考点提示 ♀ • • • •
>
> 全麻药有哪些类别,说出其代表药物及作用特点。

任务实施

一、用药前

1. 进行护理评估

(1)健康评估:患者的性别、年龄等,是否有全身麻醉药相关的风险因素,如心脏病、肺部疾病、肝病、肾病,评估患者对手术的耐受力。

(2)用药情况评估:是否有药物过敏,是否使用过中枢抑制药,所用药物的名称、用量和疗效等,中枢抑制药可与全麻药产生协同作用,应酌情减量。

(3)用药禁忌评估:氟烷禁用于难产及剖宫产患者。恩氟烷禁用于孕妇、哺乳期妇女、癫痫患者、颅内压升高患者。氯胺酮禁用于青光眼、严重心功能不全、有高血压合并脑出血病史患者。硫喷妥钠禁用于婴幼儿和支气管哮喘患者。

2. 调配药品

(1)常用制剂规格:氟烷,20 mL、100 mL;恩氟烷,100 mL、250 mL;七氟烷,240 mL、100 mL。以上药物剂量按需而定。硫喷妥钠,0.5 g,一般用2.5%或5%溶液缓慢静脉注射;盐酸氯胺酮,10 mg/mL、50 mg/mL,用于静脉诱导麻醉;丙泊酚,0.1 g/10 mL,0.5 g/50 mL,用于静脉诱导麻醉。

(2)配伍禁忌:巴比妥类与氯胺酮存在配伍禁忌,不可混合使用。

二、用药中

1. 观察不良反应 有无呼吸道阻塞、肺不张、呼吸抑制等呼吸系统反应,有无血压下降、心律失常等心血管系统反应,有无恶心、呕吐等消化系统反应。

2. 采取护理措施 按麻醉要求配合医生做好操作,控制好患者体位,检测生命体征,如血压、心率、呼吸、血氧饱和度,注意患者反应,备好抢救药品。

三、用药后

1. 开展健康教育

(1) 观察麻醉后患者的生命体征和意识状态,活动能力和反射情况,尿量是否正常,保持气道通畅,常规给予吸氧。

(2) 全麻苏醒前应有专人陪护,必要时应加床栏,以防患者坠床。全麻术后患者体温往往偏低,应注意保暖。

2. 小结护理过程 做好药品清点和登记等工作。

任务小结

吸入麻醉药是挥发性液体或气体,前者如氟烷、恩氟烷、七氟烷等,后者如氧化亚氮。静脉麻醉药是一类通过静脉给药而产生全麻作用的药物,常用药物如硫喷妥钠、氯胺酮、丙泊酚。

练一练

任务二 局部麻醉药用药护理

情境导入

患者,女,36岁,因转移性右下腹痛5小时入院,诊断为急性阑尾炎。给予手术治疗,手术采用利多卡因和肾上腺素进行硬膜外麻醉。

请思考:

1. 利多卡因和肾上腺素合用是否合理? 为什么?

2. 护士应如何完成用药护理程序?

相关药物知识

局部麻醉药是一类作用于神经末梢或神经干周围,可逆性地阻断神经冲动的产生和传导的药物。局部麻醉时,患者可在意识清醒的情况下,暂时丧失局部痛觉等感觉。局麻作用消失后神经功能可完全恢复。

一、概述

【药理作用】

局麻药可阻滞神经细胞细胞膜上的钠通道,抑制 Na^+ 内流,引起传导阻滞,产生局麻作用。低浓度时可阻断感觉神经冲动的传导,较高浓度时对各种神经冲动传导均可产生阻断作用。局麻药的作用与神经纤维的粗细及有无髓鞘有关。麻醉顺序一般是首先痛觉消失,然后依次为冷觉、温觉、触觉、压觉等感觉消失,最后是运动麻痹。神经冲动传导恢复顺序则相反。

【临床应用】

1. 表面麻醉 将穿透性强的局麻药直接涂于黏膜表面,麻醉黏膜下的神经末梢。适用于眼、鼻、口腔、咽喉、食管、尿道等黏膜部位的浅表手术或检查。

2. 浸润麻醉 将局麻药注射到皮下或手术视野周围的组织,麻醉局部神经末梢。可根据需要加入少量肾上腺素。适用于浅表部位的小手术。

3. 神经阻滞麻醉 又称传导麻醉,将局麻药注射到外周神经干附近,阻滞神经冲动传导,麻醉相应区域。常用于口腔、四肢等手术。

4. 蛛网膜下腔麻醉 又称腰麻或脊髓麻醉,将局麻药经腰椎间隙注入蛛网膜下腔,麻醉相应部位的脊神经根。适用于下腹部及下肢的手术。

5. 硬膜外麻醉 将局麻药注入硬膜外腔,使药液沿神经鞘扩散,穿出椎间孔麻醉神经根。硬膜外腔与颅腔不相通,药液不会进入脑组织。常用于胸腹部手术。

【不良反应】

1. 毒性反应 局麻药吸收进入血液循环达一定浓度后可产生毒性反应。

(1)中枢神经系统:随着浓度的升高,可先出现烦躁不安、头痛、震颤和惊厥等症状,继而出现昏迷、呼吸麻痹等,严重者可因呼吸衰竭而死亡。

(2)心血管系统:可抑制心血管系统,出现心肌收缩力减弱、心率减慢、血管扩张、血压下降,甚至休克、心脏停搏等。为减少局麻药吸收产生的不良反应,可在局麻药中加入肾上腺素(1:100 000~1:200 000),可收缩血管,延长局麻药作用时间,防止局麻药吸收中毒。但肢端部位局麻时不可加入肾上腺素,以免出现局部组织缺血坏死。

2. 变态反应　少数患者用药后可出现荨麻疹、喉头水肿,甚至过敏性休克。用药前应详细询问过敏史,普鲁卡因用药前应做皮试,用药期间注意观察,一旦出现变态反应应立刻停药。

二、常用局部麻醉药

普 鲁 卡 因

普鲁卡因为短效酯类局麻药,毒性较低,是常用局麻药之一。注射后 1~3 分钟起效,可维持 30~45 分钟,加入少量肾上腺素后,作用时间可延长约 20%。普鲁卡因黏膜穿透力弱,不适合用于表面麻醉,可用于浸润麻醉、神经阻滞麻醉、蛛网膜下腔麻醉或硬膜外麻醉。也可用于损伤局部的神经封闭。用药过量时,可引起中枢神经系统和心血管系统反应。偶见过敏反应,用药前应做皮试,对本药过敏者可用利多卡因代替。

丁 卡 因

丁卡因(地卡因)为长效酯类局麻药,麻醉作用和毒性均强于普鲁卡因。用药后起效迅速,1~3 分钟显效,可维持 2~3 小时。黏膜穿透力强,常用于表面麻醉,但毒性大,故一般不用于浸润麻醉,本药也可用于神经阻滞麻醉、蛛网膜下腔麻醉或硬膜外麻醉,但须严格控制剂量,以免发生吸收中毒。

利 多 卡 因

利多卡因(赛罗卡因)为酰胺类局麻药,是目前应用最多的局麻药,临床还可用于抗心律失常。因其起效快、黏膜穿透力强、安全范围大、作用强而持久,且可用于多种局部麻醉方式,故有全能局麻药之称。主要用于神经阻滞麻醉和硬膜外麻醉。但进行蛛网膜下腔麻醉时,本药扩散性强,麻醉范围难以掌握,故蛛网膜下腔麻醉时应慎用。毒性大小与药物浓度有关,浓度增加时毒性也增加,应注意控制药物剂量。

布 比 卡 因

布比卡因(麻卡因)为长效酰胺类局麻药,作用维持时间可达 5~10 小时,黏膜穿透力弱,不适于表面麻醉。可用于浸润麻醉、神经阻滞麻醉和硬膜外麻醉,局麻作用强。有心脏毒性,在酸中毒和缺氧时尤为严重,应严密观察。

左布比卡因

左布比卡因为新型长效酰胺类局麻药,是布比卡因的异构体,毒性较布比卡因小,不良反应发生率低。

罗 哌 卡 因

罗哌卡因为酰胺类局麻药,化学结构与布比卡因类似,作用时间较短。心脏毒性比布比卡因小,有明显缩血管作用,用药时不必加入肾上腺素。本药几乎不影响子宫和胎盘血流量,故适用于产科手术麻醉。

任务实施

一、用药前

1. 进行护理评估

(1) 健康评估:患者的基本情况,如性别、年龄,评估健康史,有无心律失常、肝肾功能损害、椎间盘突出、脊柱畸形或骨折,腰部皮肤有无感染等。

(2) 用药情况评估:既往是否使用过麻醉药,是否有麻醉药过敏。

(3) 用药禁忌评估:重症肌无力患者、心肾功能不全者禁用普鲁卡因。新生儿、孕妇、传导阻滞患者禁用利多卡因。应用普鲁卡因、丁卡因前应做皮试,过敏者禁用。

2. 调配药品

(1) 检查药品性状:仔细检查药物的外观及性状有无改变,是否过期。

(2) 核对给药剂量:盐酸普鲁卡因注射液 25 mg/10 mL、50 mg/10 mL、40 mg/2 mL,粉针剂 150 mg/支。盐酸利多卡因注射液 200 mg/10 mL、400 mg/20 mL,浸润麻醉:0.25%~0.5% 溶液;表面麻醉:2%~4% 溶液,一次不超过 100 mg;硬膜外麻醉:1%~2% 溶液。

二、用药中

1. 观察不良反应　是否出现局麻药吸收中毒症状,如烦躁不安、兴奋、震颤、呼吸抑制、血压下降及心律失常。

2. 采取护理措施　严格遵守操作规程,配合医生进行手术或操作,提供必要的协助,观察患者麻醉部位的温度和感觉、意识状态和疼痛程度,根据需要调整剂量。蛛网膜下腔麻醉和硬膜外麻醉时,可出现血压降低,可使用麻黄碱对抗。

三、用药后

1. 观察药物疗效　询问患者有无不适感,以及疼痛程度,观察局麻药的作用持续时间和退药效果,观察用药后的生命体征,如出现过敏或中毒症状,及时治疗。

2. 开展健康教育　术后可能出现直立性低血压,应采取头低脚高位平卧 12 小时,将术后可能出现的情况对患者做好解释工作,争取患者配合,并缓解患者紧张情绪,减轻患者心理压力。注意患者的饮食和活动,保持适当的休息和康复。

任务小结

局部麻醉可分为表面麻醉、浸润麻醉、神经阻滞麻醉、蛛网膜下腔麻醉和硬膜外麻醉等方法。常用局麻药有普鲁卡因、丁卡因、利多卡因、布比卡因等。

网上更多……

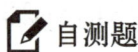知识拓展　　　　　自测题　　　　　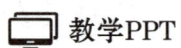教学PPT

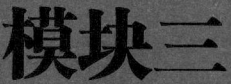

模块三

疼痛、炎症与免疫系统
药物用药护理

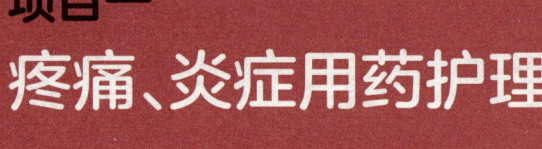

项目一
疼痛、炎症用药护理

学习目标

1. 能掌握吗啡、哌替啶、阿司匹林的作用、用途、不良反应和用药护理要点。
2. 能掌握解热镇痛抗炎药的共性作用、临床应用与不良反应。
3. 学会观察疼痛、炎症用药的疗效及不良反应，综合分析、判断并采取相应的护理措施。能依据疼痛的性质合理使用镇痛药物，树立严谨用药的理念，具备人文关怀精神和良好的护患沟通能力。

任务一　麻醉性镇痛药用药护理

情境导入

患者，女，56岁，5个月前经常出现不明原因的右侧膝关节疼痛，自行判断为关节炎，服用阿司匹林进行止痛；3个月前，膝关节出现明显肿块，疼痛加剧就医，确诊为骨癌晚期。现由间歇性疼痛发展为持续性剧痛，夜间尤甚，以致无法入睡。给患者服用硫酸吗啡控释片，疼痛缓解。

请思考：

1. 患者服用吗啡是否合适？为什么？
2. 针对此患者，护士应如何完成用药护理程序？

相关药物知识

镇痛药是一类作用于中枢神经系统，能选择性地消除或缓解疼痛，而不影响意识和其他感觉的药物。主要为阿片类生物碱类镇痛药、人工合成镇痛药及非麻醉性镇痛药。其中阿片类生物碱类镇痛药及其人工合成镇痛药因反复应用易成瘾，又称为成瘾性镇痛药或麻醉性镇痛药，属于麻醉药品管理范畴，临床应用受到严格限制，一般仅限于急性剧烈疼痛时短期应用。

一、阿片生物碱类镇痛药

阿片是植物罂粟未成熟蒴果浆汁的干燥物,内含 20 多种生物碱,可分为啡类和异喹啉类。其中啡类有吗啡、可待因,具有镇痛和镇咳的作用;异喹啉类有罂粟碱,具有松弛平滑肌、扩张血管的临床药用价值。

吗　　啡

吗啡口服吸收快,首关消除明显,生物利用度低,多采用注射给药。脂溶性低,只有少量通过血脑屏障,但足以产生中枢镇痛作用。也可通过胎盘到达胎儿体内,少量可经乳汁排出。主要在肝代谢,由肾排泄。

【药理作用】

1. 中枢神经系统

(1) 镇痛镇静作用:吗啡可直接作用于传入神经末梢上的阿片受体,抑制 P 物质的释放,因而抑制了疼痛信息的传递而产生镇痛作用。吗啡镇痛作用强,选择性高,能明显减轻或消除各种锐痛和钝痛,对持续性慢性钝痛的作用强于间断性锐痛。此外,还具有明显的镇静作用,能消除由疼痛引起的焦虑、紧张、恐惧等症状,在安静环境中易于入睡。

(2) 抑制呼吸:治疗量即可抑制呼吸中枢,降低呼吸中枢对 CO_2 的敏感性,使呼吸频率减慢、潮气量降低;剂量增大,抑制作用增强。急性中毒时呼吸频率可减慢至每分钟 3~4 次,严重者可引起呼吸停止而死亡。与麻醉药、镇静催眠药、乙醇等合用,可加重其呼吸抑制。

(3) 镇咳:吗啡可抑制咳嗽中枢,产生强大的镇咳作用,对多种原因引起的咳嗽均有效,但易成瘾,临床常用可待因代替。

(4) 其他:吗啡可兴奋动眼神经副核,引起瞳孔括约肌收缩,使瞳孔缩小,中毒时瞳孔极度缩小,针尖样瞳孔为其中毒特征;可兴奋延髓催吐化学感受区而致恶心、呕吐;可抑制下丘脑释放促性腺激素释放激素和促肾上腺皮质激素释放激素,从而降低血浆促肾上腺皮质激素、黄体生成素、卵泡刺激素的浓度。

2. 心血管系统　治疗量的吗啡对心率及心律均无明显影响,但在变换体位时可引起直立性低血压,是吗啡促进组胺释放,降低中枢交感张力,扩张血管所致。吗啡抑制呼吸使体内 CO_2 蓄积,导致脑血管扩张,颅内压增高。

3. 平滑肌

(1) 胃肠道平滑肌:吗啡可提高胃肠道平滑肌及括约肌张力、减弱推进性蠕动致胃排空延迟、肠内容物通过延缓,使水分吸收增加,并能抑制消化液分泌,加之中枢抑制后便意迟钝,可致便秘,也可止泻。

(2) 胆道平滑肌:治疗量的吗啡可引起胆道奥狄括约肌痉挛性收缩,胆汁排出受阻,胆囊内压明显升高,导致上腹部不适甚至胆绞痛,阿托品可部分缓解。

(3) 其他:吗啡收缩输尿管平滑肌、提高膀胱括约肌张力,引起排尿困难、尿潴留;治疗量吗啡对支气管平滑肌兴奋作用不明显,大剂量收缩支气管平滑肌,诱发或加重哮喘;吗啡对抗缩宫素对子宫的兴奋作用,降低子宫张力、收缩频率和收缩幅度,使产程延长。

4. 免疫系统　吗啡对免疫系统有抑制作用,包括抑制淋巴细胞增殖、减少细胞因子分泌、减弱自然杀伤细胞的细胞毒作用;也可抑制人类免疫缺陷病毒(HIV)蛋白诱导的免疫反应。

【临床应用】

1. 镇痛　吗啡对各种疼痛均有效,但由于其成瘾性大,临床上仅用于其他镇痛药无效的急性锐痛,如严重创伤、烧伤、晚期癌症及手术等引起的剧烈疼痛;对内脏平滑肌痉挛引起的绞痛,如胆绞痛、肾绞痛应与阿托品类解痉药合用;对心肌梗死引起的剧痛,只有血压正常者方可使用。

2. 心源性哮喘　急性左心衰竭突发肺水肿所致的呼吸困难称为心源性哮喘,除应用强心苷、氨茶碱及吸氧外,静脉注射吗啡疗效显著。其机制是:① 降低呼吸中枢对 CO_2 的敏感性,减弱过度的反射性呼吸兴奋,缓解急促的浅表呼吸;② 扩张外周血管,减轻心脏前、后负荷,有利于消除肺水肿;③ 镇静作用有利于消除患者焦虑、恐惧情绪,减少耗氧量。

3. 镇咳　吗啡直接抑制延髓咳嗽中枢,产生强大的镇咳作用。对多种原因引起的咳嗽均有效,因易产生成瘾性,常用可待因替代。

【不良反应】

1. 治疗量可引起恶心、呕吐、眩晕、便秘、排尿困难、呼吸抑制、直立性低血压、嗜睡等。

2. 耐受性及成瘾性　连续应用易产生耐受性及依赖性。产生依赖性后突然停药可出现戒断症状,如兴奋、失眠、流泪、流涕、呕吐、出汗、虚脱、意识丧失等,有明显的强迫性觅药行为,迫使患者不择手段获取药物,给个人和社会带来极大的危害,必须严格按麻醉药品管理条例和国际禁毒公约管理。

3. 急性中毒　用量过大可致急性中毒,表现为昏迷、呼吸深度抑制、瞳孔极度缩小呈针尖样,常伴有发绀、体温下降及血压降低,可因呼吸麻痹而死亡。抢救措施主要为人工呼吸、吸氧和静脉注射阿片受体拮抗剂纳洛酮等,必要时给予呼吸兴奋药尼可刹米。

4. 吗啡能通过胎盘和乳汁,抑制胎儿和新生儿的呼吸,故禁用于分娩止痛和哺乳期妇女止痛。

5. 支气管哮喘、肺心病、颅内压增高、肝功能严重减退患者及新生儿、婴儿禁用。

可　待　因

可待因作用与吗啡相似,但较吗啡弱,镇痛作用仅为吗啡的 1/12~1/10,镇咳作用为其 1/4,对呼吸中枢抑制作用较轻,镇静作用不明显,成瘾性较吗啡弱,但仍属限制性应用的麻醉药品。可用于中等程度疼痛的止痛,与解热镇痛药合用可增强镇痛效果。还是典型的中枢性镇咳药,对干咳效果好,不宜应用于痰多的咳嗽。无明显镇静作用,欣快感及成瘾性也较吗啡轻,无明显便秘、尿潴留、直立性低血压等副作用。

 拓展阅读——麻醉药与麻醉药品

　　麻醉药和麻醉药品虽然名称相似,但却是两类不同的药物,应注意区分。麻醉药是指能使机体全身或局部感觉暂时消失的药物,如乙醚、利多卡因等,临床主要用于外科手术等。麻醉药品是指连续应用可产生生理依赖性的药物,易引起药物滥用及戒断症状,如吗啡、哌替啶等镇痛药。麻醉药品必须按照《中华人民共和国药品管理法》《麻醉药品和精神药品管理条例》等法律法规严格管理。

二、人工合成镇痛药

哌　替　啶

　　哌替啶为临床常用的人工合成镇痛药,口服易吸收,皮下注射或肌内注射吸收更快,能透过胎盘进入胎儿体内,经肝代谢,由肾排泄。

【药理作用】其药理作用与吗啡相似,但较弱。

1. 镇痛镇静作用　镇痛作用为吗啡的 1/10,起效快,持续时间较短。有明显镇静作用,可消除患者紧张、焦虑、烦躁不安等疼痛引起的情绪反应,易于入睡。

2. 抑制呼吸作用　等效镇痛剂量时,哌替啶抑制呼吸作用程度与吗啡相当,但持续时间短。

3. 扩张血管　可扩张血管,引起直立性低血压。由于抑制呼吸,能使体内 CO_2 蓄积而扩张脑血管,可使颅内压升高。

4. 对平滑肌的作用　能增加胃肠道平滑肌及括约肌张力,减慢肠蠕动,但由于持续时间短,故不引起便秘;大剂量可引起支气管平滑肌收缩;对妊娠末期子宫收缩活动无影响,不延长产程。

【临床应用】因成瘾性小,临床上常替代吗啡用于创伤、术后以及晚期癌症等各种剧痛。胆、肾绞痛患者需与阿托品等解痉药合用。因新生儿对哌替啶呼吸抑制作用极为敏感,故临产前 2~4 小时不宜使用。可替代吗啡用于心源性哮喘。还可作为麻醉前给药,消除患者术前的紧张和恐惧感,减少麻醉药用量。也与氯丙嗪、异丙嗪合用组成冬眠合剂,用于人工冬眠疗法。

【不良反应】

1. 副作用　可出现眩晕、出汗、口干、恶心、呕吐、心悸和直立性低血压等。嘱咐患者用药后卧床,改变体位时应缓慢,以防摔伤。

2. 耐受性和成瘾性　较吗啡弱,但仍需控制使用,用药间隔至少 4 小时。

3. 急性中毒　可出现昏迷、呼吸抑制、瞳孔散大、震颤、肌肉痉挛、反射亢进甚至惊厥。抢救措施与吗啡相似,纳洛酮能解除呼吸抑制但不能对抗惊厥症状,需合用抗惊厥药。

禁忌证与吗啡相似。

美 沙 酮

美沙酮镇痛作用强度与吗啡相似,优点是口服与注射给药效果相似,耐受性和成瘾性发生较慢,戒断症状较轻,且易于治疗。抑制呼吸、缩瞳、引起便秘以及升高胆内压作用均较吗啡弱。主要用于创伤、术后、晚期癌症等所致的剧痛;也可作为戒除吗啡或海洛因成瘾性替代药物。不良反应多见眩晕、恶心、呕吐、口干、嗜睡、便秘及直立性低血压等;长期应用也有成瘾性。皮下注射有局部刺激作用,可致疼痛硬结。禁用于分娩止痛,以免影响产程和抑制胎儿呼吸。

芬 太 尼

芬太尼镇痛作用为吗啡的 80~100 倍,作用迅速,维持时间短,为短效镇痛药,成瘾性较吗啡、哌替啶小。可用于各种剧烈疼痛;与麻醉药合用可减少麻醉药用量;与氟哌利多配伍用于神经安定镇痛术。可有眩晕、恶心、呕吐及胆道括约肌痉挛等不良反应;大剂量产生明显的肌肉僵直,可采用纳洛酮或肌松药对抗;静脉注射过快可产生呼吸抑制。支气管哮喘、脑损伤或脑肿瘤、重症肌无力患者及 2 岁以下小儿禁用。

喷 他 佐 辛

喷他佐辛为受体部分激动药,单独使用时产生与吗啡相似的作用,与吗啡合用时能减弱吗啡的镇痛作用。该药镇痛作用为吗啡的 1/3,呼吸抑制作用为吗啡的 1/2,且抑制程度不随剂量增大而增强,故相对较为安全。适用于各种慢性钝痛。成瘾性小,已列入非麻醉药品。常见嗜睡、眩晕、恶心、呕吐、出汗等不良反应,剂量增大可致呼吸抑制、血压升高、心率加快,反复使用可产生躯体依赖性,但戒断症状比吗啡轻,使用时应逐渐减量至停药。

三、其他镇痛药

曲 马 朵

曲马朵镇痛作用好,效果与喷他佐辛相似。镇咳作用为可待因的 1/2,不产生欣快感,但长期应用也可成瘾,属于二类精神药品,停药后有戒断症状。适用中度、重度急性、慢性疼痛,如手术、创伤、分娩及晚期癌症疼痛。治疗量不抑制呼吸,不影响心血管功能,不产生便秘。偶有多汗、眩晕、恶心、呕吐等不良反应。

罗 通 定

罗通定具有镇静、安定、镇痛和中枢性肌肉松弛作用。镇痛作用比哌替啶弱,但较解热镇痛药作用强。对慢性持续性钝痛效果较好,无明显的成瘾性。适用于胃肠及肝胆系统疾病等引起的钝痛、一般性头痛及脑震荡后头痛等,也可用于痛经和分娩止痛,对胎儿和产程均无不良影响。治疗量一般无不良反应与注意事项,大剂量可抑制呼吸,偶见眩晕、乏力、恶心和锥体外系症状。

布 桂 嗪

布桂嗪镇痛作用为吗啡的 1/3,起效快,可用于偏头痛、三叉神经痛、关节痛、炎症性及外伤性疼痛、晚期癌痛等。呼吸抑制、胃肠道反应较轻,长期应用可成瘾。

四、阿片受体拮抗药

纳 洛 酮

纳洛酮为阿片受体拮抗药,能阻断吗啡的作用,而本身无明显药理活性。口服易吸收但首关效应明显,故临床多采用注射给药。正常人注射 12 mg 无任何症状,注射 24 mg 仅有轻度困倦;但对吗啡中毒者,注射小剂量(0.4~0.8 mg)即能迅速翻转吗啡的效应,可解除吗啡引起的呼吸抑制、瞳孔缩小、颅内压升高、平滑肌痉挛等症状。临床用于解救阿片类药物急性中毒、阿片类药物依赖者的鉴别诊断,用于乙醇急性中毒、休克、脊髓损伤、脑卒中、脑外伤的救治。

纳 曲 酮

纳曲酮作用与纳洛酮相似,拮抗吗啡的强度为纳洛酮的 2 倍,口服生物利用度可达 50%~60%,作用持续时间长达 24 小时。目前本品仅有口服制剂。主要用于治疗对阿片类药物及海洛因等毒品产生依赖性的患者,也可治疗酒精依赖。

····· 考点提示 ♀ ·····
1. 吗啡的药理作用、临床应用及常见不良反应。
2. 吗啡治疗心源性哮喘的机制。

任务实施

一、用药前

1. 进行护理评估

(1)健康评估:详细询问病史,了解疼痛的原因和类型,对诊断不明确的不应盲目止痛,以免掩盖病情,贻误诊断。

（2）用药情况评估：详细询问用药史，是否使用过镇痛药，有无药物过敏。

（3）用药禁忌评估：支气管哮喘、肺心病、颅内压增高、肝功能严重减退者、临产前及哺乳期妇女、新生儿及婴儿禁用吗啡。

2. 调配药品

（1）检查药品性状：仔细检查药品的外观及性状，生产日期和有效期。

（2）明确给药方式：可口服或注射，合理选择给药途径。

（3）核对给药剂量：严格掌握给药剂量和次数，避免药物依赖和成瘾。

3. 清点和登记　根据《麻醉与精神药品管理条例》，做好药品清点和登记工作。

二、用药中

1. 实施用药护理　注意给药方式，控制给药剂量和疗程，备好中毒解救措施，使用吗啡时配备纳洛酮等特效解救药、抢救呼吸药品和器械。

2. 观察不良反应　严密观察呼吸、血压、脉搏、瞳孔等表现，防止出现中毒。

三、用药后

1. 观察药物疗效　观察并询问患者的疼痛症状是否缓解。

2. 开展健康教育

（1）做好心理护理：分散注意力，减轻患者因疼痛而产生的焦虑情绪。

（2）做好用药护理：指导患者合理使用药物，及时向患者说明和解释用药后可能出现的不适反应，如便秘、尿潴留及皮肤瘙痒。提醒患者不要滥用药物，防止因药物滥用导致药品成瘾。

任务小结

吗啡可用于急性剧痛、心源性哮喘和止泻，长期应用可产生耐受性和依赖性，剂量过大可致急性中毒，特异性解救药为纳洛酮。哌替啶可用于急性剧痛、心源性哮喘、麻醉前用药、人工冬眠。芬太尼为强效、短效镇痛药。美沙酮广泛用于戒毒。

练一练

任务二 解热镇痛抗炎药用药护理

情境导入

患者,女,67岁,5个月前四肢关节对称性肿痛,近1个月加重。半年来间断外贴膏药治疗,症状时轻时重。来院就医后诊断为类风湿性关节炎,给予阿司匹林进行抗炎止痛。

请思考:

1. 患者使用阿司匹林是否合适?为什么?

2. 针对此患者,护士应如何完成用药护理程序?

相关药物知识

一、解热镇痛抗炎药概述

(一)药理作用与机制

解热镇痛抗炎药具有解热、镇痛作用,大多数还具有抗炎、抗风湿作用。常用的解热镇痛抗炎药按化学结构可分为水杨酸类、苯胺类、吡唑酮类及其他有机酸类等。目前认为它们共同的药理作用机制是通过抑制体内环氧合酶(COX)的活性,减少前列腺素(PG)的生物合成。因其化学结构、作用机制与甾体抗炎药(糖皮质激素)不同,故临床称之为非甾体抗炎药(NSAID)。

1. **解热作用** 能使发热患者体温下降或恢复正常,但对正常人体温几乎无影响。下丘脑体温调节中枢通过调节产热及散热过程,使机体体温维持在相对恒定水平。病原体及其毒素进入机体,刺激中性粒细胞,产生并释放内热原,内热原进入中枢,使中枢合成与释放的 PG 增多,PG 作用于体温调节中枢而引起发热。解热镇痛药能抑制 PG 合成酶,减少 PG 的合成,使体温降低。小儿、老人和体弱者应注意,剂量过大可致大量出汗、体液丧失过多易引起虚脱,要告诫患者多饮水,解热时疗程不宜超过一周。

2. **镇痛作用** 当组织损伤或发炎时,局部产生和释放某些致痛化学物质如缓激肽、PG等,作用于痛觉感受器引起疼痛。解热镇痛药可抑制炎症时 PG 的合成,呈现镇痛作用。本类药物镇痛强度不如镇痛药,仅有中等程度镇痛作用,对慢性钝痛如头痛、牙痛、神经痛、肌肉痛、关节痛、痛经等效果良好,对各种严重创伤性剧痛及内脏平滑肌绞痛无效,无成瘾性,不抑制呼吸,故广泛应用于临床。

3. 抗炎作用　PG 是参与炎症反应的重要活性物质,不仅能使血管扩张,通透性增加,引起局部充血、水肿和疼痛,还能协同和增强缓激肽等致炎物质的作用,加重炎症反应。本类药物能抑制炎症反应时 PG 的合成和释放,发挥抗炎抗风湿作用。

(二) 常见不良反应

1. 胃肠道反应　是使用 NSAIDs 后最常见的不良反应,原因与其减少 PGs,解除 PGs 对胃酸抑制、保护胃黏膜密切相关。主要表现为恶心、呕吐、消化性溃疡、上腹不适等,口服前列腺素衍生物米索前列醇可减轻这类药物对胃肠的损伤。

2. 皮肤反应　主要表现为皮疹、荨麻疹、剥脱性皮炎等,有些甚至引发罕见的、危及生命的情况,以甲氯芬那酸和吡罗昔康多见。

3. 肾损害　可引起急性肾功能损害,停药可恢复,该反应可能与 NSAIDs 抑制了 PGE_2 和 PGI_2 有关,这两个活性因子对维持肾血流量具有重要作用。

4. 肝损害　主要表现为肝功能障碍,轻者转氨酶升高,严重者可出现肝细胞变性坏死,老龄、肾功能损害以及长期大剂量使用可增加肝损害风险。

5. 心血管系统不良反应　长期大量应用可致心血管系统不良反应,包括心律不齐、血压升高、心悸等。

6. 血液系统反应　NSAIDs 几乎都可以抑制血小板聚集,延长出血时间。

7. 其他　中枢神经系统反应,表现为头晕、头痛、精神错乱等;还有其他不良反应如耳鸣、耳聋、味觉异常。

二、常用解热镇痛抗炎药

阿 司 匹 林

阿司匹林为水杨酸类药物,又名乙酰水杨酸。口服吸收好,小部分在胃,大部分在小肠吸收。血浆蛋白结合率高,分布广泛,可进入脑脊液、关节腔、胎盘和乳汁中。由肝代谢,代谢物及部分原形药由肾排泄,碱化尿液可促进排泄。

【药理作用】

1. 解热镇痛及抗炎抗风湿作用　较小剂量阿司匹林(500 mg/d)有较强的解热、镇痛作用;大剂量(3~4 g/d)有较强的抗炎抗风湿作用。

2. 抑制血栓形成　小剂量阿司匹林(50~100 mg/d)即能抑制 PG 合成酶(环氧酶),显著减少血小板中血栓素 A2 的生成而防止血小板聚集及血栓形成,而对前列环素(PGI_2)水平无影响。但大剂量阿司匹林能抑制血管壁中 PG 合成酶,减少 PGI_2 合成。PGI_2 是 TXA_2 的生理对抗剂,其合成减少可能促进血栓形成。

【临床应用】

1. 解热镇痛及抗炎抗风湿　较小剂量阿司匹林常与其他解热镇痛药组成复方制剂,用于感冒发热及头痛、牙痛、神经痛、肌肉痛、痛经等慢性钝痛;大剂量阿司匹林适用于治疗急性风湿热和类风湿关节炎。急性风湿热患者可在用药后 24~48 小时内退热,关节红、肿及疼痛症状缓解,血沉下降;也可用于急性风湿热的鉴别诊断;对类风湿关节炎患者,可使关节炎症消退,关节损伤减轻。目前阿司匹林仍为风湿性和类风湿性关节炎对症治疗的首选药。

2. 抗血栓　小剂量阿司匹林用于防止血栓形成,以预防心肌梗死和脑血栓形成;治疗缺血性心脏病,能降低病死率及再梗死率。

【不良反应】

1. 胃肠道反应　口服刺激胃黏膜,引起上腹部不适、恶心、呕吐。较大剂量或长期服用可引起胃溃疡和无痛性胃出血,原有溃疡病者症状加重。饭后服药、同服抗酸药可避免或减轻胃肠道反应。避免空腹服药,肠溶片应餐前整片吞服。服药期间不要饮酒或含乙醇的饮料,防止加重胃肠道反应。

2. 凝血障碍　阿司匹林能抑制血小板聚集,延长出血时间。大剂量或长期使用可抑制凝血酶原的形成,引起凝血障碍,维生素 K 可以预防。用药期间应注意检查血常规。严重肝病、维生素缺乏症、血友病患者,产妇和孕妇禁用。如需手术者,术前 1 周应停用阿司匹林。

3. 过敏反应　少数患者用药后可出现荨麻疹、血管神经性水肿、过敏性休克。某些过敏体质的患者服用阿司匹林后可诱发哮喘,称为"阿司匹林哮喘"。用药前应询问用药过敏史。出现"阿司匹林哮喘"应立即停药,并应用糖皮质激素和抗组胺药治疗。哮喘、鼻息肉及慢性荨麻疹患者禁用阿司匹林。

4. 水杨酸反应　剂量过大可出现头痛、眩晕、恶心、呕吐、耳鸣、视力及听力减退等,称为水杨酸反应,是水杨酸类中毒的表现,严重者可出现过度呼吸、酸碱平衡失调。一旦出现水杨酸反应应立即停药,静脉滴注碳酸氢钠溶液以碱化尿液,加速药物排泄,并给予对症治疗。

5. 急性肝脂肪变性 – 脑病(瑞夷综合征)　患病毒性感染伴有发热的儿童或青少年,如流感、水痘、流行性腮腺炎等使用阿司匹林退热时,有发生急性肝脂肪变性 – 脑病综合征(瑞夷综合征)的危险,以肝衰竭合并脑病为突出表现,虽少见,但可致死。故病毒感染患儿不宜用阿司匹林,可用对乙酰氨基酚代替。

6. 注意药物的相互作用　阿司匹林与香豆素类抗凝血药、磺酰脲类降血糖药及甲氨蝶呤等合用时,可从血浆蛋白结合部位置换出合用药物,提高这些药物的游离血浓度,增强其作用及毒性;与肾上腺皮质激素合用,更易诱发溃疡,加重胃肠出血;与呋塞米、青霉素等药物合用时,可增加各自的游离血药浓度而增强毒性。故阿司匹林与上述药物合用时应尤为注意。

对乙酰氨基酚

对乙酰氨基酚为苯胺类药物,口服吸收快而完全,主要在肝代谢,由肾排泄。对乙酰氨基酚解热作用与阿司匹林相似,镇痛作用弱,几乎无抗炎抗风湿作用。临床主要用于治疗感冒发热、头痛、牙痛、肌肉痛、月经痛等。治疗量不良反应与注意事项少,对胃肠刺激作用小,偶见皮疹、药热等过敏反应。一次过量(成人 10~15 g)应用可致急性中毒,引起肝坏死。长期使用极少数人可致肾毒性。

羟 布 宗

羟布宗属吡唑酮类药物,具有很强的抗炎抗风湿作用,而解热镇痛作用较弱。主要用于风湿性及类风湿性关节炎、强直性脊柱炎的治疗,对急性进展期疗效较好;较大剂量能促进尿酸排泄,可用于急性痛风的治疗。由于不良反应与注意事项较多且重,故不作为抗风湿的首选药,已少用。

吲 哚 美 辛

本药有显著的解热及抗炎作用,对炎性疼痛效果明显。不良反应多且重,目前仅用于其他药物不能耐受或疗效不显著的风湿性及类风湿性关节炎、强直性脊柱炎及骨关节炎等,也可用于治疗癌性发热及其他难以控制的发热。

布 洛 芬

布洛芬具有较强的抗炎、解热及镇痛作用,其效价强度与阿司匹林相似。广泛用于治疗风湿性及类风湿性关节炎。胃肠道反应较轻,患者易耐受,长期服用仍应注意胃溃疡和出血。偶见头痛、眩晕和视物障碍,一旦出现视物障碍应立即停药。

双 氯 芬 酸

双氯芬酸具有解热、镇痛、抗炎作用,比吲哚美辛强 2~2.5 倍,比阿司匹林强 26~50 倍。常用于风湿性及类风湿性关节炎、骨关节炎、术后疼痛、痛经等治疗。不良反应少,常见胃肠道反应,偶见肝功能异常、白细胞减少等。

吡罗昔康和美洛昔康

吡罗昔康和美洛昔康为同类药,对风湿性和类风湿性关节炎疗效同阿司匹林。不良反应较小,患者容易耐受,但长期用药也可引起消化道溃疡、出血。

塞 来 昔 布

塞来昔布口服吸收效果良好。为选择性 COX-2 抑制剂,具有抗炎、抗风湿和解热镇痛作用,胃肠道不良反应少而轻微,但长期使用可能增加严重心血管血栓性不良反应、心肌梗死和卒中的风险。主要用于治疗风湿性及类风湿性关节炎、骨关节炎,也用于术后镇痛。

尼 美 舒 利

尼美舒利为选择性 COX-2 抑制剂,口服吸收迅速完全,抗炎作用强,常用于骨关节炎、类风湿性关节炎、牙痛和腰腿痛的治疗。副作用小,偶有胃肠道反应。

任务实施

一、用药前

1. 进行护理评估

（1）健康评估：详细询问病史，了解疼痛原因和类型。

（2）用药情况评估：详细询问用药史，是否使用过镇痛药，有无药物过敏。

（3）用药禁忌评估：哮喘、鼻息肉及慢性荨麻疹患者慎用。严重肝损害者、血小板减少症患者、低凝血酶原血症患者、维生素 K 缺乏、血友病患者、有慢性胃病与消化道出血病史患者、孕妇、产妇禁用阿司匹林，术前 1 周也应停用，以防出血。

2. 调配药品

（1）检查药品性状：检查药品的外观及性状，药品的生产日期及有效期。

（2）明确给药方式：一般为口服给药，有片剂、胶囊剂、泡腾片等。阿司匹林肠溶片应餐前整片吞服。

（3）核对给药剂量：阿司匹林：规格有 25 mg、100 mg 和 500 mg，25 mg、100 mg 常用于冠心病、脑梗死的治疗和预防，500 mg 主要用于解热、镇痛。

二、用药中

1. 注意给药方式　为减少胃肠道反应，应在饭时或饭后服用 NSAID，也可加服适量抗酸剂以保护胃黏膜。肠溶片应餐前整片吞服。

2. 注意复方制剂成分　NSAID 不宜联合使用，各类 PG 抑制剂在作用部位可能发生竞争，互相影响疗效，增加不良反应的发生。

三、用药后

1. 观察不良反应　NSAID 易出现胃肠道、中枢神经系统、血液系统等方面的不良反应，如患者出现胃痛、便血、牙龈出血、月经量增多、紫癜、眩晕、耳鸣、嗜睡及视物模糊等症状,应及时通知医生,采取应对措施。

2. 开展健康教育

(1) NSAID 用于解热镇痛一般限定服用 3 天,用于止痛一般限定服用 5 天,如症状为缓解消失,应及时向医师咨询,尽量避免不必要的大剂量长期服用。

(2) 做好用药护理措施 服药期间不要饮酒或应用含乙醇饮料,防止加重胃肠道反应。长期使用应定期检查血常规、血小板、出血凝血时间和肝肾功能等。

任务小结

阿司匹林具有解热、镇痛、抗炎抗风湿作用,小剂量抑制血小板聚集用于防止血栓形成。对乙酰氨基酚解热作用强而持久。布洛芬有较强的解热、镇痛、抗炎抗风湿作用,主要用于风湿性及类风湿性关节炎,也可用于解热镇痛。

练一练

网上更多……

📠 知识拓展　　　　　📝 自测题　　　　　🖥 教学PPT

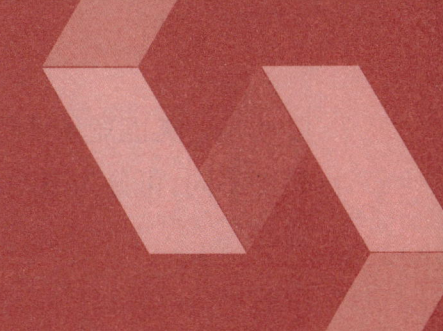

项目二
免疫系统药物用药护理

学习目标

1. 能熟知组胺受体分型、组织分布及生物效应,说出 H_1 受体拮抗药的作用、用途、不良反应和用药护理要点。

2. 能掌握环孢素、卡介苗等药物的作用、应用、不良反应和用药护理要点。

3. 能对变态反应性疾病、自身免疫性疾病患者进行用药护理,根据患者的职业特点开展健康教育,保障患者的用药安全,具备良好的护患沟通能力。

任务一 抗组胺药用药护理

情境导入

患者,女,33 岁,因食用海鲜过敏,浑身瘙痒,遂就诊,诊断为荨麻疹,给予口服氯苯那敏片。请思考:

1. 患者服用氯苯那敏片是否合适?患者用药后会有哪些预期表现?

2. 针对此患者,护士应如何完成用药护理程序?

相关药物知识

一、抗组胺药物的分类

常见的变态反应性疾病(又称过敏性疾病)与组胺有着密切关系。组胺是广泛存在于人体组织的自体活性物质,是由组氨酸脱羧而形成的,主要在皮肤黏膜局部肥大细胞和血液中嗜碱性粒细胞内合成、储存并释放,作用于相应受体而参与胃酸分泌、过敏反应、炎症、免疫调节等过程。近年研究发现,脑内和肠嗜铬细胞中亦存在组胺,主要起神经递质的作用(表 3-2-1)。抗组胺药是一类能竞争性阻断组胺与受体结合,产生抗组胺作用的药物,根据药物对组胺受体的选择性不同,可分为 H_1、H_2、H_3、H_4 受体阻断药。

表 3-2-1　组胺受体分布及效应

类型	受体分布	功能
H_1	平滑肌、内皮、心房、脑	调节皮肤黏膜过敏反应、收缩内脏平滑肌、扩张血管、心肌收缩力增强、觉醒反应
H_2	胃壁细胞、心室、肥大细胞、脑	促进胃酸和肠腺分泌、心肌收缩力增强、心率加快、扩张血管
H_3	中枢神经、外周神经末梢突触前膜	负反馈调节组胺合成与释放
H_4	嗜酸性细胞、中性粒细胞、$CD4^+T$ 细胞	趋化反应、分泌细胞因子

二、H_1 受体阻断药的用药护理

H_1 受体阻断药有第一代和第二代之分,两代药物在用法、用量、不良反应、使用注意事项等多方面均有不同。第一代多为亲脂性,易透过血脑屏障,产生中枢抑制,称为镇静性抗组胺药,代表药物有苯海拉明、氯苯那敏、赛庚啶、异丙嗪、酮替芬、曲吡那敏等。第二代抗组胺药不易通过血脑屏障,中枢抑制发生率低,称为非镇静性或低镇静性抗组胺药,代表药物有氯雷他定、西替利嗪、阿伐斯汀、咪唑斯汀、非索非那定等,常用药物见表 3-2-2。

【体内过程】多数 H_1 受体阻断药口服吸收完全,15~30 分钟起效,2~3 小时血药浓度达峰值。第一代药物药效可持续 4~6 小时,主要在肝代谢,从肾排泄;第二代药物药效可达 12~24 小时,西替利嗪 60% 以原形从肾排泄。

表 3-2-2　常用 H_1 受体阻断药

药物	作用特点			维持时间 / 小时	口服剂量 / (mg·次$^{-1}$)	其他应用
	镇静催眠	抗晕止吐	抗胆碱			
第一代药物						
苯海拉明	+++	++	+++	4~6	25~50	晕动病、牙科局麻药
氯苯那敏	+	+	++	4~6	4	
异丙嗪	+++	++	+++	4~6	12.5~25	晕动病、麻醉、手术前后的辅助治疗
曲吡那敏	++	−	−	4~6	25~50	支气管哮喘
赛庚啶	++	+	++	6~8	2~4	
酮替芬	+	−	−		1	支气管哮喘

药物	作用特点			维持时间/小时	口服剂量/(mg·次$^{-1}$)	其他应用
	镇静催眠	抗晕止吐	抗胆碱			
第二代药物						
氯雷他定	–	–	–	24	10	
西替利嗪	–	–	–	12~24	5~10	
非索非那定	–	–	–	24	60	
阿伐斯汀	–	–	–	12	8	
咪唑斯汀	–	–	–	12~24	10	

注：+++：强；++：中等；+：弱；–：几乎没有

【药理作用】

1. 拮抗 H_1 受体作用　H_1 受体阻断药可完全对抗组胺引起的支气管、胃肠道平滑肌收缩作用，对组胺直接引起的局部毛细血管扩张和通透性增加（水肿）有较强的抑制作用，但对血管扩张和血压降低等全身作用仅有部分对抗作用。

2. 抑制中枢作用　第一代 H_1 受体阻断药可透过血脑屏障，拮抗中枢 H_1 受体，拮抗组胺介导的觉醒反应，对中枢有不同程度的抑制作用，表现为镇静、嗜睡，尤以苯海拉明、异丙嗪较为明显，氯苯那敏相对较弱。第二代 H_1 受体阻断药不易透过血脑屏障，故无明显中枢抑制作用。

3. 其他作用　苯海拉明、异丙嗪等具有抗胆碱作用，防晕止吐作用较强。苯海拉明局部注射有局麻作用。

【临床应用】

1. 变态反应性疾病　本类药物对皮肤黏膜的变态反应疾病，如荨麻疹、过敏性鼻炎、花粉症等疗效较好，可作为首选药；对昆虫咬伤所致的瘙痒和水肿有良效；对药疹和接触性皮炎等引起的皮肤瘙痒有止痒效果；一般不用于支气管哮喘；对过敏性休克几乎无效。现临床多用第二代 H_1 受体阻断药。

2. 防晕止吐　适用于晕动病、放射病及药物所致的恶心、呕吐，其中以苯海拉明、异丙嗪镇吐作用较强。需在乘车、乘船前 15~30 分钟前服用。

3. 镇静催眠　中枢抑制作用较强的异丙嗪、苯海拉明可用于紧张不安、失眠。

【不良反应】

1. 中枢神经系统反应　第一代药物多见镇静、嗜睡、乏力等中枢抑制现象，以苯海拉明和异丙嗪最明显，故服药期间禁止驾驶车、船或高空作业。第二代药物此反应弱。

2. 消化道反应　与外周 M 受体拮抗作用有关,表现为口干或腹泻等。

3. 其他　偶见粒细胞减少及溶血性贫血。阿司咪唑和特非那定在高浓度时可阻滞心肌细胞钾通道,使心脏复极化过程延缓,Q-T 间期延长,易引起致命性心律失常——尖端扭转型室性心动过速。

三、H_2 受体阻断药的用药护理

详见模块五项目一任务一。

···· 考点提示 ♀ ····

1. 简述 H_1 受体阻断药的分类及代表药物。
2. 简述 H_1 受体阻断药的药理作用。

任务实施

一、用药前

1. 进行护理评估

(1) 健康评估:有无过敏史,有无抽烟、饮酒等习惯,职业及精神状态等。

(2) 用药情况评估:是否用过抗过敏药物,药物的名称、种类、用量等。

(3) 用药禁忌评估:机器操作者、驾驶员、高空作业者、运动员等,工作时不宜使用第一代 H_1 受体阻断药。幽门十二指肠梗阻、尿潴留、青光眼患者避免使用苯海拉明、异丙嗪等。肝肾功能不全、哺乳期妇女和孕妇慎用。

2. 调配药品

(1) 明确给药方式:本类药物主要有片剂、糖浆剂、注射液。

(2) 核对给药剂量:常用的有马来酸氯苯那敏片 4 mg;盐酸苯海拉明片 25 mg 和注射液 20 mg/mL;西替利嗪片 10 mg 和糖浆剂 1 mg/mL。具体给药剂量依据病情和人群特点而异。

(3) 配伍禁忌:氯苯那敏与解热镇痛药物配伍可增强其镇痛和缓解感冒症状的作用,临床上多见于复方感冒药中,服用时应注意药物成分,避免重复用药。

二、用药中

1. 观察不良反应
(1) 镇静、嗜睡：与中枢抑制有关。
(2) 恶心、肠胃不适：与药物的抗胆碱作用有关。
2. 采取护理措施
(1) 用药期间不宜从事高空作业、驾驶等，以免发生意外。
(2) 饭后服用，可减轻胃肠道反应。

三、用药后

1. 观察药物疗效　过敏是否得到控制，皮肤瘙痒、红疹等症状是否缓解。
2. 开展健康教育　预防晕车、晕船需提前 15~30 分钟服用药物。患者如从事车船驾驶、高空作业、精密仪器等工作，应避免使用第一代 H_1 受体阻断药，可改为第二代 H_1 受体阻断药如西替利嗪、氯雷他定。告知患者过敏发生的原因、如何有效预防过敏、避免及减少接触过敏原的相关知识。

任务小结

H_1 受体阻断药多用于治疗变态反应性疾病，也可用于晕动病、失眠症等其他疾病治疗。第一代有苯海拉明、氯苯那敏、异丙嗪等，中枢抑制作用强；第二代有特非那定、阿司咪唑、氯雷他定、西替利嗪等，选择性高，无中枢抑制作用。

练一练

任务二　调节免疫功能药用药护理

情境导入

患者，女，45 岁。8 年前患者面部出现红斑，经日晒后加重，呈蝶状、红褐色，伴有口腔溃疡、关节肿痛等症状，查多种自身抗体阳性，诊断为系统性红斑狼疮，经治疗后好转，给予泼尼松 10 mg/d 维持治疗。1 年前患者出现高血压、蛋白尿，肾穿刺明确为狼疮性肾炎。医生给予环孢素软胶囊。

请思考：

1. 患者服用环孢素的目的是什么，患者用药后会有哪些预期表现？
2. 针对此患者，护士应如何完成用药护理程序？

相关药物知识

影响免疫功能的药物主要包括免疫抑制剂和免疫调节药，在恶性肿瘤、自身免疫性疾病、器官移植排斥、免疫缺陷等疾病的治疗中发挥重要作用。

一、免疫抑制剂

免疫抑制剂是一类对机体的免疫反应具有抑制作用的药物，能抑制 T 细胞、B 细胞、巨噬细胞等免疫细胞的增殖和功能，影响抗体的形成，抑制免疫反应。常用的免疫抑制剂有环孢素、糖皮质激素类、抗代谢药及抗淋巴细胞球蛋白药等，临床主要用于器官移植的排斥反应和自身免疫反应性疾病。

环 孢 素

环孢素属钙调磷酸激酶抑制药，是目前最受重视的免疫抑制药之一，可静脉给药、也可口服给药，在肝内被 CYP3A 代谢，主要经胆汁排泄，肝功能不良时需调整药物剂量。

【药理作用】环孢素选择性抑制细胞免疫，可抑制抗原刺激引起的 T 细胞信号转导过程，减弱白细胞介素 –1（IL–1）和抗凋亡蛋白等细胞因子的表达；增加转化生长因子 –β（TGF–β）的表达，抑制辅助性 T 细胞生成具有增殖因子样作用的白细胞介素 –2（IL–2）。抑制辅助性 T 细胞（Th 细胞），阻止淋巴细胞的增殖、分化和成熟生成干扰素，同时也可抑制 T 淋巴细胞和 NK 细胞的细胞毒作用。

【临床应用】首选用于器官移植后排异反应和自身免疫性疾病。环孢素可降低器官移植后的急性排异反应及感染发生率，是多种器官移植后的抗排异首选药，主要用于心、肝、肾、肺、角膜、骨髓等组织器官的移植手术，常与糖皮质激素合用以提高疗效；也可用于自身免疫性疾病，如类风湿关节炎、系统性红斑狼疮、肾病综合征，对再生障碍性贫血、银屑病、难治性狼疮肾炎等亦有效。

【不良反应】具有肾毒性和肝损害，在应用过程中宜监测肾、肝功能。继发感染也较常见，此外还有神经系统毒性、诱发淋巴瘤和皮肤癌。

硫 唑 嘌 呤

硫唑嘌呤为嘌呤类抗代谢药，主要通过干扰嘌呤代谢，抑制嘌呤核苷酸合成，进而抑制细胞 DNA、RNA 和蛋白质合成，发挥抑制 T 淋巴细胞、B 淋巴细胞和 NK 细胞的增殖作用，抑制细胞免疫和体液免疫。主要用于肾移植的排异反应,多与糖皮质激素类药物合用。也可治疗风湿性关节炎、系统性红斑狼疮、自身免疫性溶血、特发性血小板减少性紫癜等自体免疫性疾病。硫唑嘌呤不良反应多且严重,大剂量或久用可引起骨髓抑制,还可导致中毒性肝炎,一般不作为首选。

抗淋巴细胞球蛋白

抗淋巴细胞球蛋白是强免疫抑制剂,能使淋巴细胞减少,其淋巴细胞减少与免疫抑制呈正相关,对 T 细胞、B 细胞均有破坏作用。主要用于器官移植时的抗免疫排异治疗,特别是肾移植的患者,主要是对急性排异期有效,但有一定局限性,对体液免疫所致的超急性排异无效。与硫唑嘌呤、泼尼松合用可提高器官移植的成功率。骨髓移植时,供者与受者双方在术前均给予抗淋巴细胞球蛋白,有防止移植物抗宿主反应的作用。对肾小球肾炎、红斑狼疮、类风湿性关节炎、重症肌无力等自身免疫性疾病有良好疗效。静脉滴注可见高热、寒战等,注射局部疼痛和血栓性静脉炎。可致过敏,过敏体质者禁用。

糖皮质激素类药物

常用的有泼尼松、泼尼松龙、地塞米松等,对多个免疫环节均有抑制作用,主要用于器官移植的抗排斥反应,目前已成为综合治疗的药物之一。采用中剂量、长疗程用于防治自身免疫性疾病,但其作用广泛、不良反应多,通常不作为首选。

二、免疫调节剂

免疫调节剂主要用于增强机体的抗肿瘤作用、抗感染能力,纠正免疫缺陷等,主要包括卡介苗、左旋咪唑、白细胞介素、干扰素、转移因子、胸腺素、异丙肌苷等。临床主要用于免疫缺陷疾病、慢性感染和作为肿瘤的辅助治疗。

卡 介 苗

卡介苗(BCG)是牛结核杆菌的减毒活菌苗。除用于预防结核病外,还是非特异性免疫增强剂,具有免疫佐剂作用。卡介苗可刺激多种免疫细胞(巨噬细胞、T 细胞、B 细胞和 NK 细胞)活性;增强与其合用的抗原物质的免疫原性,加速诱导免疫应答,提高细胞免疫和体液免疫的功能,增强非特异性免疫水平。除用于预防结核病外,主要用于多种肿瘤的免疫治疗,如黑色素瘤、膀胱癌、肺癌、乳腺癌等,可延长患者的生命。对急性白血病、恶性淋巴瘤根治性手术或化疗后辅助治疗有一定疗效。注射局部可见红斑、硬结和溃疡,也可出现寒战、高热、全身不适等。严重免疫功能低下的患者,可能导致 BCG 播散感染,故多改用死卡介苗;剂量大可降低免疫功能,甚至促进肿瘤生长。

左 旋 咪 唑

左旋咪唑原是一种广谱驱虫药,1971 年发现其具有免疫调节作用。左旋咪唑对抗体生成具有双向调节作用,对正常人不影响抗体产生,对免疫功能低下者,促进抗体生成。左旋咪唑可使被抑制的细胞免疫恢复正常,还能增强巨噬细胞和中性多核粒细胞的趋化和吞噬功能,还能促进 T 细胞的分化,诱导 IL-2 的产生,发挥免疫增强作用。主要用于免疫功能低下者,恢复免疫功能,增强机体的抵抗能力。可降低免疫缺陷者感染的发生率,作为化疗药物的辅助用药治疗肺癌、乳腺癌、恶性淋巴瘤等多种肿瘤,尤其对鳞癌疗效较好,可减少转移。对多种自身免疫性疾病(类风湿性关节炎、红斑狼疮)也可得到改善。不良反应发生率较低,主要有胃肠道症状,头晕、失眠等神经系统反应和荨麻疹等变态反应等。长期用药可出现粒细胞减少症,偶见肝功能异常。

白细胞介素 –2

白细胞介素 –2 与相应受体结合后产生免疫增强和免疫调节作用,诱导 Th 细胞和细胞毒 T 细胞增殖,激活 B 细胞产生抗体,活化巨噬细胞,增强 NK 细胞、杀伤细胞的活性,主要用于治疗黑色素瘤、转移性肾癌等,亦可用于病毒感染与细菌感染。

···· 考点提示 ♀ ····

1. 环孢素的药理作用、临床应用及常见不良反应。
2. 硫唑嘌呤、抗淋巴细胞球蛋白的药理作用、临床应用及常见不良反应。

任务实施

一、用药前

1. 进行护理评估

(1)健康评估:患者的基本情况,如年龄、性别、精神状态等。

(2)用药情况评估:既往是否使用过此类药物,所用药物的名称、用法、用量和疗效等。

(3)用药禁忌评估:对环孢素过敏者、水痘、带状疱疹等病毒感染者禁用;严重肝肾损害、感染及恶性肿瘤者忌用或慎用。

2. 调配药品

(1)检查药品性状:检查药品的外观及性状,药品的生产日期和有效期。

(2)明确给药方式:本类药物主要有胶囊、软胶囊、口服溶液、注射液等。口服液采用专门吸管吸取每次所需量,最好用饮料稀释摇匀后口服。注射液应用生理盐水或 5% 葡萄糖按一定的比例稀释后缓慢静脉输入。

（3）核对给药剂量：环孢素软胶囊有 10 mg、25 mg、50 mg，口服，用于器官移植时起始剂量和治疗狼疮性肾炎时的起始剂量不同，具体剂量因病情而定。

二、用药中

1. 实施用药护理

（1）注意给药方式：口服，餐前或餐后均可，最好是和牛奶或果汁一同服用，应整片吞服，不要打开或咀嚼胶囊。

（2）定期监测病情：用药期间注意观察狼疮性肾炎症状是否缓解。

2. 观察不良反应

（1）蛋白尿、管型尿、肾小球血栓等：与肾毒性有关。

（2）高胆红素血症，氨基转移酶、乳酸脱氢酶、碱性磷酸酶升高：与肝功能损害有关。

（3）震颤、无力、头痛、精神错乱、共济失调等：与神经系统毒性有关。

（4）血脂升高、体重增加、高血糖、高尿酸等：与代谢异常有关。

3. 采取护理措施

（1）注意给药方法：早晚各 1 次，间隔 12 小时。坐位或站位服用，服药后不可立即躺卧，活动 20~30 分钟后才可躺下。使用期间多喝温开水。

（2）加强用药监护：服用环孢素期间，会出现厌食、呕吐、牙龈增生、肝肾功能损害等，定期检查肝肾功能、按摩齿龈，避免或减轻不良反应的发生。

三、用药后

1. 观察药物疗效

（1）症状缓解情况：狼疮性肾炎症状是否得到控制或缓解。

（2）有无不良反应：患者的肝肾功能、神经系统、代谢系统是否稳定。

2. 开展健康教育　狼疮性肾炎易感染，告知患者自身免疫性疾病的发病原因及处理方法，注意口腔卫生，三餐后及时漱口。注意肛周卫生，每日清洁会阴部。避免接触其他有明确感染的人群，外出时佩戴口罩。

任务小结

    常用的免疫抑制剂有环孢素、硫唑嘌呤、糖皮质激素类、抗淋巴细胞球蛋白等,用于自身免疫性疾病、器官移植排斥的治疗;常用的免疫调节药有卡介苗、左旋咪唑、白细胞介素等,主要用于免疫缺陷疾病、慢性感染和肿瘤的辅助治疗。

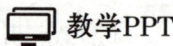 练一练

网上更多……

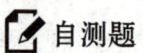 知识拓展　　　　　📝 自测题　　　　　🖥 教学PPT

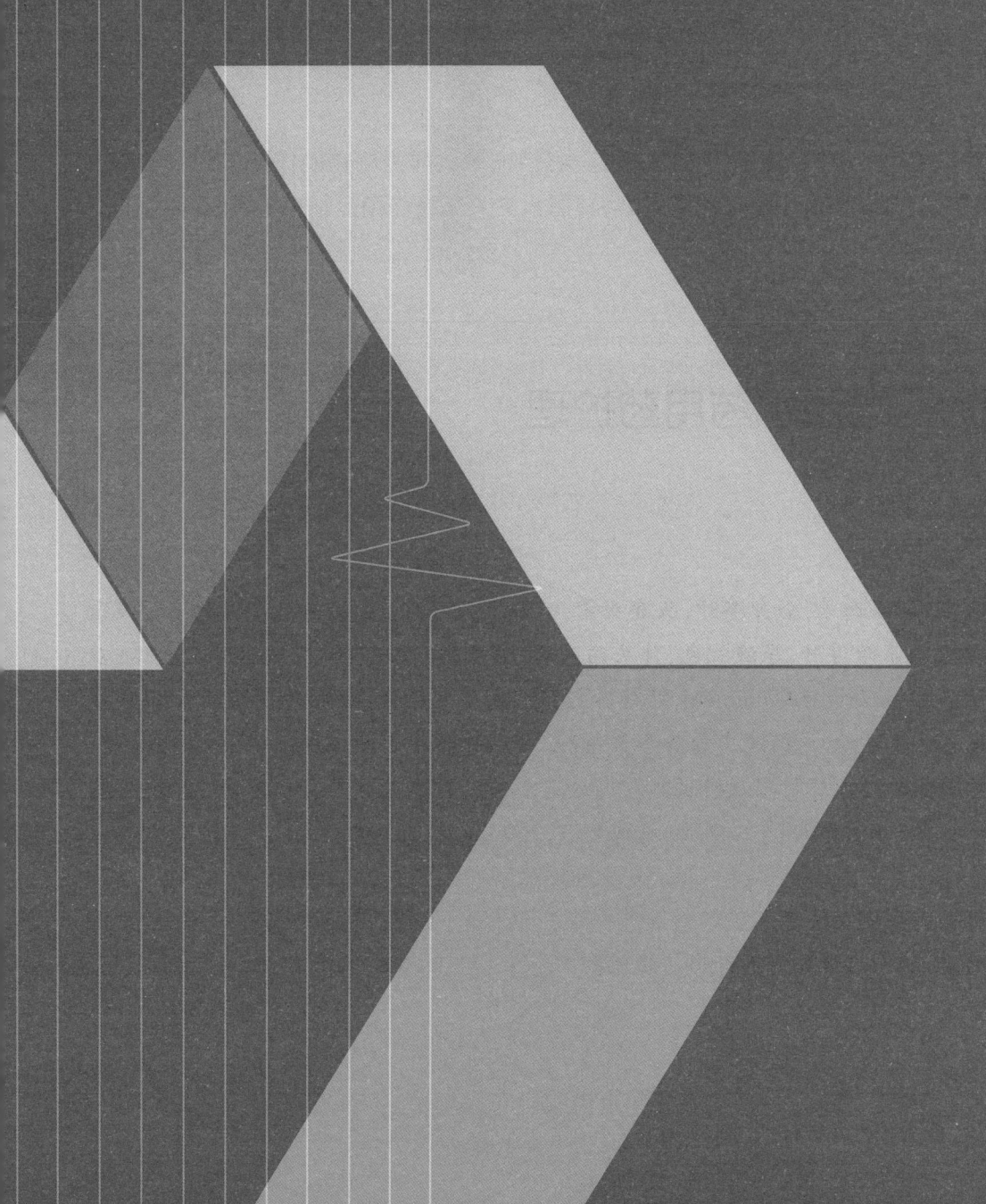

模块四
循环系统药物用药护理

项目一
心血管系统药物用药护理

学习目标

1. 能掌握呋塞米、螺内酯、甘露醇的作用、应用及用药护理要点。

2. 能掌握抗高血压药物的分类，氢氯噻嗪、普萘洛尔、硝苯地平、卡托普利、哌唑嗪等药物的作用与应用，观察药物的疗效及不良反应，采取护理措施，形成用药护理思维。

3. 能掌握抗心律失常药的分类，奎尼丁、利多卡因、苯妥英钠、普罗帕酮、普萘洛尔、胺碘酮等药物的作用、应用及用药护理要点。

4. 能掌握强心苷类药物、硝酸酯类药物、他汀类药物、苯氧酸类药物的作用、用途、不良反应和用药护理要点，对患者开展个体化用药指导，具备人文关怀精神和良好的护患沟通能力。

任务一　利尿药与脱水药用药护理

情境导入

患者，男，32 岁，肉眼血尿，全身浮肿，头痛头晕，呕吐 3 天入院。1 周前患者曾患上呼吸道感染，1 天前晨起发现眼睑浮肿，尿液红色，伴头痛头晕、呕吐，当晚发现双下肢水肿。查体：双下肢轻度凹陷性水肿，血压 145/97 mmHg，颈静脉怒张。实验室检查：抗链球菌溶血素 O 滴度升高，血清 C_3 及总补体下降，尿沉渣中含异形红细胞、白细胞和肾小管上皮细胞，红细胞管型，中度蛋白尿。肾功能检查血肌酐轻度升高。诊断为急性肾小球肾炎。给予呋塞米 20 mg/d 静脉注射；卡托普利 12.5 mg，1 日 3 次，口服；头孢克洛，250 mg，1 日 3 次。

请思考：

1. 患者为什么需要使用呋塞米？

2. 针对此患者，护士应该如何进行用药护理？

相关药物知识

一、利尿药的分类

利尿药是一类作用于肾、增加电解质及水排泄,使尿量增多的药物。临床常用于治疗各种原因引起的水肿,如心衰、肾衰及肝硬化等。常用利尿药按作用部位分为五类,见表4-1-1。

表4-1-1　利尿药的分类

分类	作用部位	作用机制	代表药
碳酸酐酶抑制药（低效利尿药）	近曲小管	抑制碳酸酐酶	乙酰唑胺
渗透性利尿药（脱水药）	髓袢及肾小管其他部位	血液和尿液高渗,脱水	甘露醇
袢利尿药（高效利尿药）	髓袢升支粗段	抑制 Na^+–K^+–$2Cl^-$ 共转运子	呋塞米、布美他尼、依他尼酸
噻嗪类及类噻嗪类利尿药（中效利尿药）	远曲小管近端	抑制 Na^+–Cl^- 共转运子	氢氯噻嗪、氯噻酮、吲达帕胺
保钾利尿药（低效利尿药）	远曲小管远端和集合管	拮抗醛固酮 抑制 Na^+–K^+ 交换	螺内酯 氨苯蝶啶、阿米洛利

二、常用利尿药

（一）袢利尿药

呋 塞 米

呋塞米又称速尿。作用强、起效迅速、维持时间短。口服30分钟内、静脉注射5分钟后生效,维持2~3小时。正常状态下,给予大剂量的呋塞米可使成人排尿明显增加,可达30~40 mL/分。

【药理作用】

1. 利尿作用　作用于髓襻升支粗段皮质部和髓质部,特异性与 Na^+–K^+–$2Cl^-$ 共转运子的 Cl^- 结合部位竞争,抑制NaCl重吸收,降低肾的稀释和浓缩功能而发挥强大的利尿作用,排出大量近于等渗的尿液。同时,可使尿液中 Na^+、K^+、Ca^{2+}、Mg^{2+}、Cl^- 排出增多,尤其是 Cl^- 的浓度显著增高,可发生低氯血症。另外,大剂量呋塞米还可抑制近曲小管的碳酸酐酶活性,使 HCO_3^- 排出增加。

2. 调节血管,影响血流动力学　对心力衰竭的患者,本药在利尿作用发生前就能有效扩张血管,迅速增加全身静脉血容量,降低左室充盈压,减轻肺淤血。呋塞米还增加肾血流量,改变肾皮质内血流分布,可能与其增加引起血管舒张的前列腺素类的生成和对动脉阻力血管钾离子通道开放的作用有关。

【临床应用】

1. 急性肺水肿和脑水肿　静脉注射呋塞米能迅速扩张容量血管,减少回心血量,缓解急性肺水肿。由于利尿后血液浓缩,血浆渗透压增高,可消除脑水肿,对脑水肿合并心衰者尤为适用。

2. 其他严重水肿　用于其他利尿药无效的心、肝、肾性严重水肿。

3. 急慢性肾功能衰竭　呋塞米可增加急性肾衰者的尿量,冲洗肾小管,减少肾小管的萎缩和坏死;同时增加肾血流量和肾小球滤过率,改变肾皮质内血流分布,保护肾。临床上可用于急性肾衰早期防治,也适用于甘露醇无效的少尿患者,但禁用于无尿的肾衰患者。

4. 高钙血症　呋塞米可以抑制 Ca^{2+} 的重吸收,降低血钙。应用本药的同时静脉滴注生理盐水大量增加 Ca^{2+} 的排泄,对迅速控制高钙血症有一定的临床意义。

5. 加速某些毒物的排泄　由于呋塞米强大的利尿作用,可加速毒物随尿液排出。主要对以原形从肾排出的药物或毒物有效,如巴比妥类、水杨酸类。但需注意配合输液,使尿量在一天内达 5 L 以上。

【不良反应】

1. 水与电解质紊乱　表现为低血容量、低血钾、低血钠与低氯血症。低血钾最为常见,可诱发强心苷中毒及肝硬化患者肝性昏迷,应监测电解质,及时补钾或加服保钾利尿药。长期应用还可引起低血镁,当低血钾与低血镁同时存在时,应先纠正低血镁,如不纠正低镁血症,即使补充 K^+ 也不易纠正低钾血症。

2. 耳毒性　见于大量快速静脉注射,表现为眩晕、耳鸣、听力减退或暂时性耳聋,呈剂量依赖性。肾功能不全者或合并使用其他耳毒性药物时更易发生。静脉注射应缓慢,避免与氨基糖苷类抗生素合用。

3. 高尿酸血症　长期用药时多数患者可出现高尿酸血症,但临床痛风的发生率较低。痛风患者应慎用。

4. 其他　长期应用可致胃、十二指肠溃疡,大剂量可出现胃肠出血;对磺胺类药物过敏者可发生交叉过敏反应,故磺胺过敏者禁用;久用可致高血糖、高血脂,故糖尿病、冠心病、高脂血症患者慎用;妊娠期、哺乳期妇女慎用。

布 美 他 尼

布美他尼是呋塞米的衍生物,作用机制与呋塞米相似,作用强度为呋塞米的 20~60 倍,是目前作用最强的利尿药。临床作为呋塞米的代用品,用于顽固性水肿、急性肺水肿、某些急性或慢性肾衰竭使用呋塞米无效时。由于耳毒性最小,为呋塞米的 1/6,对听力缺陷及急性肾衰者尤为适用。不良反应与呋塞米基本相同。

本类其他药物还有托拉塞米、依他尼酸、阿佐塞米和吡咯他尼等。

(二)噻嗪类及类噻嗪类利尿药

噻嗪类是临床广泛应用的一类口服利尿药和降压药,常用噻嗪类药物有氢氯噻嗪。类噻嗪类利尿药有吲达帕胺、氯噻酮、美托拉宗、喹乙宗,虽无噻嗪环但有磺胺结构,利尿作用与噻嗪类相似。氢氯噻嗪是此类药中最常用的利尿药。

【药理作用】

1. 利尿作用　作用于远曲小管近端,抑制 Na^+-Cl^- 同向转运体,抑制 NaCl 的重吸收,促进 Na^+、Cl^- 和水的排出,产生温和持久的利尿作用。本类药对碳酸酐酶有轻度抑制作用,略增加 HCO_3^- 的排泄。可促进远曲小管由 PTH 调节的 Ca^{2+} 重吸收过程,减少尿 Ca^{2+} 含量,减少 Ca^{2+} 在管腔中的沉积,防止尿钙结石的形成。

2. 抗利尿作用　噻嗪类利尿药能明显减少尿崩症患者的尿量并减轻口渴症状,主要由于其增加 Na^+ 的排出,导致血浆渗透压降低,减轻口渴感和减少饮水量,进而减少尿量。其抗利尿机制不明。

3. 降压作用　为临床常用抗高血压药。用药早期通过排钠利尿、血容量减少而降压,长期用药通过扩张外周血管而降压。

【临床应用】

1. 水肿　可用于各种原因引起的水肿。对轻度、中度心源性水肿疗效较好,是慢性心功能不全的主要治疗药物之一。对肾性水肿的疗效与肾功能损害程度有关,受损较轻者疗效较好;应用于肝性水肿时,同样注意防止低钾血症诱发肝昏迷。此外,可用于糖皮质激素或雌激素治疗引起的水钠潴留。

2. 高血压　为治疗高血压的基础药物之一,多与其他抗高血压药合用,增强降压作用,减少不良反应。

3. 其他　可用于治疗肾性尿崩症及抗利尿激素无效的中枢性尿崩症。也适用于高尿钙伴有肾结石患者,预防肾结石形成。

【不良反应】

1. 电解质紊乱　表现为低血钾、低血钠、低镁血症、低氯血症等,久用偶致高钙血症。注意合用保钾利尿药,防止低钾血症。

2. 高尿酸血症　痛风患者慎用。

3. 代谢变化　可致高血糖、高脂血症。纠正低钾血症后可部分抑制高血糖效应。糖尿病、高脂血症患者慎用。

4. 过敏反应　本类药与磺胺类有交叉过敏反应,如皮疹、皮炎(包括光敏性皮炎)等,偶见严重的过敏反应如溶血性贫血、血小板减少、坏死性胰腺炎等。磺胺过敏者禁用。

（三）保钾利尿药

此类药物为低效能利尿药,能够减少 K^+ 排出。主要分为两类:① 醛固酮(盐皮质激素)受体拮抗药,如螺内酯;② 肾小管上皮细胞钠离子通道抑制药,如氨苯蝶啶、阿米洛利。它们均主要作用于远曲小管远端和集合管。

1. 醛固酮受体拮抗药

螺 内 酯

【药理作用】螺内酯又称"安体舒通",是醛固酮的竞争性拮抗药,可对抗醛固酮的保钠排钾作用,减少 Na^+ 的重吸收和 K^+ 的分泌,产生排钠保钾作用,使尿量增多。

【临床应用】螺内酯的利尿作用弱,起效缓慢而作用持久;利尿作用与体内醛固酮的浓度有关,仅当体内有醛固酮存在时才发挥作用。

1) 治疗与醛固酮升高有关的顽固性水肿:对肝硬化和肾病综合征患者发生的水肿较为有效。

2) 充血性心力衰竭:不仅通过排钠利尿消除水肿,而且通过抑制心肌纤维化等多方面的作用改善患者的病情。

【不良反应】较轻,少数患者可出现头痛、困倦与精神紊乱等。长期使用可引起高血钾,尤其肾功能不良时,故肾功能不全者禁用。此外,还有性激素样作用,可引起男性乳房女性化和性功能障碍、妇女多毛症等,停药可消失。

依 普 利 酮

依普利酮是选择性醛固酮受体拮抗剂,活性约为螺内酯的 2 倍。本品口服给药后约经 1.5 小时达到血药峰浓度,半衰期为 4~6 小时,吸收不受食物影响,副作用较小,对高血压、心力衰竭等的疗效较好。

2. 肾小管上皮细胞钠离子通道抑制药

氨苯蝶啶和阿米洛利

【药理作用】两药均作用于远曲小管远端和集合管,直接阻滞管腔 Na^+ 通道而减少 Na^+ 的重吸收,同时抑制 K^+ 的分泌,产生排钠、利尿、保钾的作用。

【临床应用】常与排钾利尿药合用治疗顽固性水肿。

【不良反应】不良反应较少,长期服用均可引起高钾血症。严重肝、肾功能不全者及有高钾血症倾向者禁用。氨苯蝶啶可抑制二氢叶酸还原酶,引起叶酸缺乏,肝硬化患者服用此药可发生巨幼红细胞性贫血。

（四）碳酸酐酶抑制药

乙 酰 唑 胺

【药理作用】乙酰唑胺通过抑制碳酸酐酶的活性而抑制 HCO_3^- 的重吸收。治疗量的乙酰唑胺抑制近曲小管碳酸酐酶的活性,使 H^+ 生成减少, Na^+-H^+ 交换减少, Na^+ 重吸收减少, HCO_3^-

重吸收减少而发挥利尿作用,但此利尿作用弱。小管液中增多的 Na^+ 进入集合管后,在集合管的 Na^+ 重吸收会大大增加,导致 K^+ 分泌增多。因此碳酸酐酶抑制药可造成尿中 HCO_3^-、K^+ 的排出增多。乙酰唑胺还抑制肾以外部位碳酸酐酶依赖的 HCO_3^- 的转运。如眼睫状体向房水中分泌 HCO_3^-,脉络丛向脑脊液分泌 HCO_3^-,因而减少房水和脑脊液的生成量,改变体液 pH。

【临床应用】

1. 青光眼　口服乙酰唑胺可减少房水生成,降低眼内压,对多种类型的青光眼有效。

2. 急性高山病　登山者在急速登上 3 000 米以上的高山时,出现无力、头痛、和失眠的症状,一般较轻,几天后可缓解。严重时可出现肺水肿和脑水肿而危及生命。乙酰唑胺可减少脑脊液的生成及降低脑组织的 pH,减轻症状,改善机体功能。在开始登山前 24 小时口服乙酰唑胺可起到预防作用。

3. 碱化尿液　该药通过增加尿中 HCO_3^- 的排泄,使尿液碱化,可促进尿酸、胱氨酸和酸性物质的排泄,短期应用有效,长期应用需补充碳酸氢盐。

4. 其他　纠正代谢性碱中毒、癫痫、高磷酸盐伴低钾血症的周期性瘫痪。

【不良反应】长期用药可发生低钾血症、高氯性酸中毒等,肝硬化、肝性脑病、肾功能不全者、磺胺过敏者禁用。

(五)渗透性利尿药

渗透性利尿药又称脱水药,是指能使机体组织细胞脱水又有渗透性利尿作用的低分子非盐类物质。本类药物的共同特点是:① 静脉给药不被机体代谢利用,仅提高血浆的渗透压使组织细胞脱水;② 易被肾小球滤过而不易被肾小管重吸收,可迅速排出体外。常用药物包括甘露醇、山梨醇、高渗葡萄糖等。

甘　露　醇

口服不吸收,须静脉给药,临床常用 20% 的高渗溶液静脉注射或静脉滴注。

【药理作用和临床应用】

1. 脱水作用　静脉注射后,能迅速提高血浆渗透压,使组织中水分向血浆转移产生组织脱水作用。对脑、眼作用更明显,可降低颅内压和眼内压,是治疗脑水肿、降低颅内压安全而有效的首选药物,也用于青光眼急性发作及术前降眼压。口服甘露醇则造成渗透性腹泻,可用于从胃肠道消除毒性物质。

2. 利尿作用　静脉注射甘露醇后,血浆渗透压升高,血容量增加,血液黏滞度降低,循环血容量及肾小球滤过率增加。该药在肾小球滤过后不被重吸收,导致肾小管和集合管内渗透压升高,管内外渗透压差的改变使水在近曲小管、髓袢降支和集合管的重吸收减少,甚至可将肾间质的水吸入肾小管和集合管,产生利尿作用。用于预防急性肾功能衰竭,在少尿期及时应用,可避免肾小管坏死。

【不良反应】注射过快可引起一过性头痛、眩晕和视力模糊。静脉滴注发生外漏可引起组织水肿、皮肤坏死。慢性心功能不全、急性肺水肿、严重肺瘀血和活动性颅内出血者禁用。

山 梨 醇

山梨醇是甘露醇的同分异构体,作用及临床应用同甘露醇,进入体内大部分在肝内转化为果糖,故作用较弱。易溶于水,价廉,一般用 25% 的高渗溶液。

高渗葡萄糖

50% 葡萄糖也有脱水及渗透性利尿作用,但因其可部分从血管弥散进入组织,易被代谢利用,作用弱而不持久。停药后可引起颅内压回升,临床上一般将其与甘露醇交替用于脑水肿的治疗。

···· 考点提示 ♀ ····

1. 利尿药的分类及代表药物。
2. 常用利尿药的药理作用、临床应用及不良反应。

任务实施

一、用药前

1. 进行护理评估

(1) 健康评估:了解患者治疗前的血压、体液平衡状态、体重及水肿情况,心、肝、肾功能,做好血钠、血钾、血糖、尿酸等血液化验指标的监测。

(2) 用药情况评估:是否用过利尿药和脱水药,近期是否用过或正在用与利尿药有相互作用的药物,如华法林、强心苷、氨基糖苷类抗生素、锂剂。

(3) 用药禁忌评估:肝硬化、肝昏迷前期、急性肾衰竭无尿期、糖尿病及有痛风史者应慎用或禁用呋塞米或氢氯噻嗪;对磺胺过敏者禁用呋塞米。

2. 调配药品

(1) 检查药品性状:检查药品的生产日期、有效期、外观及性状。

(2) 明确给药方式:本类药物主要有片剂和注射剂等剂型,可口服或静脉给药。

(3) 核对给药剂量:常用的呋塞米片为 20 mg,注射剂为 20 mg/2 mL。具体剂量根据病情遵医嘱。

(4) 避免配伍禁忌:呋塞米注射液碱性较强,静注前应用生理盐水稀释,切忌加入酸性液中静脉滴注,不得与全血混合滴注。

二、用药中

1. 实施用药护理

(1) 定期检查尿和血清电解质：用药期间血钾维持在 3.5~5.0 mmol/L，如有恶心、呕吐和心律不齐则表明血钾过低；如有困倦、嗜睡、极度疲乏和心率减慢，心电图 T 波的改变，常提示血钾升高。

(2) 生化指标监测：用药期间定期检查钠、钾、氯等离子的水平。糖尿病患者应监测血糖。痛风患者应监测血尿酸。

(3) 听力监测：使用呋塞米时，经常询问患者有无听力方面的问题，尽量避免与其他耳毒性药物合用。

2. 观察不良反应

(1) 严重电解质紊乱：与用袢利尿药后电解质从体内排出有关。

(2) 脱水症状：与用药后体液丢失过多有关，注意体液的进出量。

(3) 低血压：与用药后降低血压有关。

(4) 高血糖、高尿酸、高血脂：与用呋塞米后影响代谢有关。有痛风倾向者如发生关节肿胀和疼痛时可能与高尿酸血症有关。

(5) 耳聋：与用袢利尿药后产生耳毒性有关。

3. 采取护理措施

(1) 调整饮食：呋塞米具有排钾作用，导致血钾过低，可多食含钾丰富的食物如香蕉、葡萄等或补充钾盐以减少低血钾的发生。发现严重电解质紊乱时应停药或减量。适当饮水，预防体液丢失过多而出现口干、口渴及尿少等脱水症状。

(2) 调整药量：若患者同时服用抗高血压药，应在医生的指导下调整剂量，预防低血压，并告知患者预防低血压的方法。

三、用药后

1. 观察药物疗效

(1) 症状缓解情况：水肿是否消退，液体出入量和电解质是否平衡。血压、心率、肾衰等相关指标是否好转。

(2) 伴随症状改变：血糖、血脂、血尿酸水平是否有改变。

2. 开展健康教育

(1) 做好用药护理：药物对水和电解质的影响较大，为避免发生电解质代谢紊乱，应从小剂量开始,间歇给药,即服药 1~3 日,停药 2~4 日。

(2) 做好生活护理:限盐限水,采用低蛋白质饮食,加强锻炼,预防感染,保证营养,增加抵抗力。

任务小结

根据利尿作用的强弱可分为高效利尿药,如呋塞米;中效利尿药,如氢氯噻嗪;低效利尿药,如螺内酯、氨苯蝶啶。根据对钾离子的作用可以分为排钾利尿药,如呋塞米、氢氯噻嗪;保钾利尿药,如螺内酯、氨苯蝶啶。脱水药包括甘露醇、山梨醇。

练一练

任务二 抗高血压药用药护理

情境导入

患者,男,65 岁,患高血压 10 余年,间断服药,经常更换,剂量亦随意调整。平日里时常饮酒,量较多。近日来,经常出现头晕、头痛,遂来院就诊。查体:血压 185/105 mmHg,神清,体态肥胖,心界向左下移位,X 线胸片提示患者左心室肥厚。实验室检查提示患者伴有血脂、血糖的轻度升高。医生制订给药方案:卡托普利片,25 mg,每天 1 次;硝苯地平控释片,30 mg,每天 1 次;另嘱患者注意控制血脂和血糖。

请思考:

1. 患者服用卡托普利和硝苯地平是否合适? 为什么?

2. 患者用药后会有哪些预期表现?

3. 针对此患者,护士应如何完成用药护理程序?

相关药物知识

一、抗高血压药物的分类

高血压是以体循环动脉血压增高为主要特征,可伴有心、脑、肾等器官的功能或器质性损害的临床综合征。《国家基层高血压防治管理指南》(2020 版)规定,未应用降压药的情况下,非同日 3 次测量血压,收缩压 ≥ 140 mmHg(18.7 kPa),和 / 或舒张压 ≥ 90 mmHg(12.0 kPa)者为高血压。高血压在持续进展的过程中常常累及心、脑、肾等重要靶器官,其损害程度常与血压水平呈正相关。

抗高血压药又称降压药,是一类能够能降低血压、用于治疗高血压的药物。根据抗高血压药的作用部位或机制,可将其分为以下几类,见表4-1-2。

表4-1-2　抗高血压药的分类

药物分类		代表药
1. 利尿药		氢氯噻嗪、吲达帕胺
2. 钙通道阻滞药(CCB)		硝苯地平、尼群地平、尼莫地平
3. 肾素－血管紧张素－醛固酮系统(RAAS)抑制药	血管紧张素转化酶抑制药	卡托普利、贝那普利、依那普利
	血管紧张素Ⅱ受体阻断药	氯沙坦、缬沙坦、厄贝沙坦
4. 肾上腺素受体阻断药	α_1受体阻断药	哌唑嗪
	β受体阻断药	普萘洛尔、美托洛尔、阿替洛尔
	α和β受体阻断药	拉贝洛尔
5. 血管扩张药	直接舒张血管药	肼屈嗪、硝普钠
	钾通道开放药	吡那地尔
6. 其他	中枢性降压药	可乐定、甲基多巴、莫索尼定
	神经节阻滞药	樟磺咪芬、美卡拉明
	去甲肾上腺素能神经末梢抑制药	利血平、胍乙啶

目前我国临床常用的抗高血压药包括利尿药、β受体阻断药、钙通道阻滞药、血管紧张素转化酶抑制药、血管紧张素Ⅱ受体阻断药等,应用广泛、疗效好、不良反应少,称为一线抗高血压药。

二、常用抗高血压药

(一)利尿药

氢 氯 噻 嗪

【药理作用】氢氯噻嗪降压作用温和、持久,长期用药无明显耐受性,大多数患者用药2~4周可以达到最大疗效。用药初期主要因排Na^+利尿造成体内Na^+、水负平衡,细胞外液和血容量减少,发挥降压作用。连续用药2~4周后,血容量及心输出量逐渐恢复,血压仍可持续降低,其可能机制如下:① 因排Na^+而降低小动脉壁细胞内Na^+的含量,通过Na^+-Ca^{2+}交换机制,使血管平滑肌细胞内Ca^{2+}含量减少,血管平滑肌松弛;② 降低血管平滑肌细胞对去甲肾上腺素等缩血管物质的敏感性;③ 诱导动脉壁产生激肽、前列腺素等扩血管物质。

【临床应用】可单独应用于轻度高血压,或与其他抗高血压药联合应用治疗中、重度高血压。老年高血压患者长期小剂量用药可较好的控制血压。

【不良反应】长期应用可致水、电解质紊乱,引起低血钾、低血钠、低血镁等,以低血钾最为常见,应注意补钾。还可引起血尿酸增高,影响血糖和血脂代谢,可致高血糖、高脂血症。

吲 达 帕 胺

【药理作用】吲达帕胺口服吸收完全,半衰期为 13 小时,主要经肝代谢。本品具有利尿和钙阻断双重作用,利尿作用弱。降压机制主要为抑制血管平滑肌 Ca^{2+} 内流,并使血管内皮细胞产生血管内皮舒张因子扩张血管。但不减慢心率,不收缩血管。

【临床应用】吲达帕胺是长效、强效降压药,适用于轻、中度高血压,尤其是伴有肾功能不全、糖尿病及高脂血症的高血压患者。

【不良反应】偶有头痛、头晕、上腹部不适、恶心、食欲减退、腹泻、皮疹等,长期应用可使血钾降低,应予注意。对磺胺类药物过敏者禁用。严重肾功能不全、肝性脑病、低钾血症者不建议使用。

(二) β 受体阻断药

主要有普萘洛尔、美托洛尔、阿替洛尔、拉贝洛尔等。

普 萘 洛 尔

【药理作用】普萘洛尔又名心得安,为非选择性 β 受体阻断药,目前认为其降压机制与下列作用有关:① 阻断心脏 β_1 受体,抑制心肌收缩力,减慢心率,降低心输出量;② 阻断肾小球旁器的 β_1 受体,抑制肾素释放,阻碍肾素 – 血管紧张素 – 醛固酮系统对血压的调节作用;③ 阻断中枢 β 受体,抑制外周交感神经活性;④ 阻断去甲肾上腺素能神经突触前膜的 β_2 受体,抑制其正反馈调节作用,减少去甲肾上腺素的释放;⑤ 促进前列环素等具有扩血管作用物质的产生。

【临床作用】作用缓慢而持久,长期应用不产生耐受性,适用于轻、中度高血压。可单独应用,也可与利尿药或扩张血管药联合应用治疗重度高血压。对伴有心输出量多、肾素活性偏高者疗效较好,尤其适用于伴有心绞痛、心动过速及脑血管疾病的高血压患者,亦适用于高血压伴有偏头痛、甲亢的患者。

【不良反应】普萘洛尔阻断心脏 β_1 受体,抑制心脏功能,出现窦性心动过缓、房室传导阻滞和心功能不全,并会掩盖糖尿病患者用药后的低血糖症状(如心动过速)而出现严重后果;阻断血管平滑肌 β_2 受体,使冠状动脉收缩,诱发或加重变异性心绞痛;阻断支气管平滑肌 β_2 受体,使支气管收缩,增加呼吸道阻力诱发或加重支气管哮喘。长期应用切忌突然停药,否则会加重病情,甚至诱发心绞痛、严重心律失常或猝死于心肌梗死。

美托洛尔和阿替洛尔

美托洛尔和阿替洛尔降压机制与普萘洛尔相似,但对心脏的 β_1 受体选择性高,对血管和支气管平滑肌的 β_2 受体影响较小。口服用于各种程度的高血压,降压作用持续时间较长,作用优于普萘洛尔,不良反应较普萘洛尔少。

拉 贝 洛 尔

拉贝洛尔为 α、β 受体阻断药,对 $β_1$、$β_2$ 受体均有阻断作用,对 $α_1$ 受体作用较弱,对 $α_2$ 受体无效。降压作用温和,对心输出量和心率影响较小,适用于轻度至重度高血压和心绞痛,静脉注射可用于高血压危象。由于 $α_1$ 受体阻断作用,大剂量可引起直立性低血压。儿童、孕妇、支气管哮喘、脑溢血等患者忌用静脉注射。

(三)钙通道阻滞药

常用的钙通道阻滞药主要有硝苯地平、尼群地平、氨氯地平等。

硝 苯 地 平

【药理作用】硝苯地平通过抑制 Ca^{2+} 的内流,使血管平滑肌松弛,扩张小动脉,降低外周血管阻力,降压作用显著,降压的同时不减少冠脉、肾、脑血流量。降压的同时还能改善心肌和血管的重构,延缓动脉粥样硬化的发生发展。

【临床应用】硝苯地平口服易吸收,30 分钟起效,舌下含化 5 分钟后显效,适合各型高血压,可单独使用,也可与利尿药、β 受体阻断药、ACEI 合用。控释剂与缓释剂可减少血药浓度的波动,降低不良反应的发生率,平稳降压。临床还可用于心绞痛和心力衰竭。

【不良反应】常见头痛、面部潮红、眩晕、心悸、踝部水肿等。短效制剂引起血压波动较大,可反射性引起心率加快、心输出量增加以及血浆肾素活性增高,与 β 受体阻断药合用可减轻,或改用控释剂和缓释剂。

尼 群 地 平

尼群地平选择性抑制血管平滑肌细胞 Ca^{2+} 内流,也能舒张冠状血管。降压作用较硝苯地平温和、持久。不良反应少。临床适用于各型高血压,对高血压伴心绞痛者尤佳。与利尿药或 β 受体阻断药合用可增强疗效。

氨 氯 地 平

氨氯地平是目前临床常用的长效类钙通道阻滞药,口服吸收好,血药浓度较稳定,降压作用温和、持久、平缓。临床常用于治疗高血压和心绞痛者。

(四)血管紧张素转化酶抑制药(ACEI)

肾素 - 血管紧张素 - 醛固酮系统(RAAS)在血压调节及高血压发病中有重要作用。肾素可将血管紧张素原水解为血管紧张素 I,后者又在血管紧张素转化酶(ACE)的作用下转化为血管紧张素 II(Ang II),Ang II 与血管紧张素 II 受体(AT_1)结合,可使血管收缩和醛固酮分泌增多,血压升高。Ang II 还能引起心室重构(心肌肥厚)和血管重构(血管壁增厚),参与血压、缺血性心脏病及慢性心功能不全等心血管病的病理生理过程,加重病情发展。血管紧张素转化酶抑制药(ACEI)抑制 ACE,减少 Ang II 的生成并减少缓激肽的降解,使血管扩张,血压下降,并逆转心血管重构,对高血压患者有良好的靶器官保护作用。

常用 ACEI 制剂包括卡托普利、依那普利、雷米普利等。

卡 托 普 利

【药理作用】卡托普利是第一个应用于临床的含巯基的 ACEI。作用强,起效快,口服 15 分钟即可生效,1~2 小时达高峰,持续 6~8 小时。与其他降压药相比,具有以下特点:① 降压时不伴有反射性心率加快;② 可防止和逆转高血压患者血管壁的增厚和心肌细胞增生肥大,发挥直接及间接的心脏保护作用,同时提高高血压患者的生活质量,降低死亡率;③ 具有扩张肾血管,增加肾血流量作用;④ 长期服用无耐受性,不易引起电解质紊乱和脂质代谢障碍,可降低糖尿病、肾病和其他肾实质性损害患者肾小球损伤的可能性。

【临床应用】适用于各型高血压,尤其对肾素活性高的高血压患者疗效好。对伴有慢性肾功能不全、充血性心力衰竭、冠心病、糖尿病的高血压患者,可改善生活质量,降低死亡率。合用利尿药、β 受体阻断药可增强降压效果,用于治疗重度或顽固性高血压。也可用于慢性心功能不全,通过扩张动脉和静脉,减轻心脏前后负荷,改善心功能,从而降低病死率。

【不良反应】不良反应发生率较低,主要不良反应有低血压,常见于初始用量过大时,宜从小剂量开始使用。刺激性咳嗽是常见的不良反应,主要为频繁性干咳,常在用药后 1 周至 6 个月内出现,停药后可自行消失。可发生高血钾,偶有血管神经性水肿、中性粒细胞减少、蛋白尿等,肾功能不全者慎用,当肾功能受损或与保钾利尿药合用时易出现高血钾。久用可致血锌降低而引起皮疹、味觉及嗅觉缺损、脱发等,补充锌可以减轻。能影响胎儿发育,孕妇禁用。

依 那 普 利

依那普利为不含巯基的强效 ACEI,口服吸收迅速,作用出现缓慢,但强而持久,降压作用约为卡托普利的 10 倍,主要用于各型高血压及心功能不全。不良反应与卡托普利相似但较少。

(五)血管紧张素 II 受体阻断药

常用的此类药物有氯沙坦、缬沙坦、厄贝沙坦、坎地沙坦等。

氯 沙 坦

【药理作用】氯沙坦为第一个应用于临床的强效选择性的 AT_1 受体阻断药,选择性阻断 AT_1 受体后,使得 Ang II 的缩血管作用以及增强交感神经活性功能受到抑制,从而降低血压。长期降压还可与调节水、盐平衡,抑制心血管重构有关。

【临床应用】降压作用平稳、持久,但起效缓慢,用药 3~6 周可达最大降压效果。临床广泛用于治疗轻、中、重度高血压,对伴有糖尿病、肾病、慢性心功能不全患者疗效较好;长期应用可抑制左室心肌肥厚和血管壁增厚。

【不良反应】本药不良反应较 ACEI 少,可引起低血压、高血钾等,但不引起咳嗽及血管神经性水肿。个别患者可出现胃肠道不适、头痛、头晕等。可影响胎儿发育,孕妇、哺乳期妇女禁用。

（六）其他抗高血压药

除一线降压药外,还有一些使用频率较低但临床仍然需要使用的药物,其中部分药物作为复方制剂的组成成分。

哌 唑 嗪

【药理作用】哌唑嗪是人工合成的喹唑啉类衍生物,对血管平滑肌突触后膜上的 α_1 受体具有高度选择性阻断作用,扩张小动脉及静脉,降低外周血管阻力和回心血量,从而发挥降压作用。降压时对心率、心输出量和血浆肾素活性无明显影响。长期用药能改善脂质代谢,降低血浆总胆固醇、甘油三酯、低密度脂蛋白的含量,提高高密度脂蛋白的含量。对糖代谢无不良影响,可用于伴有糖尿病的高血压患者。通过阻断 α_1 受体松弛膀胱和尿道平滑肌,改善前列腺增生患者排尿困难的症状。

【临床应用】哌唑嗪能发挥中等偏强的降压作用,单用治疗轻度、中度高血压,尤其适用于伴有高脂血症或前列腺肥大的高血压患者,与 β 受体阻断药及 ACEI、ARB、CCB 和利尿药合用可增强降压效果,也可用于难治性心力衰竭。

【不良反应】部分患者首次给药可出现严重的直立性低血压,表现为晕厥、心悸等,称为首剂现象。在立位、饥饿、低盐时尤易发生,发生原因与用量较大引起强烈的容量血管扩张,回心血量明显减少,致心输出量锐减有关,故首次用量不宜超过 0.5 mg,睡前服用,以预防或减轻首剂现象的发生。此外,哌唑嗪尚有鼻塞、口干、眩晕、嗜睡等副作用,停药后可消失。

可 乐 定

【药理作用】可乐定为咪唑类衍生物,可选择性激动咪唑啉 I 型受体,激动抑制性神经元从而降低外周交感神经张力,降低血压;也可激动外周交感神经突触前膜的 α_2 受体,通过负反馈性调节,减少去甲肾上腺素的释放,参与降压效应。可乐定激动中枢阿片受体,与其降压和治疗吗啡类药物的戒断症状有关。

【临床应用】可乐定降压作用中等偏强,口服易吸收,起效快,适用于中度高血压,常在其他降压药无效时应用。因其能抑制胃肠道蠕动和胃酸分泌,故适用于伴有溃疡病的高血压患者。口服也可用于治疗偏头痛、严重痛经,还可用于阿片类镇痛药成瘾者的脱毒治疗。

【不良反应】常见口干、便秘、镇静、嗜睡等不良反应,尚有头痛、腮腺痛、阳痿等,停药后多自行消失。久用可致水钠潴留,与利尿药合用可减轻。长期用药后宜逐渐减量停药,以防发生反跳现象。

甲 基 多 巴

甲基多巴易通过血脑屏障,在脑内转化为 α- 甲基去甲肾上腺素,激动突触后膜 α_2 受体,使交感神经传出冲动减少,发挥降压作用。甲基多巴与可乐定相似,降压作用温和而持久,用于中度高血压,对肾性高血压及高血压伴有肾功能不全者尤为适宜。长期大量应用可引起自身免疫性溶血性贫血及粒细胞减少,停药后可缓慢恢复。长期单独应用可引起水钠潴留,故常与利尿药合用。

利 血 平

利血平具有镇静、安定和降压作用。其降压机制为耗竭外周去甲肾上腺素能神经末梢中的递质,降压作用缓慢、温和、持久。但不良反应较多,目前已不单独应用,常与其他药物组成复方制剂如复方利血平氨苯蝶啶片,用于轻、中度高血压。主要不良反应有镇静、嗜睡和副交感神经亢奋症状,长期应用可致抑郁、消化性溃疡,伴有溃疡病史者、抑郁症病史者禁用或慎用。

肼 屈 嗪

肼屈嗪通过直接舒张小动脉平滑肌,使外周阻力降低发挥降压作用。降压的同时能反射性兴奋交感神经,出现心率加快、心输出量增加、血浆肾素活性增高和水钠潴留加重等不良反应,合用 β 受体阻断药和利尿药可减轻。适用于中、重度高血压,一般不单独应用,仅在常用药治疗效果不佳时加用。与 β 受体阻断药和利尿药合用可增加疗效。主要不良反应有头痛、直立性低血压、心悸、眩晕等,甚至诱发心绞痛和心力衰竭。大剂量(每日 400 mg 以上)可引起全身红斑狼疮样综合征及类风湿性关节炎,将每日剂量降至 200 mg 时,上述反应少见。

硝 普 钠

硝普钠为快速、强效而短暂的血管扩张药,半衰期极短,起作用维持时间仅 5~15 分钟,故需静脉滴注维持疗效。硝普钠通过释放一氧化氮(NO),激活血管平滑肌细胞鸟苷酸环化酶,增加血管平滑肌细胞内环磷酸鸟苷水平,从而产生血管扩张作用。主要用于治疗高血压危象、高血压脑病、恶性高血压,特别适用于伴有急性心肌梗死者或左室功能衰竭的严重高血压患者。常见呕吐、出汗、头痛、心悸等不良反应,多为血压下降过快所致,故静脉滴注时应严格控制滴速,维持血压于所需水平。长期或大量应用可致血中氰化物蓄积中毒,必要时可用硫代硫酸钠防治。本品遇光易被破坏,溶液应现用现配,静脉滴注时应注意避光。

米 诺 地 尔

米诺地尔为钾通道开放药,能直接舒张血管平滑肌而降压,其降压机制部分是通过激活平滑肌细胞膜上 ATP 敏感的 K^+ 通道开放,促进 K^+ 外流增加,导致细胞膜超极化,钙通道失活,Ca^{2+} 内流减少所致。临床上主要用于其他降压药治疗效果不佳的顽固性高血压,特别是肾功能不全的男性高血压患者。不良反应有水钠潴留、心血管反应和多毛症等。

.... 考点提示 ♀ ....

1. 一线抗高血压药的分类及常用药物。

2. 一线抗高血压药的药理作用、临床应用及常见不良反应。

任务实施

一、用药前

1. 进行护理评估

(1) 健康评估：患者的基本情况，如血压的分级、临床表现、有无高血压急症和心、脑、肾等靶器官受损的征象，是否伴有血糖、血脂、尿酸水平的增高等。患者有无家族病史，有无抽烟、饮酒、高钠饮食等习惯，职业及工作压力情况，体重是否超重或肥胖及运动情况等。

(2) 用药情况评估：既往是否使用过降压药，所用药物的名称、用法、用量和疗效等，是否有药物过敏。

(3) 用药禁忌评估：高血压合并糖尿病、痛风者禁用氢氯噻嗪，高血压合并支气管哮喘禁用β受体阻断药，高血压合并消化性溃疡及抑郁症者禁用利血平。

2. 调配药品

(1) 检查药品性状：检查降压药的外观及性状，药品的生产日期和有效期。

(2) 明确给药方式：常用降压药大多数为片剂，如卡托普利片、硝苯地平控释片、硝苯地平缓释片，明确合理的给药方式，绝大多数降压药采取口服给药。

(3) 核对给药剂量：卡托普利片为 12.5 mg、25 mg、50 mg、100 mg；硝苯地平控释片为 30 mg；硝苯地平缓释片为 10 mg；具体剂量根据病情遵医嘱用药。

二、用药中

1. 实施用药护理

(1) 注意给药方式：降压药从小剂量开始服用，逐步递增剂量，应避免降压速度过快。长效制剂多于晨起 7 时口服，如 1 日服用 2 次，则以 7 时和 14 时为最好。控释剂和缓释剂应整片或整粒吞服，勿掰开、咀嚼服用。

(2) 定期监测血压：用药期间应定期测量血压。

(3) 血生化检测：用药期间定期检查血钾、血糖、血脂、血尿酸含量，心功能和肝肾功能变化。

2. 观察不良反应

(1) 踝部水肿、面色潮红、头痛：与硝苯地平扩张血管有关。

(2) 心悸：与硝苯地平短效制剂反射性引起心率加快有关。

(3) 咳嗽：与 ACEI 抑制缓激肽降解有关。

（4）皮疹、味觉减退：与 ACEI 久用致血锌降低有关。

（5）高血钾：ACEI 使用过中，当肾功能受损或与保钾利尿药合用时易出现高血钾。

3. 采取护理措施

（1）注意给药方法：患者服用降压药出现直立性低血压时，应指导患者改变体位成坐位或卧位，动作要缓慢，首次服用剂量减半，避免用过热的水洗澡或蒸汽浴。服用 ACEI 的患者一旦发生血管神经性水肿应立即停药，并及时报告医生，给予肾上腺素皮下注射。

（2）调整药物种类：若出现严重不良反应，或患者不能耐受的症状，必要时更换药物种类，如缬沙坦替代卡托普利。

三、用药后

1. 观察药物疗效

（1）症状缓解情况：高血压急症剧烈头痛、头晕、呕吐等症状是否缓解。

（2）血压水平变化：用药后血压是否下降并接近或维持正常水平。

（3）伴随症状改变：血糖、血脂、血尿酸水平是否有改变，心、脑、肾等靶器官功能的改变情况。

2. 开展健康教育

（1）做好心理护理：紧张、抑郁、情绪激动及精神创伤可使交感神经兴奋，肾上腺素分泌增多，血压升高。因此减少压力、保持良好的心理状态十分重要。

（2）做好用药护理：指导患者合理使用降压药，了解药物的使用方法和剂量，避免药物不良反应的发生，如直立性低血压、刺激性咳嗽、痛风，及时向患者说明和解释用药后可能出现的不适反应。

（3）做好生活护理：对患者进行高血压相关知识的教育，指导患者合理饮食、适当运动、有效控制体重，指导患者掌握自测血压的方法。

任务小结

临床常用的一线抗高血压药主要包括利尿药、β 受体阻断药、钙通道阻滞药、血管紧张素转换酶抑制剂、血管紧张素 II 受体阻断药、血管扩张药等，需根据患者的血压状况选择适合的降压药。

练一练

情境导入

患者,女,60 岁,近日来劳累之后经常出现心前区的疼痛,伴有胸闷,遂来院就诊。查体:体温 36.2℃,心率 76 次 / 分,血压 175/105 mmHg,神清,体态肥胖,心界向左下移位。诊断为冠心病心绞痛。医生制订给药方案:硝酸甘油片,0.5 mg,发作时舌下含服;美托洛尔缓释片,47.5 mg,每次 95 mg,1 次 / 日。

请思考:

1. 患者服用硝酸甘油和美托洛尔是否合适? 为什么?

2. 患者用药后会有哪些预期表现?

3. 针对此患者,护士应如何完成用药护理程序?

相关药物知识

心绞痛是冠状动脉粥样硬化性心脏病的常见症状,是由冠状动脉供血不足引起的心肌急剧、短暂的缺血、缺氧所引起的临床综合征,其典型症状为阵发性胸骨后压榨性疼痛,可放射至下颌、颈部、左上肢等部位。其主要的病理生理特征为心肌供氧与耗氧之间的平衡失调,当心肌的冠脉供氧量减少(粥样斑块、冠脉痉挛等)不能满足耗氧量的增加(劳累、激动、剧烈运动等),心肌组织氧的供需失衡,大量缺氧代谢产物聚积,刺激心肌交感神经传入神经末梢引起疼痛。参照世界卫生组织的有关意见,心绞痛可分为以下三种类型:① 稳定型心绞痛:最常见,多在劳累、情绪激动、便秘或其他增加心肌需氧量的情况下诱发,通过休息或舌下含服硝酸甘油而缓解;② 不稳定型心绞痛:较为严重,无明显诱因,常在活动较少或安静时不定时地频繁发作,疼痛时间较长,舌下含服硝酸甘油不易缓解,可逐渐转变为稳定型心绞痛,也可发展为心肌梗死或猝死。③ 变异型心绞痛:为冠状动脉痉挛所诱发,常在夜间或休息时发病。

抗心绞痛药是一类能恢复心肌氧的供需平衡的药物,增加心肌供血供氧、降低心肌耗氧量是其作用的药理基础。目前常用的抗心绞痛药物包括硝酸酯类、β 受体阻断药和钙通道阻滞药。

一、硝酸酯类

硝酸酯类是最常用的一氧化氮供体药物,具有类似的药理作用、作用机制及不良反应,但生物利用度、起效时间、维持时间等药动学特点有较大差异。

硝 酸 甘 油

硝酸甘油是硝酸酯类的代表药,治疗心绞痛已有一百多年的历史。硝酸甘油起效快、疗效确切、使用方便、经济,目前仍是临床防治心绞痛最常用的药物。口服给药首关消除达90%以上,多采用舌下含服,1~3分钟显效,5分钟作用达高峰,作用维持10~30分钟。也可经皮肤给药或静脉滴注。

【药理作用】硝酸甘油的基本药理作用是松弛平滑肌,以松弛血管平滑肌的作用最为明显,主要通过扩张外周静脉、动脉和冠状动脉发挥抗心绞痛作用。

1. 扩张外周血管,降低心肌耗氧量 硝酸甘油可以舒张全身的动脉和静脉,通过扩张静脉,增加静脉容量,减少回心血量,降低心脏前负荷;较大剂量时舒张外周阻力血管,降低心脏射血阻力,减轻后负荷,从而降低室壁张力,减少心肌耗氧量。

2. 改变冠脉血液分布,增加缺血区心肌供血 心内膜下血管由心外膜血管垂直穿过心肌延伸而来,内膜下血流易受心室壁肌张力及室内压力的影响。心绞痛急性发作时,左心室舒张末期压力增高,心内膜下区域缺血最为严重。硝酸甘油能降低左心室舒张末压,舒张心外膜血管及侧支血管,使血液易从心外膜区域向心内膜下缺血区灌流,从而增加缺血区的血流量,缓解心绞痛。此外,硝酸甘油能明显舒张较大的心外膜血管以及狭窄的冠状血管及侧支血管,此作用在冠状动脉痉挛时更为明显。当冠状动脉因粥样硬化或痉挛发生狭窄时,缺血区域的血管因缺氧代谢物的堆积处于舒张状态。这样,非缺血区域的阻力大于缺血区,用药后可使血液由输送血管经侧支血管流向缺血区,而改善缺血区的供血(图4-1-1)。

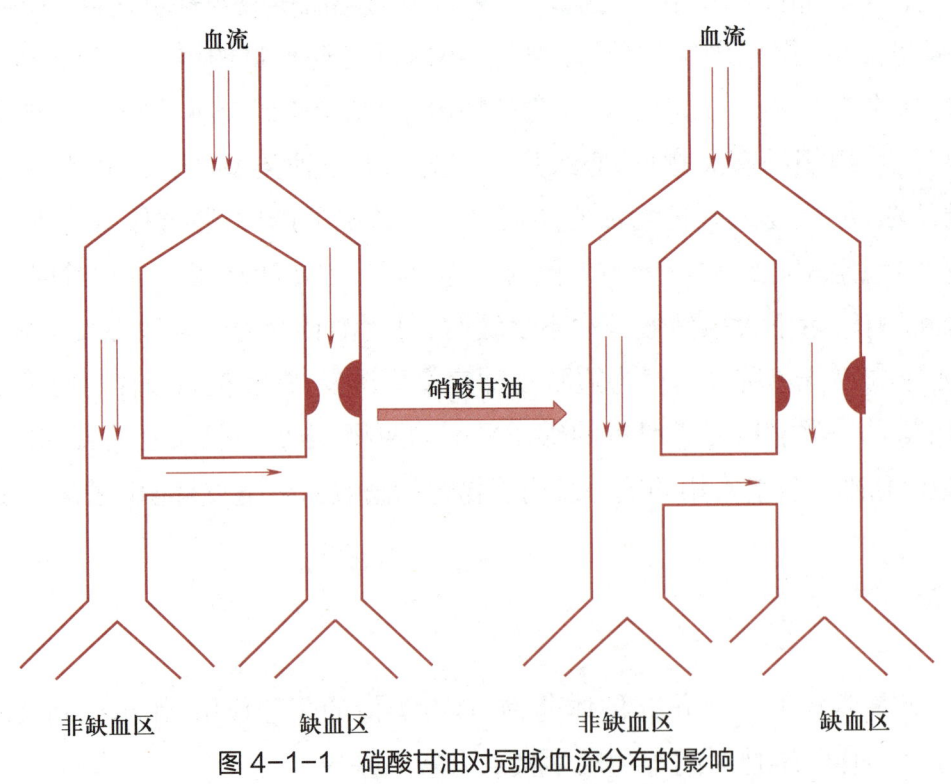

图 4-1-1 硝酸甘油对冠脉血流分布的影响

【临床应用】

1. 防治心绞痛　硝酸甘油是缓解心绞痛最常用的药物,舌下含服能迅速终止心绞痛急性发作,常作为稳定型心绞痛的首选药;与 β 受体阻断药合用可提高疗效。

2. 急性心肌梗死　急性心肌梗死患者早期静脉给药,不仅能减少心肌耗氧量,尚有抗血小板聚集和黏附作用,缩小心肌梗死范围,但应限制用量,以免过度降压反而加重心肌缺血。

3. 充血性心力衰竭　扩张动脉、静脉,降低心脏前后负荷,治疗重度和难治性心功能不全。

【不良反应】硝酸甘油不良反应轻,临床应用较安全,主要不良反应与舒张血管有关,可出现皮肤潮红、搏动性头痛、颅内压和眼内压升高、直立性低血压及晕厥等。剂量过大可致直立性低血压,继而反射性引起心率加快,收缩力增强,使心肌耗氧量增加。超剂量使用可引起高铁血红蛋白血症,出现发绀、呼吸急促等症状,可静脉注射亚甲蓝治疗。连续用药可出现耐受性,停药 1~2 周后可消失,宜采取小剂量、间歇给药法。

硝酸异山梨酯

硝酸异山梨酯的药理作用及作用机制与硝酸甘油相似,起效稍慢、作用维持时间较长,但有效剂量范围个体差异大,不良反应较多。可用于心绞痛的预防、冠心病的长期治疗及心肌梗死后持续心绞痛的治疗。

单硝酸异山梨酯

单硝酸异山梨酯的药理作用及作用机制与硝酸异山梨酯相似,具有明显的扩张血管作用。口服生物利用度接近 100%,适用于心绞痛的预防,起效稍慢、作用维持时间较长,但有效剂量范围个体差异大,不良反应较多。

 拓展阅读——硝酸甘油的前世今生

作为经典的百年老药,硝酸甘油仍是目前临床常用的抗心绞痛药,其疗效确切、经济实惠,是常用的救命良药。但是硝酸甘油最初被人们所熟悉的功能不是抗心绞痛,而是炸药,主要用于矿山开采。后来人们发现在工厂长期接触炸药加工的工人出现了头疼、面色赤红的等症状,一旦离开工作环境症状就会减轻,后来发现这一现象与硝酸甘油的扩血管作用有关。经过科学家们多年的探索与实验,终于阐明了硝酸甘油的作用机理。从炸药到药,虽然只少了一个字,但其中的内涵却发生了翻天覆地的变化。作为炸药强调的是爆发力和破坏力;作为药,主要用于治病救人,强调的是安全性与可控性。这也提示我们不要带着固有思维看待科学探索,要善于观察,发明创造的灵感无处不在。

二、β 受体阻断药

β 受体阻断药主要有普萘洛尔、美托洛尔等,以普萘洛尔为例进行介绍。

普 萘 洛 尔

【药理作用】

1. 降低心肌耗氧量 通过阻断心脏 β_1 受体，使心率减慢，心肌收缩力减弱，同时通过降低血压使心室壁的张力降低，从而降低心肌耗氧量。

2. 改善心肌缺血区供血 普萘洛尔降低心肌耗氧量，使非缺血区的冠脉阻力增高，从而促使血液向缺血区已舒张的阻力血管流动，增加缺血区的供血。其次，由于心率减慢，舒张期延长，冠脉的灌流时间也相对延长，有利于血液从心外膜血管流向易缺血的心内膜区。

3. 改善心肌代谢 能改善缺血区心肌对葡萄糖的摄取和利用，保护缺血区心肌细胞线粒体的结构和功能，维持缺血区的能量供应；还能促进氧合血红蛋白的解离而增加全身组织包括心肌的供氧，从而改善心肌代谢。

【临床作用】主要用于稳定型和不稳定型心绞痛，对合并高血压或心律失常患者更为适用。也用于心肌梗死。不宜用于冠脉痉挛引起的变异型心绞痛。

【不良反应】宜从小剂量开始，久用停药时应逐渐减量，以防发生"反跳"现象，加重心绞痛症状，甚至诱发心肌梗死。伴有支气管哮喘、慢性阻塞性肺疾病的患者禁用。合用普萘洛尔和硝酸甘油可取长补短，普萘洛尔致冠脉收缩和心室容积增大的倾向可被硝酸甘油消除，而硝酸甘油引起的反射性心率加快可被普萘洛尔所对抗，但联合用药时应注意其协同的降压作用，调整用量，以防血压骤降。

三、钙通道阻滞药

常用于抗心绞痛的钙通道阻滞药有硝苯地平、维拉帕米、地尔硫卓。

【药理作用】钙通道阻滞药通过阻断心肌和血管平滑肌细胞上的钙离子通道，减少 Ca^{2+} 内流，降低细胞内 Ca^{2+} 浓度发挥抗心绞痛作用。

1. 降低心肌耗氧量 通过抑制心肌收缩力、减慢心率，松弛血管平滑肌、降低外周血管阻力，减轻心脏后负荷，从而降低心肌耗氧量。

2. 扩张冠脉，改善缺血区供血 扩张冠状动脉，特别是处于痉挛状态的血管有显著的解痉作用，使冠脉阻力降低，增加缺血远端的血液灌注，还可增加侧支循环，改善心肌供血供氧。

3. 保护缺血心肌 钙通道阻滞药通过抑制 Ca^{2+} 内流，减少心肌细胞 Ca^{2+} 超负荷，保护缺血心肌细胞。

4. 抑制血小板聚集 可降低血小板内 Ca^{2+} 浓度，抑制血小板聚集，而改善组织血流，阻止冠脉损伤的发展。

【临床应用】对各型心绞痛均有效，是治疗变异型心绞痛的首选药物，也可用于稳定型心绞痛及不稳定型心绞痛。对急性心肌梗死尚能促进侧支循环，缩小梗死面积。对支气管平滑肌具有一定的扩张作用,可用于伴有支气管哮喘或阻塞性肺部疾病的患者。可扩张外周血管,也可用于伴有外周血管痉挛性疾病的患者。

硝苯地平降压作用强,对伴有高血压的心绞痛患者尤为适用。

维拉帕米、地尔硫卓心脏抑制作用较强,适用于伴有室上性心动过速、心房颤动、心房扑动的心绞痛患者。

···· 考点提示 💡 ····

1. 硝酸甘油、普萘洛尔、硝苯地平的药理作用、临床应用及常见不良反应。
2. 稳定型心绞痛、变异型心绞痛的药物选用。

任务实施

一、用药前

1. 进行护理评估

(1) 健康评估:疼痛的部位、性质、持续时间、缓解方式、伴随症状、诱因等,血压的分级、临床表现,体重是否超重或肥胖及运动情况等。

(2) 用药情况评估:既往是否使用过抗心绞痛药,所用药物的名称、用法、用量和疗效等,是否有药物过敏。

(3) 用药禁忌评估:心绞痛合并哮喘者禁用 β 受体阻断药,变异型心绞痛不宜使用 β 受体阻断药。

2. 调配药品

(1) 检查药品性状:仔细检查药品的生产日期、有效期、外观及性状。

(2) 明确给药方式:硝酸甘油有片剂、贴膜剂、气雾剂和注射液。片剂 / 舌下片,舌下含服;气雾剂 / 喷雾剂,向舌下黏膜喷射 1~2 揿;贴膜贴于胸前皮肤;注射液用 5% 葡萄糖注射液或氯化钠注射液稀释后静脉滴注。

(3) 核对给药剂量:硝酸甘油片为 0.5 mg,发作时舌下含服 1 片。美托洛尔缓释片为 47.5 mg,口服,具体剂量遵医嘱。

二、用药中

1. 实施用药护理

(1) 注意给药方式:硝酸甘油片舌下含服 1 片,5 min 不缓解可再服 1 片。美托洛尔缓释片口服给药,应整片吞服,勿掰开、咀嚼服用。

(2) 定期监测病情:用药期间注意观察心绞痛症状是否缓解。

2. 观察不良反应

(1) 皮肤潮红、搏动性头痛、眼内压升高、直立性低血压、心率加快:与硝酸甘油扩张血管有关。

(2) 心功能抑制、心率减慢:与 β 受体阻断药抑制心脏有关。

(3) 支气管哮喘:与 β 受体阻断药收缩支气管有关。

(4) 心绞痛症状加重或出现心肌梗死:与 β 受体阻断药突然停药有关。

3. 采取护理措施

(1) 注意给药方法:硝酸甘油使用后易出现血管扩张作用,嘱患者采取坐位或者半卧位。美托洛尔缓释片长期使用,停药时应逐渐减量,不可贸然停药。

(2) 调整药物剂量:硝酸甘油与美托洛尔合用,可发挥取长补短的作用,应注意剂量的个体化,从小剂量开始逐渐增加剂量。

三、用药后

1. 观察药物疗效

(1) 症状缓解情况:心绞痛症状是否得到控制或缓解。

(2) 焦虑是否缓解:用药后患者的焦虑是否减轻,情绪是否稳定。

2. 开展健康教育

(1) 做好心理护理:紧张、激动等增加心肌耗氧量的行为会加重病情,疼痛发作时嘱患者立即停止活动,安静坐下或半卧休息,减轻心脏压力。

(2) 做好用药护理:指导患者合理使用抗心绞痛药物,了解药物的使用方法和剂量,舌下含服硝酸甘油应有麻刺烧灼感,硝酸酯类喷雾剂应喷在口腔黏膜上或舌下,贴膜剂需贴在胸前区或手腕等少毛的皮肤上;口服缓释制剂应整片吞服,疼痛缓解后弃去口中剩余药片,若不缓解,5 分钟后再含服 1 片。硝酸甘油应注意避光、密封、阴凉处保存,开封 3 个月后需更换新药。

(3) 做好生活护理:避免情绪激动、精神紧张、饱餐、饮酒、吸烟,寒冷刺激,过度劳累等。随身携带硝酸甘油等急救药以备发作时急救。一旦心绞痛发作频繁、程度加重、持续时间延长,疗效差,应警惕心肌梗死,立即护送就医。

任务小结

练一练

抗心绞痛药主要通过降低心肌耗氧量、增加缺血区的供血、改善心肌代谢、保护缺血心肌,恢复心肌氧的供需平衡,目前常用的有硝酸酯类、β 受体阻断药和钙通道阻滞药,其临床应用及用药护理各不相同。

任务四　抗心律失常药用药护理

情境导入

患者,男,47 岁,有心肌炎病史 8 年,近 2 个月来患者主诉频发心悸,发作时伴有出汗、头晕。经口服"胺碘酮"等药物症状缓解。查体:无明显阳性体征。心电图提示为:偶发室上性心动过速。

请思考:

1. 患者服用胺碘酮是否合适? 为什么?

2. 患者用药后会有哪些预期表现? 护士应如何完成用药护理程序?

相关药物知识

心律失常是指心跳节律与频率的异常,可分为缓慢型和快速型两类。前者常用异丙肾上腺素或阿托品治疗;后者包括房性期前收缩、房性心动过速、心房颤动、心房扑动、阵发性室上性心动过速、室性期前收缩、室性心动过速及心室颤动。本次任务主要讨论快速型心律失常的药物治疗及用药护理。

一、抗心律失常药对心肌电生理的影响及药物分类

(一)正常心肌电生理

1. 心肌细胞膜电位　心肌细胞的静息膜电位,膜内电压负于膜外电压约 -90 mV,处于极化状态。心肌细胞兴奋时,发生除极和复极,形成动作电位。它分为 5 个时相:0 相为除极相,是 Na^+ 快速内流所致;1 相为快速复极初期,由 K^+ 短暂外流所致;2 相为平台期,缓慢复极,由 Ca^{2+} 及少量 Na^+ 经慢通道内流与 K^+ 外流所致;3 相为快速复极末期,由 K^+ 外流所致,0 相至 3 相的时程合称为动作电位时程(action potential duration, APD);4 相为静息期,非自律细胞中膜电位维持在静息水平,在自律细胞则为自发性舒张期除极,是特殊 Na^+ 内流所致,其通道在 -50 mV 开始开放,它除极达到阈电位就重新激发动作电位。

2. 快反应和慢反应电活动　心室肌和传导系统细胞的膜电位大(负值较大),除极速率快,传导速度也快,呈快反应电活动,其除极由 Na^+ 内流所促成;窦房结和房室结细胞膜电位小(负

值较小),除极慢,传导也慢,呈慢反应电活动,除极由 Ca^{2+} 内流促成。心肌病变时,由于缺氧缺血使膜电位减小,快反应细胞也表现出慢反应细胞电活动。

3. 膜反应性和传导速度 膜反应性是指膜电位水平与其所激发的 0 相上升最大速率之间的关系。一般膜电位大,0 相上升快,振幅大,传导速度就快;反之,则传导减慢。可见膜反应性是决定传导速度的重要因素,其典型曲线呈 "S" 状,多种因素(包括药物)可以增高或降低传导速度。

4. 有效不应期 复极过程中膜电位恢复到 –60~–50 mV 时,细胞对刺激发生可扩布的动作电位。从除极开始到这以前的一段时间即为有效不应期(effective refractory period,ERP),它反映快钠通道恢复有效开放所需的最短时间。一个 APD 中,ERP 数值大,就意味着心肌不应期长,不易发生快速型心律失常。

(二)心律失常发生的电生理学基础

1. 冲动起源异常

(1)异位自律性增高:正常心脏兴奋起源于窦房结,因窦房结自律性最高,控制全心活动。自律细胞 4 相自发除极速率加快或最大舒张电位减小都会使冲动形成增多,引起快速型心律失常。此外,自律和非自律细胞膜电位减小到 –60 mV 或更小时,引起 4 相自发除极而发放冲动,即异常自律性。

(2)后除极与触发活动:后除极是在一个动作电位中继 0 相除极后所发生的除极,其频率较快,振幅较小,呈振荡性波动,膜电位不稳定,容易引起异常冲动发放,这称为触发活动。后除极有早后除极与迟后除极两种。前者发生在完全复极之前的 2 相或 3 相中,主要由 Ca^{2+} 内流增多所引起;后者发生在完全复极之后的 4 相中,是细胞内 Ca^{2+} 过多诱发 Na^+ 短暂内流所引起。

2. 冲动传导异常

(1)单纯性传导障碍:包括传导减慢,传导阻滞,单向传导阻滞等。后者的发生可能与邻近细胞不应期长短不一或病变引起的传导递减有关。

(2)折返激动形成:指冲动经传导通路折回原处而反复运行的现象(图 4–1–2)。正常时浦肯野纤维 AB 与 AC 两支同时传导冲动到达心室肌 BC,激发除极与收缩,而后冲动在 BC 段内各自消失在对方的不应期中。在病变条件下,如 AC 支发生单向传导阻滞,冲动不能下传,只能沿 AB 支经 BC 段而逆行至 AC 支,在此得以逆行通过单向阻滞区而折回至 AB 支,然后冲动继续沿上述通路运行,形成折返。单次折返形成一次期前收缩,连续多次折返则引起阵发性心动过速,甚至扑动或颤动。

(三)抗心律失常药物基本电生理作用

1. 降低自律性 通过降低动作电位 4 相自动除极化速率、提高动作电位发生阈值以及延长动作电位时程(如钾通道阻滞药)等方式降低自律性。

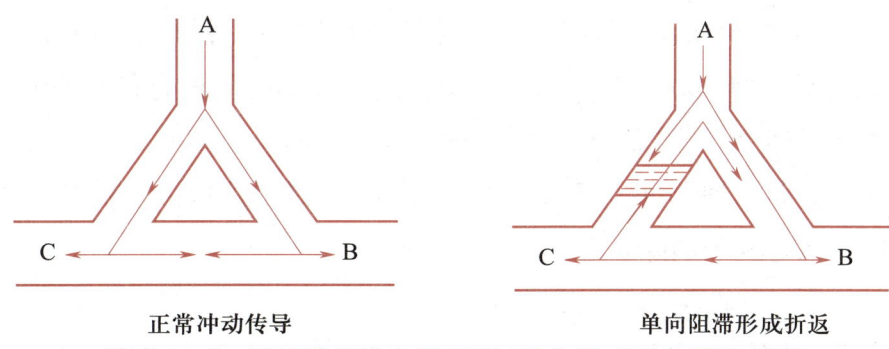

正常冲动传导   单向阻滞形成折返

图4-1-2 浦肯野纤维末梢正常冲动传导,单向阻滞和折返

2. 减少后除极与触发活动 早后除极的发生与 Ca^{2+} 内流增多有关,因此钙通道阻滞药对之有效。迟后除极所致的触发活动与细胞内 Ca^{2+} 过多和短暂 Na^+ 内流有关,因此钙阻断药和钠通道阻滞药对之有效。

（四）抗心律失常药分类

根据药物对心肌电生理作用影响的特点,可将其分为以下几类,见表4-1-3。

表4-1-3 抗心律失常药的分类

药物分类		代表药
Ⅰ类——钠通道阻滞药	ⅠA类 适度阻滞钠通道	奎尼丁、普鲁卡因胺等
	ⅠB类 轻度阻滞钠通道	苯妥英钠、利多卡因等
	ⅠC类 重度阻滞钠通道	普罗帕酮、氟卡尼等
Ⅱ类——β受体阻断药	β肾上腺素受体阻断药	普萘洛尔、美托洛尔等
Ⅲ类——延长动作电位时长药	选择性延长动作电位复极过程	胺碘酮等
Ⅳ类——钙阻断药	钙通道阻滞药	维拉帕米等

二、常用抗心律失常药

（一）Ⅰ类——钠通道阻滞药

奎 尼 丁

奎尼丁是由茜草科植物金鸡纳树皮中提取的一种生物碱,为ⅠA类药。口服易吸收,生物利用度为70%~80%,心肌中的浓度约为血中的10倍。主要经肝代谢,10%~20%以原形经肾排泄。

【药理作用】奎尼丁与心肌细胞膜上的钠通道蛋白结合,使膜对 Na^+、K^+ 的通透性降低,称为膜稳定作用,同时还具有M受体、α受体阻断作用。

1. 降低自律性 治疗量的奎尼丁抑制4相 Na^+ 内流,降低异位节律点的自律性,抑制异位冲动的发生。对病窦综合征者明显降低其自律性,对正常窦房结则影响甚微。

2. 减慢传导速度　抑制 0 相 Na^+ 内流,降低心房、心室、普肯野纤维 0 相上升速率和振幅,减慢传导速度,使单向传导阻滞变为双向阻滞,取消折返。

3. 延长有效不应期　抑制 K^+ 外流,延长心房、心室、普肯野纤维的 ERP 和 APD,以 ERP 的延长更为明显,从而有利于消除折返。

4. 负性肌力作用　与减少 Ca^{2+} 内流有关。

【临床应用】主要用于心房颤动和心房扑动的转复或转复后维持窦性节律。

【不良反应】

1. 金鸡纳反应　常见胃肠道及中枢神经系统症状,包括恶心、呕吐、腹泻、腹痛、耳鸣、眩晕、头痛、视物障碍等,宜饭后服用。

2. 心脏毒性　治疗浓度时减慢心室内传导,高浓度可致窦房传导阻滞、房室传导阻滞、室性心动过速等。偶见"奎尼丁晕厥",发作时患者意识丧失、四肢抽搐、呼吸停止,甚至心室颤动。应立即进行人工呼吸、胸外心脏按压、电除颤等,同时配合异丙肾上腺素及乳酸钠等药物抢救。

3. 低血压反应　服用本药前应监测心率和血压。

4. 药酶诱导剂苯巴比妥、苯妥英钠等加速其代谢,使血药浓度降低;药酶抑制剂西咪替丁、钙阻断药可抑制其在肝的代谢;与地高辛合用,可使后者肾清除率降低而使血药浓度升高;与双香豆素、华法林合用,竞争与血浆蛋白结合,使后者抗凝作用增强。

5. 肝、肾功能不全、严重房室传导阻滞、心动过缓、低血压患者禁用。

普鲁卡因胺

普鲁卡因胺为局麻药普鲁卡因的衍生物,为 I A 类药。口服易吸收,也可注射给药。主要在肝中被代谢成仍具活性的 N- 乙酰普鲁卡因胺。对心肌的直接作用与奎尼丁相似而较弱。以抑制房室结以下传导为主。主要用于室性期前收缩、室性心动过速;对室上性心动过速也有效,但对房性心律失常疗效差。长期应用可出现胃肠道反应、皮疹、药热、粒细胞减少等;应用数月或一年后,10%~20% 患者可出现系统性红斑狼疮样综合征,停药后可逐渐恢复。高浓度静脉给药可引起低血压、房室传导阻滞及窦性停搏,应注意监测血压和心电图的变化。完全性房室传导阻滞或束支传导阻滞者禁用。

利 多 卡 因

利多卡因为常用的局麻药,也有抗心律失常作用,为 I B 类药。因首关消除明显,常静脉给药,静脉注射 1 分钟后起效,可维持 20 分钟左右。

【药理作用】

1. 降低自律性,提高致颤阈　治疗浓度能选择性地作用于普肯野纤维和心室肌,抑制 4 相 Na^+ 内流,促进 K^+ 外流,降低普肯野纤维的自律性,提高致颤阈。

2. 相对延长 ERP　通过促进 3 相 K^+ 外流并抑制 2 相 Na^+ 内流而缩短普肯野纤维及心室

肌的 APD 和 ERP,且以缩短 APD 更为显著,相对延长 ERP,有利于消除折返。

3. 改善传导　治疗浓度时对正常心肌的传导无明显影响。在心肌缺血时,缺血部位细胞外 K^+ 浓度升高,利多卡因对传导有明显的抑制作用,使单向阻滞变为双向阻滞而消除折返,这可能是防止心梗后室颤的原因之一。当血 K^+ 较低时,利多卡因则促 K^+ 外流而加速传导。大剂量时则明显抑制 0 相上升速率而减慢传导。

【临床应用】主要用于室性心律失常,尤其适用于急性心肌梗死所致的室性期前收缩、室性心动过速及心室颤动。

【不良反应】

1. 可引起嗜睡、眩晕,静注过快或过量还可出现低血压、传导阻滞、语言障碍甚至惊厥、呼吸抑制等,用药期间防止低血钾。

2. 严重传导阻滞伴窦性心动过缓的脑缺血综合征及对本药有过敏史者禁用。

苯 妥 英 钠

苯妥英钠为抗癫痫药,也具有抗心律失常作用,为ⅠB类药。

【药理作用】

1. 降低自律性　抑制普肯野纤维自律性,并能与强心苷竞争 Na^+-K^+-ATP 酶,抑制强心苷中毒时迟后除极所引起的触发活动,大剂量也可抑制窦房结自律性。

2. 缩短 APD,相对延长 ERP　此作用与利多卡因相似。

3. 对传导的影响　正常血钾时,小剂量苯妥英钠对传导速度无明显影响,大剂量则减慢传导;低血钾时小剂量苯妥英钠能加快传导速度,强心苷中毒时此作用更明显。

【临床应用】用于治疗室性心律失常,尤其适用于强心苷中毒所致的室性心律失常。对其他原因引起的室性心律失常疗效不如利多卡因。

【不良反应】见模块二项目二任务二。

美 西 律

美西律对心肌电生理的作用与利多卡因相似。口服可吸收,作用维持时间长达 6~8 小时。主要用于治疗室性心律失常,对心肌梗死诱发的急性室性心律失常有效。不良反应有恶心、呕吐;久用后可见神经症状,如震颤、眩晕、共济失调等。

普 罗 帕 酮

普罗帕酮又名心律平,为ⅠC类药。

【药理作用与临床应用】主要抑制 Na^+ 内流,减慢传导速度,降低自律性,延长 APD 和 ERP。并具有局部麻醉、弱 β 受体阻断和钙通道阻滞作用。主要用于室上性和室性心律失常。可用于阵发性室性心动过速。

【不良反应】

1. 常见恶心、呕吐、味觉改变等消化系统症状,一般无须停药。偶见粒细胞缺乏、全身性红斑狼疮样综合征。

2. 可致心律失常,如传导阻滞或加重心衰等。故用药时须严密监测心电图,若心电图 QRS 波加宽超过 20% 或 Q-T 间期明显延长者宜减量或停药。

3. 心源性休克、严重房室传导阻滞患者禁用。

(二) Ⅱ类——β 受体阻断药

各种 β 受体阻断药的作用机制、临床用途及不良反应均较相似,可用于治疗心绞痛、心律失常、高血压等心血管疾病,主要有普萘洛尔、美托洛尔、阿替洛尔、拉贝洛尔等。

普 萘 洛 尔

【药理作用】普萘洛尔又名心得安,为非选择性 β 受体阻断药,目前认为其抗心律失常机制和下列作用有关。

1. 降低自律性　普萘洛尔可减慢窦房结和房室结舒张期自动除极化速率,降低其自律性,减慢窦性心律,对由运动或者精神紧张引起的心率加快作用明显。

2. 减慢传导速度　治疗剂量的普萘洛尔可轻度抑制房室传导,大剂量明显减慢房室结和浦肯野纤维传导速度。

3. 延长有效不应期　治疗量时可缩短普肯野纤维 APD 和 ERP,相对延长 ERP,较大剂量时可绝对延长 ERP,其中对房室结 ERP 延长尤为明显。

【临床作用】适用于与交感神经兴奋有关的各种心律失常。主要用于室上性心律失常,对窦性心动过速、心房颤动、心房扑动及阵发性室上性心动过速疗效好;对由运动、情绪激动、甲状腺功能亢进症等引发的心律失常也有效。因尚有抗心绞痛和抗高血压作用,对伴有心绞痛或高血压的心律失常患者尤为适用。

【不良反应】普萘洛尔可阻断心脏的 β_1 受体,抑制心脏功能,出现窦性心动过缓、房室传导阻滞和心功能不全等,并会掩盖糖尿病患者用药后的低血糖症状(如心动过速)而出现严重后果;阻断血管平滑肌的 β_2 受体,使冠状动脉收缩,加重变异型心绞痛;阻断支气管平滑肌 β_2 受体,使支气管收缩,增加呼吸道阻力,诱发或加重支气管哮喘。长期应用切忌突然停药,否则会加重病情,甚至诱发心绞痛、支气管哮喘、严重心律失常,严重者可致猝死。

索 他 洛 尔

为非选择性 β 受体阻断药,作用与普萘洛尔相似,能降低自律性,减慢房室结传导,明显延长心房肌、心室肌尤其是普肯野纤维的 APD 和 ERP,消除折返。用于各种严重的室性心律失常,也可用于阵发性室上性心动过速及心房颤动。

不良反应较少。个别患者可出现心功能不全、心律失常、心动过缓,少数 Q-T 间期延长者偶可出现室性心动过速。低血钾和肾功能不全者易引起早后除极和触发活动,导致尖端扭转型室速。其他参见普萘洛尔。

(三) Ⅲ类——延长动作电位时长药

胺 碘 酮

【药理作用】胺碘酮可延长其 APD 和 ERP,从而降低窦房结、心房肌、房室结及其旁路、普肯野纤维、心室肌的自律性和传导性。还可阻断 α 和 β 受体,扩张冠脉和周围血管,增加冠脉血流量,减轻心脏负荷,减低心肌耗氧量。

【临床应用】为广谱、长效抗心律失常药。可用于各种室上性和室性心律失常,可使阵发性心房颤动、扑动及室上性心动过速转复并维持其窦性节律;预激综合征合并心房颤动或室性心动过速者效佳;静脉给药抢救危及生命的室性心动过速及心室颤动。

【不良反应】口服有胃肠道反应,表现为食欲减退,恶心、呕吐、便秘;因分子中含碘,久用约 9% 的患者可引起甲状腺功能亢进或低下;药物少量自泪腺排出,故在角膜可有黄色微粒沉着,一般不影响视力,停药后可自行恢复;个别出现震颤、光敏性皮炎、间质性肺炎、肺纤维化,一旦发现立即停药,并用肾上腺皮质激素治疗;静注过快可致心动过缓、房室传导阻滞、低血压或加重心功能不全;因本药不良反应与剂量大小及用药时间长短成正比,故不宜长期连续应用;不宜与 β 受体阻断药、钙通道阻断药合用,以防加重心动过缓或房室传导阻滞;与奎尼丁、普鲁卡因、苯妥英钠、地高辛合用,可使它们的血药浓度增高;甲状腺疾患及对碘过敏者禁用;肝功能不全者慎用。

(四) Ⅳ类——钙通道阻滞药

维 拉 帕 米

维拉帕米又名异搏定。

【药理作用】维拉帕米是选择性心肌细胞膜钙离子通道阻滞剂,抑制 Ca^{2+} 内流,从而抑制慢反应细胞 4 相舒张期除极速率而降低自律性,抑制动作电位 0 相最大上升速率和振幅,减慢窦房结、房室结的传导速度,并能延长慢反应细胞动作电位的 ERP,消除折返。

【临床应用】为治疗阵发性室上性心动过速的首选药,能使 80% 以上患者转为窦性节律,静注效果尤佳。对房性心动过速也有良效。

【不良反应】可致恶心、呕吐、头痛、眩晕、颜面潮红等;与地高辛合用可致严重房室传导阻滞,并致地高辛的血药浓度升高;与 β 受体阻断药、奎尼丁、普鲁卡因胺等抑制心脏的药物合用,可加强负性肌力、负性传导、负性频率作用,甚至引起心脏停搏。预激综合征、房室传导阻滞及严重心功能不全者慎用或禁用。

···· 考点提示 ♀ ····

1. 抗心律失常药的分类及常用代表药物。
2. 利多卡因、普萘洛尔、胺碘酮、维拉帕米的药理作用、临床应用及常见不良反应。

任务实施

一、用药前

1. 进行护理评估

（1）健康评估：患者心律失常的分类、发生原因、临床表现、有无合并症等。患者有无家族心脏病史,有无抽烟、饮酒、高钠饮食等习惯,职业及工作压力情况,体重是否超重或肥胖及运动情况等。

（2）用药情况评估：既往是否使用过抗心律失常药,所用药物的名称、用法、用量和疗效等,是否有药物过敏。

（3）用药禁忌评估：心律失常合并支气管哮喘者禁用普萘洛尔。

2. 调配药品

（1）检查药品性状：仔细检查药品的生产日期、有效期、外观及性状。

（2）明确给药方式：普鲁卡因胺、苯妥英钠、利多卡因等抗心律失常药物需静脉给药生效。奎尼丁、普罗帕酮、氟卡尼等药物本身有导致心律失常的作用,明确给药剂量、给药方式非常重要。

二、用药中

1. 实施用药护理

（1）注意给药方式：普罗帕酮具有局麻样作用,应嘱患者在餐中或者餐后吞服,不得嚼碎。

（2）定期监测血压：用药期间应监测患者的心电图、血压;胺碘酮使用过程中尤其应该注意监测肺功能、肝功能。

（3）血生化检测：用药期间定期检查血钾、血糖、血脂含量。强心苷中毒所致心律失常需要监测血钾浓度。胺碘酮使用过程中需要监测血清 T_3、T_4 水平。

2. 观察不良反应

（1）长期使用胺碘酮会引起角膜褐色微粒沉着,严重的会导致间质性肺炎或者肺纤维化,表现为呼吸困难等。应立即停药,并用肾上腺皮质激素治疗。

（2）心律失常加重。奎尼丁、利多卡因等常用于心律失常的紧急救治情况,但是使用不当也有导致心律失常的可能。应该注意进行心电监护。

（3）利多卡因静脉注射过快或者剂量过大会出现低血压、传导阻滞、语言障碍甚至惊厥、呼吸抑制等。

（4）奎尼丁应用过程中应注意"奎尼丁晕厥""金鸡纳反应"等特殊情况。

（5）维拉帕米与地高辛合用可致严重的房室传导阻滞,并导致地高辛的血药浓度升高甚至过量。

3. 采取护理措施

（1）注意药物的选择:心律失常患者的药物选择非常重要,应根据患者的具体情况根据医嘱合理使用药物。

（2）给药剂量与时间:患者长期服用某种药物治疗心律失常,应向患者说明不良反应的发生情况,如胺碘酮引起肺纤维化要及时发现并给予合适的治疗。

（3）调整药物种类:若出现严重不良反应,或患者不能耐受的症状,必要时更换药物种类,或者换用其他治疗方法。

三、用药后

1. 观察药物疗效

（1）症状缓解情况:心律失常是否得到控制,心慌、头晕、心悸等症状是否缓解。用药后是否需要进行心电图监护。

（2）伴随症状改变:心脏病、原发病是否找到,并进行合适的处理。

2. 开展健康教育

（1）做好心理护理:紧张、抑郁、情绪激动及精神创伤可使交感神经兴奋,肾上腺素分泌增强,心律失常症状加重。因此减少压力、保持良好的心理状态十分重要。

（2）做好用药护理:指导患者合理使用抗心律失常药物,了解药物的使用方法和剂量,避免药物不良反应的发生,如胺碘酮过敏、肺纤维化的风险等。

（3）做好生活护理:指导患者合理膳食、适当运动、心理平衡,有效控制原发疾病等。

任务小结

抗心律失常药包括 I 类——钠通道阻滞药,II 类——β 受体阻断药,III 类——延长动作电位时程药物、IV 类——钙通道阻滞药。窦性心动过速首选 β 受体阻断药;心肌梗死引起的室性期前收缩、室性心动过速首选利多卡因;地高辛中毒引起的室性心律失常首选苯妥英钠;阵发性室上性心动过速首选维拉帕米。

练一练

情境导入

　　患者,女,65 岁。以"活动后气短 1 年,进行性加重 1 周"入院。患者 1 周前感到胸闷、气短症状加重,夜间睡眠常突然憋醒伴有乏力、呼吸困难,不能平卧休息。入院后体格检查:神清,双肺可闻及干湿啰音,心界扩大,颈静脉怒张,肝 – 颈静脉回流征阳性,双下肢水肿。血钾离子浓度略低于正常。初步诊断为充血性心力衰竭。给予地高辛、呋塞米、螺内酯及补钾治疗。

　　请思考:

　　1. 患者服用地高辛、呋塞米、螺内酯及氯化钾是否合适? 为什么?

　　2. 地高辛治疗期间责任护士药疗监护的主要任务是什么?

　　3. 针对此患者,护士应如何完成用药护理程序?

相关药物知识

一、抗充血性心力衰竭药物的分类

　　心力衰竭是指由于各种心脏疾病导致心功能不全的一种临床综合征,主要表现为体力活动受限、呼吸困难、体液潴留等。一般情况下是由于心肌收缩力下降使心输出量不能满足机体代谢的需要,导致器官、组织血液灌流不足,同时出现体循环和肺循环淤血的表现。少数情况下,心肌收缩力尚可维持正常心输出量,但由于异常增高的左心室充盈压,导致肺静脉回流受阻,肺循环淤血,称为舒张性心力衰竭。心力衰竭时通常伴有体循环或肺循环的被动性充血,故又称为充血性心力衰竭(Congestive Heart Failure,CHF)。

　　抗充血性心力衰竭药是一类能增强心肌收缩力或减轻心脏前、后负荷,增加心输出量的药物。据药物的作用及作用机制不同,目前在 CHF 的治疗中常用药物可分为以下几类,见表 4-1-4。

表 4-1-4　抗充血性心力衰竭药的分类

药物分类		代表药
1. 肾素 – 血管紧张素 – 醛固酮系统抑制药	血管紧张素转化酶抑制药	卡托普利、依那普利等
	血管紧张素 II 受体阻断药	氯沙坦、缬沙坦等
	醛固酮受体阻断药	螺内酯等

药物分类		代表药
2. 利尿药	高效能利尿药	呋塞米
	中效能利尿药	氢氯噻嗪
3. β受体阻断药	β受体阻断药	普萘洛尔、美托洛尔等
4. 正性肌力药	强心苷类药	地高辛、毒毛花苷K等
	非苷类正性肌力药	多巴胺、多巴酚丁胺等
5. 血管扩张药	硝酸酯类	硝酸甘油
	直接扩张血管药物	肼屈嗪、硝普钠等
	钙通道阻滞药	氨氯地平、硝苯地平等
	α_1受体阻断药	哌唑嗪等

二、常用抗充血性心力衰竭药物

（一）肾素－血管紧张素－醛固酮系统（RAAS）抑制药

肾素－血管紧张素－醛固酮系统（RAAS）抑制药是治疗充血性心力衰竭的最重要的药物之一，分为血管紧张素转化酶抑制药（ACEI）、血管紧张素 II 受体（AT_1）阻断药（ARB）以及醛固酮受体阻断药。

1. 血管紧张素转化酶抑制药（ACEI）

卡 托 普 利

临床常用的 ACEI 类药物有卡托普利、依那普利、贝那普利、雷米普利等。这里主要介绍 ACEI 代表药卡托普利，又名巯甲丙脯酸，为第一代 ACEI。作用强，起效快，口服 15 分钟即可生效，1~2 小时达高峰，持续 4~5 小时。

【药理作用】

（1）改善血流动力学：通过抑制血管紧张素（Ang）转化酶的活性，减少血液及组织中的 Ang II，使全身的容量血管和阻力血管舒张，心脏的前后负荷降低，从而缓解或消除 CHF 患者的症状；且具有扩张肾血管，增加肾血流量改善肾功能的作用。

（2）抑制心肌及血管重构：可防止和逆转心力衰竭患者血管壁的增厚和心肌细胞的增生肥大，发挥直接及间接的心脏保护作用，同时提高心力衰竭患者的生活质量，降低病死率。

（3）降低外周血管阻力，降低心脏负荷：ACEI 通过抑制血管紧张素转化酶活性，抑制缓激肽的降解，舒张小动脉，减轻心脏后负荷，抑制醛固酮分泌，减少水钠潴留，减少回心血量，减轻心脏前负荷。

【临床应用】ACEI 以作为治疗 CHF 的一线药物广泛应用于临床,轻症患者可单独应用;中至重度患者可与利尿药、β 受体阻断药以及强心苷类药物合用。特别是对于舒张性心力衰竭者,疗效明显优于强心苷类药物地高辛。

【不良反应】

(1) 低血压,常见于初始用量过大时,宜从小剂量开始试用。

(2) 咳嗽,主要为频繁性干咳,常在用药后 1 周至 6 个月内出现,停药后可自行消失。

(3) 部分可发生高血钾。

(4) 久用可致血锌降低而引起皮疹、味觉及嗅觉缺损、脱发等,补充锌可以减轻。与排钾利尿药合用可增强降压效果,并减少锌的排泄,减少不良反应。

(5) 影响胎儿发育,孕妇禁用。

(6) 因食物可减少其吸收,宜空腹服药。

(7) 偶有血管神经性水肿、中性粒细胞减少、蛋白尿等,肾功能不全者慎用。

2. 血管紧张素 Ⅱ 受体阻断药(ARB)

ARB 通过与 AT_1 受体结合,可阻断各种途径来源的 Ang Ⅱ 与 AT_1 受体的结合,产生扩张血管、抑制醛固酮分泌、逆转心血管重构等作用,且不抑制激肽酶,故无咳嗽等不良反应。常用药物有氯沙坦、缬沙坦、厄贝沙坦、坎地沙坦等。

3. 醛固酮受体阻断药

CHF 时血液中醛固酮的浓度可明显增高,可达正常的 20 倍以上,大量的醛固酮除了保钠排钾外,尚有明显的促生长作用,特别是促进成纤维细胞的增殖,刺激蛋白质及胶原蛋白的合成,引起心房、心室、大血管的重构,加速心力衰竭病情恶化。醛固酮受体阻断药除延缓上述病变外,还可阻止心肌细胞摄取去甲肾上腺素,防止心肌细胞内去甲肾上腺素含量过高而诱发冠状动脉痉挛和心律失常,减少心力衰竭时室性心律失常和猝死的发生率。与 ACEI 合用可同时降低血液中 Ang Ⅱ 和醛固酮水平,改善心脏功能,减少室性心律失常的发生率,降低病死率。

(二)利尿药

CHF 时体内水钠潴留,使心脏前负荷增加,是加重心力衰竭的重要因素。利尿药治疗 CHF 的机制为:① 通过排钠利尿减少血容量和回心血量,减轻心脏的前负荷,改善心功能;② 通过排钠作用降低血管壁中 Na^+,减少 $2Na^+$–Ca^{2+} 交换,使细胞内 Ca^{2+} 浓度降低,对体内缩血管物质的敏感性下降,阻力血管舒张,心脏后负荷降低,有利于改善心脏泵血功能,减轻 CHF 的症状。

轻度 CHF 可单用中效能利尿药噻嗪类;中度 CHF 可合用留钾利尿药;严重 CHF 或急性肺水肿,宜静脉注射高效能利尿药呋塞米。

(三)β 受体阻断药

β 受体阻断药可改善 CHF 的症状,提高射血分数,提高患者生活质量,降低病死率。目前已被推荐作为治疗慢性心功能不全的常规用药。

普 萘 洛 尔

【药理作用】普萘洛尔又名心得安,为非选择性 β 受体阻断药,其抗心力衰竭作用机制如下:

1. 阻断心脏 β_1 受体,降低交感神经张力,阻断儿茶酚胺类物质对心脏的毒性作用,使心脏负荷减轻,心率减慢,心肌耗氧量降低。

2. 阻断肾小球旁器的 β_1 受体,抑制 RAAS 系统,使心室重构逆转,心脏前后负荷降低,心功能得到改善。

3. 长期使用可以上调心脏 β_1 受体,提高 β_1 受体对内源性儿茶酚胺类的敏感性,改善心肌收缩功能等。

【临床应用】对于扩张性心肌病长期应用可阻止临床症状恶化,改善心功能,降低心律失常和猝死的发生率。初期使用 β 受体阻断药可使血压下降,心率减慢、心输出量降低,心功能恶化,故应注意选择适应证,从小剂量开始并与强心苷合用,以消除负性肌力作用。

【不良反应】CHF 患者应用本类药物应注意:掌握适应证,以扩张型心肌病 CHF 疗效最佳;平均奏效时间为 3 个月,故需要长期用药;治疗初期从小剂量开始,逐渐增加至治疗剂量;应与其他抗 CHF 药物合用,如利尿药、ACEI、地高辛等;应加强随访与监测,根据病情及时调整剂量;长期应用切忌突然停药,否则会加重病情,甚至诱发心绞痛、严重心律失常或猝死。

(四)正性肌力药

1. 强心苷类

强心苷是一类选择性作用于心脏,具有强心作用的苷类化合物。本类药物均为苷元和糖结合而成,苷元含有一个甾核和不饱和内酯环,是发挥正性肌力作用的基本结构。糖是正性肌力作用的辅助成分,能增加苷元的水溶性,延长苷元的作用。因化学结构中的某些取代基不同,故强心苷的作用有强弱、快慢的不同。常用制剂有地高辛、洋地黄毒苷、毛花苷 C(西地兰)、毒毛花苷 K 等,其体内过程特点如下(表 4-1-5)。

表 4-1-5　各类强心苷制剂的体内特点

分类	药物	给药途径	显效时间	高峰时间(小时)	主要消除方式	半衰期	全效量(mg)	维持量(mg)
缓效	洋地黄毒苷	口服	2 小时	8~12	肝代谢	5~7 日	0.8~1.2	0.05~0.3
中效	地高辛	口服	1~2 小时	4~8	肾排泄	36 小时	0.75~1.25	0.125~0.5
速效	西地兰	静注	10~30 分钟	1~2	肾排泄	33 小时	1~1.2	—
速效	毒毛花苷 K	静注	5~10 分钟	0.5~2	肾排泄	19 小时	0.25~0.5	—

【药理作用】

(1) 正性肌力作用:即增强心肌收缩力。治疗量的强心苷能选择性地作用于心脏,增强其收缩力,对心功能不全的心肌作用更为显著。其作用特点如下。

1) 增加心肌能源及氧供:强心苷加快心肌收缩速度,使心脏敏捷而有力地收缩,相对延长舒张期。这不仅有助于静脉系统血液的回流,也有利于心脏本身获得较长时间的休息和较充分的冠状动脉血液灌流,从而增加心肌的能源及氧的供应,改善心脏功能状态。

2) 降低衰竭心脏的耗氧量:强心苷对心肌耗氧量的影响随心功能状态而异。正常心肌因收缩力增强可使耗氧量增加;而 CHF 患者因心脏扩大,心室容积和室壁张力也已提高,进一步增加心肌耗氧量。强心苷的正性肌力作用可使心脏射血更加充分,心室内残余血量减少,室壁张力降低,可使心肌耗氧量减少,从而抵消甚或超过由心肌收缩力增强所致耗氧量的增加,致使心肌总的耗氧量降低。

3) 增加衰竭心脏的心输出量:强心苷对正常人和 CHF 患者心肌均有正性肌力作用,但只能增加衰竭心脏的心输出量。这是因为强心苷对正常人还能收缩血管平滑肌,提高外周阻力,加重心脏后负荷,由此限制了心输出量的增加。而对 CHF 患者,强心苷通过正性肌力作用,反射性兴奋迷走神经,使交感神经活性降低,血管呈现扩张倾向,心脏后负荷下降,使心输出量得以增加。

一般认为治疗量强心苷正性肌力作用的机制是由于该类药物与心肌细胞膜上 Na^+-K^+-ATP 酶(强心苷受体)特异性结合,抑制该酶的活性,致使钠泵功能部分受阻,使细胞内 Na^+ 浓度一过性增高,通过 $2Na^+$-Ca^{2+} 双向交换机制,最终使心肌细胞内 Ca^{2+} 浓度升高,使心肌收缩力加强。

(2) 负性频率作用:强心苷通过加强心肌收缩力增加心输出量,增强了对主动脉弓和颈动脉窦压力感受器的刺激,提高迷走神经的兴奋性,减慢心室率。

(3) 负性传导作用(减慢房室结传导):因兴奋迷走神经而减慢 Ca^{2+} 内流,使房室结传导减慢,大剂量时可直接抑制房室传导而减慢房室和普肯野纤维的传导速度。

(4) 其他:强心苷对心衰患者尚具有利尿和血管扩张作用。

【临床应用】

(1) 慢性心功能不全:强心苷控制心衰的疗效随病因和心衰程度而异。对心瓣膜病、某些先天性心脏病、高血压等引起的心功能不全疗效较好。对继发于甲状腺功能亢进症、严重贫血、维生素 B_1 缺乏症所致的高排血量性心功能不全疗效较差。对肺源性心脏病、严重心肌损伤或有活动性心肌炎者,由于心肌缺氧明显,能量产生障碍,使心肌细胞失钾,易引起强心苷中毒。严重二尖瓣狭窄、缩窄性心包炎等因心室充盈受限,强心苷疗效极差,甚至无效。

(2) 某些心律失常

1) 心房颤动:系心房各部位发生过多紊乱而细弱的纤维性颤动,每分钟可达 400~600 次。

心房的过多冲动下传到心室,引起心室频率过快,妨碍心室排血,可导致循环障碍。强心苷通过抑制房室传导,减慢心室频率,缓解循环障碍。

2)心房扑动:心房扑动时,源于心房的冲动与房颤时相比较少、较强、较规则,每分钟可达 250~300 次,更易传入心室,使心室率过快而难以控制。强心苷通过不均一地缩短心房不应期,使心房扑动转为心房颤动,然后再发挥治疗心房颤动的作用。某些患者在转为房颤后,停用强心苷,有可能恢复窦性节律。

3)阵发性室上性心动过速:强心苷通过兴奋迷走神经减慢房室传导的作用,控制阵发性室上性心动过速发作。

【不良反应】

(1)强心苷的毒性反应:本类药物安全范围小,对药物敏感性个体差异大,一般治疗量已接近中毒量的 60%。消化系统症状较为常见,是强心苷中毒的先兆,表现为厌食、恶心、呕吐、腹泻等。神经系统症状表现为眩晕、头痛、疲倦、失眠、谵妄等症状。黄视、绿视等视觉异常是强心苷中毒的特有症状。心脏毒性包括原有心衰症状的加重和各种类型心律失常的发生,是强心苷中毒致死的原因。最常见的是室性期前收缩(室性早搏),约占心脏毒性反应的 33%,可出现室早二联律、室早三联律;其次为房室传导阻滞和窦性心动过缓。

(2)中毒的防治

1)预防:避免诱发中毒的各种因素,如低血钾、高血钙、低血镁、心肌缺氧等,用药期间最好进行血药浓度监测,密切观察中毒先兆,若出现室性期前收缩、窦性心动过缓及视觉障碍,应及时减量或停药。糖皮质激素和排钾利尿药可引起低血钾,诱发强心苷中毒,与强心苷合用时应注意补钾;胺碘酮、维拉帕米、普罗帕酮、红霉素、四环素等也提高地高辛血药浓度,合用时注意减量;苯妥英钠增加地高辛的消除,降低其血药浓度;钙剂与强心苷有协同作用,合用毒性增强。

2)治疗:快速性心律失常者可口服或静脉滴注钾盐;严重室性心动过速及心室颤动者宜用苯妥英钠或利多卡因;心动过缓或房室传导阻滞宜用阿托品解救;严重中毒时可选用地高辛抗体的 Fab 片段作静脉注射。

【给药方法】

(1)逐日恒定剂量给药法:是目前常用方法。每日给予恒定剂量地高辛 0.25 mg(维持量),约经 7 天(5 个半衰期)即可达到稳定的有效血药浓度而发挥疗效的方法,称逐日恒定剂量给药法。适用于慢性、轻症和易于中毒的患者。

(2)传统给药法:此法分两步给药。第一步:短期内给予足以控制症状的剂量,称全效量(即洋地黄化量或饱和量)。达到全效量的标志是:心率减至每分钟 70~80 次,呼吸困难减轻,发绀消失,肺部湿性啰音开始减退,尿量增加,水肿消退等。此法又分为缓给法和速给法。缓给法适用于病情较缓的心衰患者；速给法适用于病情较急且一周内未用过强心苷者，24 小时内给足全效量。第二步：每日给予小剂量以维持疗效，称为维持量。

2. 非苷类正性肌力药

多巴酚丁胺

本药选择性地激动心脏的 β_1 受体，使心肌细胞内 cAMP 浓度升高，促进 Ca^{2+} 从肌浆网释放，致心肌细胞内 Ca^{2+} 增多，心肌收缩力增强，心输出量增多；治疗量对心率影响较小，很少引起心律失常。对 β_2 受体和 α 受体仅有轻微的激动作用，但可激动血管的 β_2 受体，使血管扩张，降低心脏后负荷。因其半衰期仅 2~3 分钟，静脉给药适用于难治性心功能不全的紧急治疗。

氨力农和米力农

氨力农和米力农为磷酸二酯酶抑制药，兼有正性肌力作用和血管扩张作用。能增加心肌收缩力，增加心输出量，降低心脏前、后负荷，降低左心室充盈压，改善左心室功能，增加心脏指数，对平均动脉压和心率无明显影响，一般不引起心律失常。尚可使房室结传导功能增强，对伴有室内传导阻滞的患者较安全。用于各种原因引起的急性、慢性心力衰竭，尤其适用于对强心苷、利尿剂或血管扩张剂治疗无效的顽固性心力衰竭。快速静脉注射可致室性期前收缩、室性心动过速，大剂量长期使用时可引起血小板减少，常于用药 2~4 周后出现，但减量或停药后即好转。静脉注射液不能用含右旋糖酐或葡萄糖的溶液稀释。少数患者可出现轻微食欲减退、恶心、呕吐、肝功能损害等。严重主动脉或肺动脉瓣膜疾病、严重低血压的患者禁用。肝肾功能不全、孕妇、哺乳期妇女及小儿慎用。

（五）血管扩张药

血管扩张药可舒张小静脉（容量血管），减少静脉回心血量，减低心脏前负荷，有利于缓解 CHF 时肺淤血、肺水肿等症状；扩张小动脉（阻力血管），减低心脏后负荷，使心输出量增加，有利于缓解组织缺血缺氧等症状。

1. 主要扩张小静脉药　如硝酸酯类。通过扩张小静脉（容量血管），减少回心血量、降低前负荷，进而降低左室舒张末压、肺楔压，缓解肺淤血症状。用药后可明显减轻呼吸急促和呼吸困难。通常选用硝酸甘油静脉滴注每分钟 10 μg，如症状缓解不明显可每 5~10 分钟增加 5~10 μg/min，直至症状缓解。

2. 主要扩张小动脉药　如肼屈嗪和硝苯地平等。通过扩张小动脉（阻力血管）降低外周阻力，降低后负荷，进而改善心功能。因反射性地加快心率，并使 RASS 活性增高，肼屈嗪长期单独使用疗效不佳，且不良反应多。

3. 扩张小动脉和小静脉药　如硝普钠、哌唑嗪等。通过舒张动、静脉血管，降低心脏前后负荷，改善心功能。其中硝普钠静脉滴注对急性心肌梗死及高血压所致 CHF 效果较好，哌唑嗪对缺血性心脏病的 CHF 效果较好。

任务实施

一、用药前

1. 进行护理评估

(1) 健康评估：患者心功能的分级、脉搏、临床表现，有无肺循环淤血急症、体循环淤血急症和心、脑、肾等靶器官受损的征象，是否伴有血糖、血脂的增高。

(2) 用药情况评估：严格掌握适应证，注意诱发强心苷中毒的各种因素；掌握强心苷类药作用特点及给药方法，积极纠正易致中毒的因素。

(3) 用药禁忌评估：CHF 合并糖尿病、痛风者禁用氢氯噻嗪，CHF 合并支气管哮喘患者禁用 β 受体阻断药。

2. 调配药品

(1) 检查药品性状：检查药品的外观及性状，药品的生产日期和有效期。

(2) 明确给药方式：关注药物的剂型，控释剂和缓释剂应整片或整粒吞服，勿掰开、咀嚼服用。

(3) 核对给药剂量：地高辛等强心苷类药物在使用过程中，一定要注意每次的用药量以及用药总量，防止蓄积中毒。

二、用药中

1. 实施用药护理

(1) 注意给药方式：血管扩张药从小剂量开始使用，逐步递增剂量，应避免降压速度过快。强心苷类药物地高辛口服，西地兰、毒毛花苷 K 等静脉给药。

(2) 定期监测血钾：口服地高辛等苷类药物，用药期间应定期检查血钾。

2. 观察不良反应

(1) 恶心、呕吐、上腹不适：是强心苷中毒的先兆症状，注意区分是用药剂量不足原有症状没有改善，还是用药过量引起。必要时减量或者停药。

(2) 室性期前收缩：室早二联律、三联律，窦性心动过缓等与强心苷中毒有关，立即停药。

（3）色视障碍：表现为头痛、眩晕、失眠、疲倦,黄绿视症、复视或视物模糊,若出现上述症状说明已经强心苷类中毒。

（4）低血钾：低血钾是诱发强心苷中毒的重要因素,特别是在同时使用排钾利尿药,如氢氯噻嗪、呋塞米时,尤其应该关注血钾情况。

3. 采取护理措施

（1）停用相关药物：一旦确认强心苷中毒,立即停用强心苷类药物,根据情况决定是否停用排钾利尿药。

（2）补充钾盐：中毒轻者可口服钾盐,重者可静脉缓慢滴注钾盐。

（3）药物对抗强心苷中毒：对快速型心律失常可使用钾盐治疗,对中毒快速型心律失常宜首选苯妥英钠;治疗强心苷引起的严重室性心动过速和心室纤颤也可以选用利多卡因;对强心苷中毒引起的缓慢性心律失常,如窦性心动过缓、房室传导阻滞,不宜补钾,可用 M 受体阻断药阿托品治疗。对危及生命的重度中毒者,使用地高辛抗体 Fab 片段作静脉注射有明显疗效。

三、用药后

1. 观察药物疗效

（1）症状缓解情况：肺循环和体循环淤血症状是否得到控制,尿量是否增加,水肿是否缓解等。

（2）血钾水平变化：用药后血钾是否下降并接近或维持正常水平。

（3）伴随症状改变：心、脑、肾等靶器官功能的改变情况。

2. 开展健康教育

（1）做好心理护理：减少压力、保持良好的心理状态十分重要。对患者进行心衰相关知识的教育,缓解紧张情绪,减轻患者心理压力。

（2）做好用药护理：指导患者合理使用强心苷类药物,了解药物的使用方法和剂量,避免药物不良反应的发生,如出现色觉障碍等中毒症状及时告知。

（3）做好生活护理：指导患者合理饮食、适当运动、有效控制体重,指导患者掌握心衰的自我护理方法。

任务小结

常用的抗慢性心功能不全药物有 RAAS 系统抑制药,利尿药,β 受体阻断药,强心苷类以及其他正性肌力药物。强心苷治疗充血性心力衰竭的主要药理学基础是正性肌力作用。强心苷中毒引起快速型心

律失常应补钾,可用苯妥英钠治疗;强心苷引起的缓慢性心律失常不宜补钾,可用阿托品治疗。

任务六 调血脂药用药护理

情境导入

患者,女,52 岁。1 个月前在医院检查:总胆固醇(TC)6.8 mmol/L,低密度脂蛋白胆固醇(LDL-C)3.95 mmol/L,甘油三酯(TG)3.95 mmol/L,高密度脂蛋白胆固醇(HDL-C)1.04 mmol/L。医生诊断:高脂血症。医生开具处方:瑞舒伐他汀钙片,10 mg,睡前口服,1 日 1 次。

请思考:

1. 患者服用瑞舒伐他汀钙片是否合适?为什么?

2. 患者用药后会有哪些预期表现?

3. 针对此患者,护士应如何完成用药护理程序?

相关药物知识

血脂是血清或血浆中所含的脂类,包括胆固醇(cholesterol,Ch)、甘油三酯(triglyceride,TG)和类脂(磷脂、糖脂、固醇和类固醇),其中 Ch 又分为游离胆固醇(free cholesterol,FC)和胆固醇酯(cholesterylestert,CE),两者之和为总胆固醇(total cholesterol,TC)。血脂必须与载脂蛋白(apoprotein,Apo)结合形成脂蛋白(lipoprotein,LP)才能溶于血浆进行转运和代谢。脂蛋白可分为乳糜微粒(chylomicron,CM)、极低密度脂蛋白(very low density lipoprotein,VLDL)、中间密度脂蛋白(intermediate density lipoprotein,IDL)、低密度脂蛋白(low density lipoprotein,LDL)及高密度脂蛋白(high density lipoprotein,HDL),VLDL 在血浆中依次降解为 IDL、LDL。

由于脂肪代谢或运转异常使血浆一种或多种脂质高于正常值称为高脂血症或高脂蛋白血症。高脂血症按病因可分为原发性和继发性两种。按血脂蛋白异常,可将高血脂分为以 TC 升高为主、以 TG 升高为主和混合型。WHO 将高脂蛋白血症分为六型,其特点见表 4-1-6。

表 4-1-6 高血脂蛋白血症类型

分型	脂蛋白变化	脂质变化		与 AS 的关系
		TC	TG	
I	CM ↑		↑↑↑	—
IIa	LDL ↑	↑↑↑		↑↑↑

分型	脂蛋白变化	脂质变化		与 AS 的关系
		TC	TG	
Ⅱb	VLDL、LDL ↑	↑↑↑	↑	↑↑↑
Ⅲ	IDL ↑	↑↑	↑↑	↑↑
Ⅳ	VLDL ↑		↑↑	↑
Ⅴ	CM、VLDL ↑	↑	↑↑	↑
Ⅵ	HDL ↑、LP(a)↑			↑

对血脂异常通过饮食和其他生活方式调整等非药物干预后血脂水平仍不正常者,应依据血脂异常的类型、动脉粥样硬化(AS)病变的程度或存在的其他危险因素,尽早采用调血脂药,改善脂代谢异常,降低动脉粥样硬化的风险。

一、降低总胆固醇(TC)和低密度脂蛋白(LDL)的药物

(一)他汀类

β- 羟基 -β- 甲戊二酸单酰辅酶 A(HMG-CoA)还原酶抑制剂,简称他汀类药物,是目前最有效和耐受性较好的调血脂药。临床上常用的药物有:洛伐他汀、辛伐他汀、瑞舒伐他汀等。

【体内过程】他汀类口服给药 1~4 小时达血浆峰浓度,生物利用度 5%~30%。经肝转化,约 70% 的代谢物经胆汁从肠道排泄,用药 2 周后出现明显疗效,4~6 周达到高峰。洛伐他汀、辛伐他汀等为前药,需经肝代谢反应才具活性。

【药理作用】

1. 调血脂作用　HMG-CoA 还原酶为肝内合成胆固醇的限速酶。治疗量时,药物可竞争性抑制 HMG-CoA 还原酶的活性,先降低 LDL,TC 次之,TG 较弱。对 HDL 有不同程度的升高作用。

2. 非调血脂作用　可改善血管内皮功能,并稳定和缩小粥样斑块,防止斑块破裂、继发出血及血栓形成;可降低血浆 C- 反应蛋白,减轻动脉粥样硬化过程的炎性反应;降低脂蛋白对氧化的敏感性、清除自由基,发挥抗氧化作用等。

3. 肾保护作用　具有依赖胆固醇降低的肾保护作用;同时还具有抗细胞增殖、抗炎症、免疫抑制、减轻肾损害的作用,从而保护肾功能。

【临床应用】

1. 调节血脂　用于原发性高脂血症、杂合子家族性和非家族性Ⅱa、Ⅱb 和Ⅲ型高脂血症,对于 2 型糖尿病及肾病综合征引起的高脂血症为首选药。对纯合子家族性高脂血症无降低

LDL 功能,但可使 VLDL 下降。

2. 预防心脑血管急性事件　能增加粥样斑块的稳定性,使斑块缩小,可降低缺血性脑卒中、稳定型和不稳定型心绞痛发作及致死和非致死性心肌梗死的发生。

3. 治疗肾病综合征　保护肾功能,抑制肾小球膜细胞的增殖,延缓肾动脉硬化。

【不良反应】剂量较大时偶可见消化道功能紊乱、肌痛、皮肤潮红、头痛等;长期使用可致肝转氨酶升高;部分患者服用他汀类会发生肌病,可发展为横纹肌溶解症,表现为肌痛、无力、肌球蛋白尿等,与易发生肌病的药物合用时需常规监测肌酸激酶(CK)。妊娠期、哺乳期妇女禁用。原有肝病史者慎用。

洛伐他汀、辛伐他汀为第一代他汀类药物,口服吸收率低,主要用于原发性高胆固醇血症;氟伐他汀为第二代他汀药,用于饮食控制无效的高胆固醇血症。几乎由肝代谢,是轻、中度肾功能不全高脂血症患者的首选用药;阿托伐他汀为第三代他汀药,降 TG 作用较氟伐他汀更强,用于原发性高胆固醇血症、混合型血脂异常或饮食控制无效杂合子家族性高胆固醇血症患者;瑞舒伐他汀疗效优于同类药,且半衰期长,药物相互作用少,被誉为"超级他汀",用于血脂异常和高胆固醇血症。

(二)胆汁酸结合树脂类药

考来烯胺(消胆胺)、考来替泊(降胆宁)

考来烯胺和考来替泊为强碱性阴离子交换树脂类,不溶于水,不被消化酶破坏,进入肠道后不被吸收,安全性好。

【药理作用】二者可显著降低血浆 TC、LDL 水平,呈剂量依赖性。对 HDL、TG 和 VLDL 影响较小。用药后 4~7 天生效,2 周内达最大效应。胆汁酸是胆固醇的代谢产物。本类药通过离子交换与胆汁酸结合,形成胆汁酸螯合物,从而不被胃肠吸收,阻断肠道胆汁酸的重吸收,使肝胆固醇被大量消耗,致血浆中的 TC 和 LDL 均减少。

【临床应用】主要用于总胆固醇升高及 LDL 升高的高胆固醇血症。用于 Ⅱa 型及家族性杂合子高脂蛋白血症。与氯贝丁酯和普罗布考联合应用产生协同作用。

【不良反应】少数用药者出现食欲减退、嗳气、腹胀、消化不良和便秘等消化道反应,一般在两周后可消失。长期应用会影响脂溶性维生素及叶酸的吸收,应注意补充。本类药物可引起 TG 显著增高,严重高甘油三酯血症患者禁用。

二、降低甘油三酯(TG)和极低密度脂蛋白(VLDL)的药物

(一)苯氧酸类药(贝特类)

氯贝丁酯为最早的苯氧酸类药物,20 世纪 80 年代后开发的同类药物有吉非罗齐、苯扎贝特等,作用强,不良反应少。

氯 贝 丁 酯

【药理作用】氯贝丁酯可激活脂蛋白脂肪酶,促进血液中 VLDL 和 TG 的分解,降低血液中的 TG 和 VLDL;轻度抑制胆固醇在肝的合成,降低胆固醇。长期服用具有降低血浆纤维蛋白原含量及血小板黏附性的作用,减少血栓形成。

【临床应用】用于 TG 及 VLDL 升高的高脂血症的治疗,如 Ⅱb、Ⅲ、Ⅳ、Ⅴ 型高脂血症的治疗。亦适用于 2 型糖尿病的高脂血症。

【不良反应】少数患者有胃肠道反应、头痛、脱发、皮肤过敏和肌痛,与他汀类药物合用可增高横纹肌溶解症的发生率,轻度转氨酶升高,用药早期需监测肝功能。孕妇、哺乳期妇女、胆石症患者及肝、肾功能不全者禁用。

(二) 烟酸类

烟 酸

【药理作用】烟酸(尼克酸),口服较大剂量可抑制肝合成 TG 和 VLDL,从而减少 LDL 水平。能促进胆固醇经胆汁排泄,阻止胆固醇的酯化。还能适度升高 HDL 水平。烟酸也可抑制血栓素 A_2 的合成,增加前列环素(PGI_2)的生成,产生抑制血小板聚集和扩血管的作用。

【临床应用】为广谱调血脂药,可用于 Ⅱ、Ⅲ、Ⅳ、Ⅴ 型高脂血症的治疗。并具有一定的抗动脉粥样硬化和冠心病作用。

【不良反应】口服易出现胃肠道刺激,如恶心、呕吐、腹泻等,并可加重消化性溃疡。皮肤血管扩张可引起皮肤潮红、痛痒等。大剂量可引起血糖、尿酸增高,长期应用可致肝功能异常,故长期应用需定期检查血糖、肝肾功能。消化性溃疡、痛风、糖尿病患者禁用。

三、选择性胆固醇吸收抑制药

依 折 麦 布

本药是首个选择性胆固醇吸收抑制剂。依折麦布及其活性代谢产物反复作用于胆固醇吸收部位,发挥持久抑制胆固醇吸收作用。单用或与其他调脂药合用治疗各型高脂血症。与他汀类合用,可使血浆 TC、LDL-C 水平降低,HDL 水平升高。不良反应较少,主要表现为腹痛、腹泻、乏力、关节和背部疼痛等。

四、抗氧化剂

普 罗 布 考

本品为强效的脂溶性抗氧化剂,阻止内皮细胞的损伤和泡沫细胞的形成,对动脉粥样硬化防治有重要意义。本品适用于各种类型的高脂血症,可与他汀类、烟酸、考来烯胺合用,合用后对预防和逆转 AS 具有协同作用。胃肠道反应发生率为 1%~10%，偶有肝功能异常、高血糖、高尿酸、血小板减少、肌病等。伴有心肌损害的患者忌用，妊娠期、儿童禁用。

五、多烯脂肪酸类

n-3 型多烯脂肪酸

n-3 型多烯脂肪酸包括二十碳五烯酸（EPA）和二十二碳六烯酸（DHA）。能明显降低血浆 VILDL 和 TG，轻度升高 HDL；抑制血小板聚集，降低血液黏滞度；减轻斑块的炎症反应，稳定斑块，使之不易发生自发性破裂，减少心血管事件的发生。适用于高 TG 性高脂血症、糖尿病并发高脂血症。对心肌梗死患者的预后有明显的改善作用。一般无不良反应，长期或大剂量应用可使出血时间延长，免疫反应降低。

> •••• 考点提示 💡 ••••
>
> 1. 常用调血脂药的分类及代表药有哪些？各类调血脂药的特点有哪些？
> 2. 简述他汀类药物的药理作用及不良反应。

任务实施

一、用药前

1. 进行护理评估

（1）健康评估：了解患者是否存在引起高血脂、心血管病的高危因素，如缺乏锻炼，肥胖，抽烟，饮酒，过多食用高胆固醇、高饱和脂肪酸食品等。

（2）用药禁忌评估：胆汁淤积和活动性肝病者禁用他汀类药；消化性溃疡、糖尿病、慢性肝病和严重痛风者禁用烟酸；严重肾病和肝病者禁用贝特类。

（3）用药情况评估：是否用过调血脂药，应用的种类、剂量、疗程、疗效等。调血脂药以口服给药为主，避免静脉给药，减少不良反应的发生率。

2. 调配药品

（1）检查药品性状：检查药品的药物的外观及性状，生产日期和有效期。

（2）明确给药方式：一般为口服。辛伐他汀片，规格为 10 mg、20 mg；瑞舒伐他汀片，规格为 5 mg、10 mg；非诺贝特片，规格为 100 mg；烟酸片，规格为 50 mg、100 mg。

（3）避免配伍禁忌：免疫抑制剂、红霉素类抗生素、抗真菌药可使他汀类药物血药浓度增高,增加横纹肌瘤的危险;考来烯胺在肠腔内易与洋地黄毒苷、双香豆素抗凝药、他汀类、叶酸及铁剂等结合,影响上述药物的吸收,应避免合用,或在服用树脂类药物 1 小时前或 3~4 小时后服用上述药物。吉非贝齐与华法林合用,可增加华法林的抗凝血作用和毒性,应减少抗凝药的用量。

二、用药中

1. 判断护理问题

(1) 肌无力、肌痛、发热、尿液呈茶色或酱油色:与他汀类药和贝特类药引起的横纹肌溶解症有关。

(2) 腹胀、便秘:与胆汁酸螯合剂引起的胃肠道反应有关。

(3) 脂肪痢:胆汁酸螯合剂与胆汁酸形成不可逆性结合,影响食物中脂肪的吸收。

(4) 腹泻、腹痛、恶心:与贝特类药物引起的胃肠道反应有关。

(5) 皮肤潮红、瘙痒、血糖升高、尿酸增加、肝功能异常:与烟酸有关。

2. 实施护理措施

(1) 他汀药物在治疗期间需定期监测:治疗开始后 4~8 周,复查肝功能(ALT、AST)、CK 等,若无异常,则逐步调整为 6~12 个月复查 1 次。若复查 ALT、AST 升高达正常值上限 3 倍以上及合并总胆红素升高,应减量或停药。若伴有弥散性肌痛、肌无力、赤褐色尿等情况,应考虑为肌病,应检测肌酸激酶,肌酸激酶升高超过正常值上限 5 倍应停用他汀药物并复查,直至恢复正常。

(2) 应用他汀类药宜从小剂量开始,并将肌病的风险及注意事项告知患者。

(3) 告知患者若有严重急性感染、大手术、创伤、代谢紊乱、癫痫时,应及时停用他汀类药。

3. 注意用药方法 人体合成胆固醇在夜间最为活跃,他汀类药宜晚间服用。

三、用药后

1. 开展健康教育

(1) 向患者及其家属宣传普及高脂血症的相关知识和危害性,鼓励患者多食用低热量、低脂肪、低胆固醇类食物并适当运动。

(2) 详细告知患者所用药物的药名、剂量、用法,疗效和不良反应的观察及应对方法,用药期间需定期检查血常规、血脂、血糖及肝功能。

2. 评价护理效果

(1) 血脂水平是否下降并接近或维持正常水平。

（2）对高脂血症的危害是否了解，是否养成健康饮食、合理运动等习惯。

（3）能否坚持遵医嘱用药。

任务小结

　　临床常用的调血脂药物有六大类：他汀类、贝特类、烟酸类、选择性胆固醇吸收抑制药、抗氧化剂和多烯脂肪酸类，其临床应用及用药护理各不相同。

练一练

网上更多……

📠 知识拓展　　　　　✏️ 自测题　　　　　🖥️ 教学PPT

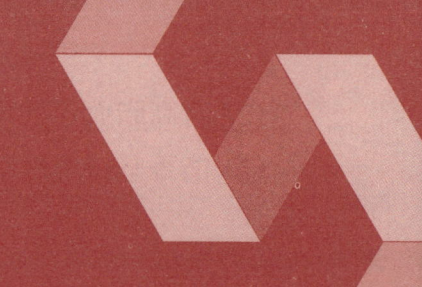

项目二
血液与造血系统药物用药护理

学习目标

1. 能掌握肝素、华法林、枸橼酸钠、氯吡格雷、链激酶等的作用、用途、不良反应和用药护理要点，树立合理用药的整体护理理念，提升用药护理指导能力。

2. 能掌握维生素 K、氨甲苯酸的作用与应用，对出血性疾病患者进行用药宣教和健康指导，以患者为中心，提升护理人文关怀能力。

3. 能掌握铁剂、叶酸、维生素 B_{12} 的作用、用途和不良反应，提高患者对贫血的认知，使患者避免因行为因素导致或加重疾病，减少不良反应发生。

任务一 抗血栓药用药护理

情境导入

患者,女,57 岁,医生诊断为流行性脑脊髓炎,突发弥散性血管内凝血(DIC),用抗凝药肝素治疗,随后出现严重的自发性出血。

请思考:

1. 患者使用肝素是否合适? 为什么?

2. 针对该患者,如何进行用药监护?

相关药物知识

抗血栓药物包括凝血药、抗血小板药和溶栓药。前两者主要是预防血栓发生和发展,溶栓药可使新生血栓溶解。

一、抗凝血药

血液凝固过程可通过内源性凝血途径和外源性凝血途径完成。内源性凝血途径是从XII因子到X因子的激活过程；外源性凝血途径是由损伤组织释放组织因子(因子III)，激活因子VII，与因子III、Ca^{2+}、磷脂及X形成复合物，激活X因子(图4-2-1)，上述两条途径最终激活因子II(凝血酶)，导致血液凝固。抗凝血药是指通过影响凝血因子，降低机体凝血功能的药物，临床用于预防血栓形成和防止已形成的血栓进一步扩大。抗凝血药物主要有肝素、香豆素、枸橼酸钠。

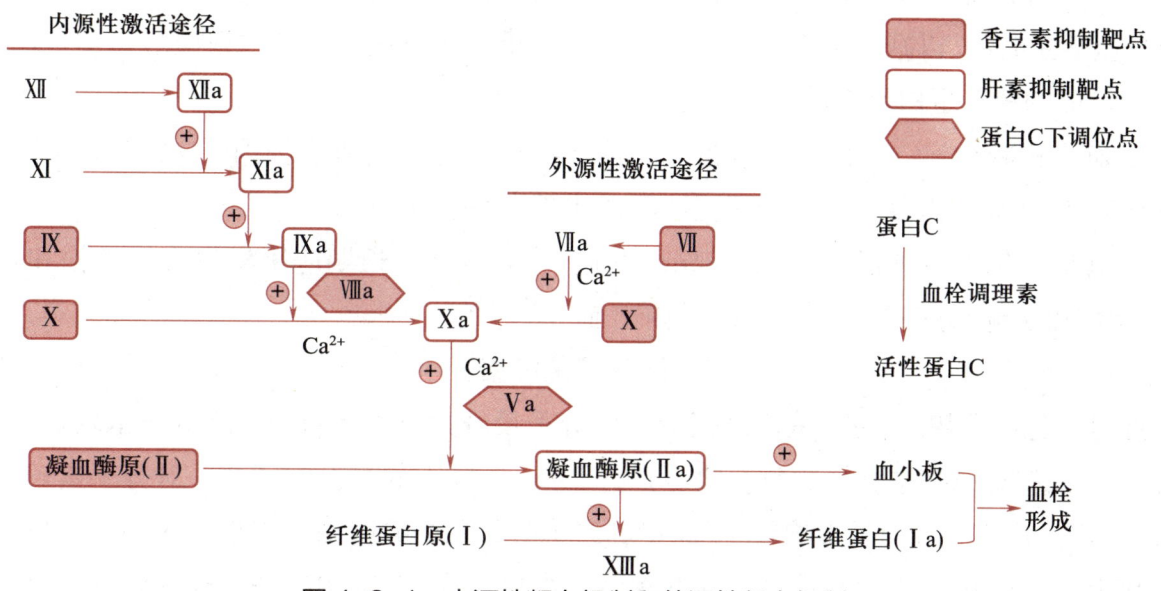

图 4-2-1　内源性凝血机制和外源性凝血机制

（一）注射用抗凝血药

肝　　素

肝素不易透过生物膜，经肝代谢，肾排泄，在肠道被破坏失活，故口服无效，一般采用静脉注射或静脉滴注。药用肝素由猪肠黏膜和猪、牛肺提取获得。

【药理作用】

1. 抗凝作用　肝素在体内、体外均有抗凝作用，静脉注射10分钟内可延长部分凝血活酶时间、凝血酶时间和凝血酶原时间，持续3~4小时。肝素的抗凝作用主要是通过增强抗凝血酶III(AT-III)活性而发挥作用。

2. 降血脂　肝素可促进脂蛋白酯酶和甘油三酯酶释放入血，从而加速乳糜微粒和极低密度脂蛋白的分解代谢，产生降血脂作用。

3. 抗炎　肝素还可抑制白细胞的黏附、游走而具有抗炎作用。

4. 其他　抑制血管平滑肌细胞增殖及血小板聚集等。

【临床应用】

1. 血栓栓塞性疾病　用于防治静脉栓塞、肺栓塞、周围动脉血栓栓塞等,也可用于防治心肌梗死、冠状动脉旁路手术、肺栓塞及深静脉术后血栓形成。

2. 弥散性血管内凝血(DIC)早期　早期应用肝素可防止微血栓形成,改善重要器官的供血,防止纤维蛋白原和凝血因子的消耗引起的继发性出血。用于胎盘早剥、恶性肿瘤溶解等引起的 DIC 早期。

3. 其他　肝素可用于体外抗凝、心导管手术、体外循环、血液透析等过程。

【不良反应】

1. 自发性出血　表现为黏膜出血、关节腔积血和伤口出血。用药期间应监测凝血时间或部分凝血活酶时间,以减少出血危险。一旦出现严重出血可缓慢静脉注射硫酸鱼精蛋白对抗。一般 1.0 mg 的鱼精蛋白可灭活 100 U 的肝素。

2. 血小板减少症　多发生于肝素用药后 5~10 天,与促进血小板因子 4(PF_4)引起的免疫反应有关,停药后可恢复。用药期间应监测血小板计数。

3. 其他　偶有过敏反应、哮喘、寒战、发热、荨麻疹等。长期应用易致骨质疏松和自发性骨折,孕妇可引起早产和死胎。溃疡、颅内出血等禁用。

低分子量肝素

常用的药物有替地肝素、依诺肝素等。低分子量肝素有以下特点:① 分子链较短,不能同时与 AT–Ⅲ 和凝血酶结合形成复合物,可灭活分子量较小的凝血因子 Xa,对分子量较大的凝血酶(Ⅱa)及其他凝血因子影响较小,保持肝素抗凝作用的同时减少出血的风险;② 皮下注射生物利用度接近 90%,半衰期较长,皮下注射可维持 4 小时;③ 由于分子量小,不易引起血小板释放 PF,故较少引起血小板减少;④ 抗凝剂量易掌握,个体差异小;⑤ 安全性高,一般无须监测抗凝活性。临床主要用于深静脉血栓,外科和整形手术术后静脉血栓的形成,也可用于血液透析,防止体外循环凝血发生。

(二) 口服抗凝血药

具有 4–羟基香豆素基本结构的药物统称为香豆素类,药物有华法林、双香豆素等。它们需口服后参与体内代谢才能发挥抗凝作用,故又称口服抗凝药。

华　法　林

【药理作用】华法林竞争性阻断维生素 K,在肝内抑制凝血因子 Ⅱ、Ⅶ、Ⅸ、Ⅹ 的活化,从而发挥抗凝作用。对已形成的凝血因子无效,须待原有凝血因子耗尽后方可有效,因此抗凝作用缓慢而持久,生物利用度几乎达 100%,吸收后 99% 与血浆蛋白结合,且仅口服有效,用药后12~24 小时起效,1~3 日达到高峰,维持 3~4 日。华法林可透过胎盘屏障,影响胎儿凝血系统及骨骼正常发育。

【临床应用】

1. 防治血栓栓塞性疾病　可作为治疗心肌梗死的辅助用药。起效慢,作用时间长,不易控制,防治静脉栓塞、肺栓塞,一般采用先肝素后香豆素类维持治疗。

2. 预防术后血栓的形成　可用于人工置换瓣膜术、关节固定术等术后。

【不良反应】药物过量易致自发性出血,表现为鼻出血、牙龈出血和皮肤瘀斑等。严重者可表现为颅内出血,应注意观察。用药 2 日后开始监测凝血酶原时间,若有出血应立即停药并缓慢静注维生素 K,必要时输血以迅速恢复凝血因子的功能。少数患者可有皮肤和软组织坏死。本类药物有致畸作用。禁忌证同肝素。

【药物相互作用】

1. 与血浆蛋白结合率较高的阿司匹林、保泰松合用时,会使血浆中游离香豆素浓度升高,增强抗凝活性,易引起出血。

2. 口服大量广谱抗生素可抑制生产维生素 K 的肠道菌群,减少维生素 K 的形成,肝病时凝血因子合成减少,以上情况均可增强香豆素的作用。

3. 肝药酶诱导剂巴比妥类、利福平、苯妥英钠可加速香豆素类药物的代谢,使抗凝作用减弱。

(三) 体外抗凝血药

枸 橼 酸 钠

枸橼酸钠(柠檬酸钠)的枸橼酸根离子与血浆中的钙离子形成可溶性络合物,使血钙下降而发挥体外抗凝作用。每 100 mL 全血加 2.5% 枸橼酸钠溶液 10 mL,即可防止血液凝固。本品仅用于体外抗凝,如体外血液的保存与输血。当输入含有该药物的血液过量(＞1 000 mL)或注射过快时,可引起低钙血症及心功能不全的发生,可用葡萄糖酸钙或氯化钙解救。

(四) 新型抗凝药

阿 加 曲 班

阿加曲班为直接凝血酶抑制剂,直接与凝血酶的催化活性位点结合,不但灭活循环中的凝血酶,还能够灭活与纤维蛋白血栓结合的凝血酶,抗凝作用不依赖于 AT-Ⅲ。还可抑制凝血酶引起的血小板聚集和分泌,抑制纤维蛋白的交联,促使纤维蛋白溶解。本品安全范围窄,且无特异对抗剂,需监测活化部分凝血活酶时间(APTT)。主要用于治疗血栓性疾病,如缺血性脑卒中急性期的治疗。还可用于慢性动脉闭塞症,如血栓闭塞性脉管炎的治疗。禁用于各类出血的患者。

达比加群酯

达比加群酯为非肽类凝血酶抑制剂,可结合于凝血酶的活化位点,直接抑制凝血酶活性,从而抑制血栓形成。该药物具有口服,强效,无须特殊用药监测且药物相互作用少等特点。过量出血可用依达赛珠单抗解救,主要用于预防非瓣膜性房颤患者的卒中和全身性栓塞的发生。

二、抗血小板药

抗血小板药是一类抑制血小板黏附、聚集和释放功能的抗血栓形成药。

(一)抑制血小板代谢的药物

阿 司 匹 林

小剂量阿司匹林可通过抑制血小板中的 COX-1,减少 TXA_2 的合成,而对血管内皮的 PGI_2 无影响,从而抑制血小板聚集,防止血栓的发生和发展。一次用药后,抗血小板的作用可维持 4~7 天。临床上用于心肌梗死、心绞痛;预防暂时性脑缺血发作,减少脑卒中概率。作为溶栓疗法的辅助抗栓治疗,能减少缺血性心脏病发作和复发的危险。

双 嘧 达 莫

双嘧达莫(潘生丁)通过抑制磷酸二酯酶,减少 cAMP 的降解,使血小板内 cAMP 的含量升高,从而抑制血小板聚集,产生抗血栓作用。单独应用作用较弱,一般与华法林或阿司匹林合用,用于血栓栓塞性疾病的防治和人工瓣膜置换术后的患者,防止血栓形成。治疗量可有头痛、头晕、胃肠道刺激等不良反应。

(二)阻碍腺苷二磷酸介导血小板活化的药物

氯 吡 格 雷

氯吡格雷通过抑制血小板聚集预防或治疗因血小板高聚状态引起的心、脑及其他动脉的循环障碍疾病,主要用于心肌梗死、缺血性卒中、急性冠脉综合征患者,也可作为阿司匹林过敏或不耐受患者的替代治疗。常见副作用有出血,如皮下出血、血尿、黑便,需调整剂量或更换药物。

(三)血小板膜糖蛋白 Ⅱb/Ⅲa 受体阻断药

阿 昔 单 抗

阿昔单抗是血小板膜糖蛋白 Ⅱb/Ⅲa 受体阻断药,抗血小板聚集效果较好。可用于不稳定型心绞痛、心肌梗死及经皮冠状动脉腔内成形术(PTCA)后溶栓。不良反应主要为出血危险和血小板减少症,偶有过敏反应。

三、纤维蛋白溶解药

纤维蛋白溶解药是一类使纤维蛋白溶解酶原转变为纤维蛋白溶解酶(简称纤溶酶)的药物,可起到溶解血栓的作用。

链 激 酶

链激酶为第一代溶栓药,本身无酶活性,可与内源性纤溶酶原形成 SK- 纤溶酶复合物,引起酶构象变化,促使纤溶酶原变为纤溶酶,水解血栓中的纤维蛋白,使血栓溶解。临床用于治疗血栓栓塞性疾病,静脉给药治疗动静脉内新鲜血栓形成和栓塞,如肺栓塞和深静脉血栓。也可用于心肌梗死早期治疗。在血栓形成不超过 6 小时内用药,效果更佳。易引起出血和过敏反应,严重出血可用氨甲苯酸对抗。出血性疾病、溃疡、新近手术、脑肿瘤、月经期、严重高血压者禁用。

尿 激 酶

尿激酶能直接激活纤溶酶原变为纤溶酶,发挥溶栓作用。临床上该药静脉溶栓时间窗为 6 小时内。无抗原性,不会产生抗体和引起过敏反应,其余同链激酶。

阿 尼 普 酶

阿尼普酶属第二代溶栓药。药物进入血液后弥散到血栓含纤维蛋白表面,再缓慢去酰基后发挥作用,激活结合在纤维蛋白表面的纤溶酶原,使之活化成纤溶酶,发挥溶栓作用,用于急性心肌梗死和其他血栓性疾病。易导致血液长时间处于低凝状态引起出血,多发于注射部位或胃肠道。有抗原性,可引起变态反应。

> **···· 考点提示 ♀ ····**
>
> 1. 枸橼酸钠、华法林、肝素的抗凝作用机制,临床用途,不良反应及防治。
> 2. 抗血小板聚集药物的名称及不良反应。

任务实施

一、用药前

1. 进行护理评估

(1) 健康评估:判断患者是否有血栓形成导致血运不畅引发的疼痛;有无血栓性血液淤滞、回流受阻导致的体液过多,水肿、肿痛、皮肤颜色改变等。

(2) 用药禁忌评估:有出血性疾病或出血倾向的患者禁用抗凝血药。有消化性溃疡、严重高血压、手术前后、产后以及肝、肾功能不全的患者禁用肝素。

2. 调配药品

(1) 检查药品性状:检查药品的生产日期、有效期,药物的外观及性状。

(2) 明确给药方式:肝素钠注射液深部皮下注射、静脉注射或静脉滴注,双香豆素片口服。

二、用药中

1. 判断护理问题

(1) 自发性出血：与抗凝血药用药过量有关。

(2) 血小板减少症、一次性的脱发、腹泻、骨质疏松和自发性骨折：与肝素应用有关。

2. 实施护理措施

(1) 不良反应观察：观察有无出血倾向或出血发生，如有无牙龈出血及瘀斑、尿液颜色变化（粉红或红棕色）、呕吐物的颜色（红或棕黑色）、粪便颜色是否加深、伤口渗血或血肿、月经量增多、严重头痛或眩晕等。

(2) 采取护理措施：自发性出血轻度者，停药即可自行恢复。严重出血应缓慢静脉注射硫酸鱼精蛋白；香豆素类出血用维生素 K 解救；链激酶、尿激酶等过量导致的出血，可静脉注射氨甲苯酸解救。

3. 注意用药方法

(1) 肝素不宜肌内注射，多采用静脉或皮下给药。皮下注射应选择细而短小的针头，静脉给药应单独使用静脉通道。经常更换注射部位，且不宜按摩揉搓。

(2) 链激酶、尿激酶宜冷藏保存，必须临用前新鲜配制，且不可剧烈振荡，以免降低活力。配制后的溶液在同样温度下保存不得超过 24 小时。

三、用药后

1. 评价护理效果　血栓是否溶解，症状是否缓解。

2. 开展健康教育　嘱咐患者定期复查凝血酶原时间。给药期间提醒患者使用软毛牙刷，不可随便剔牙；月经量可能增多，时间相对延长，应注意观察。

任务小结

抗血栓药物包括抗凝血药、抗血小板药和溶栓药。常用的抗凝药有肝素、华法林、枸橼酸钠、阿加曲班、达比加群酯；抗血小板药有阿司匹林、双嘧达莫、氯吡格雷；纤维蛋白溶解药主要有链激酶和尿激酶。

练一练

情境导入

患儿,女,出生 38 小时,顺产。生后 24 小时内排胎便 2 次,1 天前发现脐带少许渗血,未给予特殊处理,6 小时前有呕吐少许,为鲜红色伴乳块,排血便,量较多,尿色正常,入院检查。体温 36.8C,前囟平、双眼外眦角膜外侧结膜下各有一黄豆大小鲜红出血斑,脐带残端微渗血。经诊断为晚发性新生儿出血病。

请思考:

1. 患儿为什么会出现自发性出血?

2. 针对患儿的情况,是否可以使用维生素 K 进行处理? 如何进行用药护理?

相关药物知识

出血性疾病是指由于人体的止血、凝血功能发生障碍而导致皮肤、黏膜、内脏的自发性出血或轻微损伤后出血不止的一组疾病。临床表现主要为不同部位的出血,同时可伴随贫血、肝脾肿大、组织或器官缺血、缺氧等。止血药是一类能促进血液凝固或抑制纤溶以达到止血作用的药物,包括促凝血药、抗纤维蛋白溶解药和促血小板生成药。

一、促凝血药

(一) 促进凝血因子活性药

维 生 素 K

【药理作用】维生素 K 是 γ- 羧化酶的辅酶,参与凝血因子 II、VII、IX、X 的合成。当维生素 K 缺乏时,肝只能合成有抗原性而无凝血活性的凝血因子前体物质,导致凝血障碍,引起出血。K_1、K_2 为脂溶性,需胆汁协助吸收。K_3、K_4 为人工合成品,为水溶性,可直接被吸收。

【临床应用】

1. 维生素 K 缺乏引起的出血　如梗阻性高胆红素血症、胆瘘、慢性腹泻等疾病。因肠道缺乏胆汁,导致肠道吸收维生素 K 发生障碍。

2. 维生素 K 合成不足　如早产儿、新生儿肝合成维生素 K 不足或长期服用广谱抗生素继发的维生素 K 缺乏,抑制肠道菌群合成维生素 K。

3. 缓解平滑肌痉挛 缓解胆绞痛和胃肠绞痛。

【不良反应】维生素 K 毒性低, 静脉注射过快可产生面部潮红、出汗、胸闷和血压骤降。一般以肌内注射为主。较大剂量维生素 K_3 可致早产儿、新生儿溶血性贫血、胆红素增高甚至黄疸, 对葡萄糖 –6– 磷酸脱氢酶缺乏症的患者可诱发急性溶血性贫血。肝功能不全者慎用。

（二）凝血因子制剂

凝 血 酶

本品是从牛、猪血挑取和精制而成的凝血酶无菌制剂, 可直接作用于血液中的纤维蛋白原, 使其转变为纤维蛋白, 加速血液凝固而迅速发挥止血作用。临床用于小血管出血、毛细血管以及实质性脏器出血的治疗; 也用于外伤手术、口腔、泌尿道以及消化道等部位的止血。局部止血时, 用生理盐水溶解成 50~1 000 U/mL 溶液喷雾或敷于创面。口服或灌注用于消化道止血, 严禁注射给药。

二、抗纤维蛋白溶解药

氨甲苯酸和氨甲环酸

通过竞争性抑制纤溶酶原激活因子, 从而抑制纤维蛋白溶解, 产生止血作用。临床主要用于纤维蛋白溶解系统亢进引起的各种出血, 如前列腺、尿道、肺、肝、胰、甲状腺及肾上腺等富含纤溶酶原激活物的脏器外伤或手术出血、术后出血。对癌症、创伤及非纤溶亢进的出血无效。不良反应少, 过量可致血栓或诱发心肌梗死; 合用避孕药或雌激素的妇女更易发生血栓。肾功能不全患者慎用。

三、促血小板生成药

酚 磺 乙 胺

酚磺乙胺促进血小板生成并增强血小板的黏附性和聚集功能, 促使血小板释放凝血活性物质, 缩短凝血时间而止血。临床用于防治手术出血, 内脏、眼底、牙龈、鼻黏膜出血及血小板减少性紫癜等。毒性小, 静脉注射偶见变态反应。

垂体后叶素

该药含有缩宫素和加压素。加压素能直接作用于血管平滑肌, 使小动脉、小静脉和毛细血管收缩而止血。主要用于肺咯血、肝门静脉高压引起的上消化道出血及产后大出血。静脉注射过快可出现面色苍白、出汗、心悸、胸闷和胸痛等。高血压、冠心病、动脉硬化、心力衰竭、癫痫患者禁用。

任务实施

一、用药前

1. 进行护理评估

(1) 健康评估：仔细检查患者的出血体征，详细询问首发表现。

(2) 用药情况评估：评估患者是否用过止血药，止血药的种类、效果如何。

(3) 用药禁忌评估：缺乏葡萄糖 –6– 磷酸脱氢酶的患者用维生素 K 可出现溶血性贫血；高血压、冠心病、动脉硬化、心力衰竭、癫痫患者禁用垂体后叶素。

2. 调配药物

(1) 检查药品性状：仔细检查药品的外观及性状，生产日期和有效期。

(2) 明确给药方式：维生素 K_1 注射剂为 10 mg/mL，一般采用肌内注射或静脉注射。维生素 K 片剂规格为 2 mg，采用口服给药。

二、用药中

1. 判断护理问题

(1) 维生素 K_1 静注速度过快可出现面部潮红、出汗、胸闷、血压骤降。

(2) 垂体后叶素过量可出现面色苍白、出汗、心悸、胸闷和胸痛等。

2. 实施护理措施　注意给药速度，维生素 K_1 静脉注射宜缓慢，给药速度不应超过 1 mg/min，一般宜用肌注。

三、用药后

1. 评价护理效果　观察患者止血效果和患者的基本体征。

2. 开展健康教育　患者应避免创伤性活动；若血小板计数 $<50 \times 10^9/L$，应减少活动，增加卧床休息时间；严重出血或血小板计数 $<20 \times 10^9/L$ 者，必须绝对卧床休息。各类止血药用量

过大会生成血栓,必要时须及时入院检查。

任务小结

促凝血药又名止血药,是指能促进血液凝固或降低毛细血管通透性、制止出血的药物。临床上止血药种类繁多:有促凝血因子药、抗纤维蛋白溶解药、促血小板生成药。此类药物使用需判断出血因素,对症下药。

练一练

任务三 抗贫血药用药护理

情境导入

患者,女,45 岁,因头晕、乏力、面色苍白 1 年前来就诊。既往有十二指肠溃疡 19 年。血常规检查:红细胞计数 2.5×10^{12}/L,血红蛋白浓度 60 g/L,白细胞及血小板正常。血清铁蛋白 10 μg/L,诊断为缺铁性贫血,给予琥珀酸亚铁进行治疗。

请思考:

1. 患者用药后会出现哪些不良反应?
2. 护士该如何进行用药护理?

相关药物知识

贫血是指外周血液在单位容积内的血红蛋白浓度(Hb)、红细胞计数(RBC)和红细胞比容(HCT)低于正常值下限的一种病理状态。根据病因及发病机制的不同,贫血可分为三种类型:① 缺铁性贫血(小细胞低色素性贫血),因体内制造血红蛋白的铁缺乏,红细胞生成障碍所致,在我国较多见。② 巨幼红细胞性贫血,是由于缺乏叶酸和(或)维生素 B_{12}、长期应用某些药物引起 DNA 合成障碍所致。③ 再生障碍性贫血,因感染、放疗等多种因素所致的骨髓造血功能障碍所致,临床以全血细胞减少为主要表现,较难治愈。

药物治疗的目的是针对贫血的病因及发病机制进行治疗。缺铁性贫血由铁缺乏引起,可用铁剂进行治疗;巨幼红细胞性贫血可用叶酸和维生素 B_{12} 治疗;再生障碍性贫血可用促红细胞生成素、维生素 B_{12} 等治疗。

一、铁剂

常用的口服铁剂有硫酸亚铁、枸橼酸铁铵等；注射剂铁剂有山梨醇铁和右旋糖酐铁等。

【药理作用】铁是红细胞成熟阶段合成血红素的必需物质。其主要吸收部位在十二指肠和空肠上段，其吸收形式为 Fe^{2+}，而 Fe^{3+} 很难吸收。铁的排泄主要通过肠黏膜细胞脱落以及胆汁、尿液、汗液而排出体外。

【临床应用】铁剂治疗各种原因所致的缺铁性贫血疗效最好。对慢性失血、营养不良、妊娠、儿童生长发育所引起的贫血，可改善症状，增加食欲。高磷高钙食物可使铁沉淀，妨碍吸收。维生素 C 有助于 Fe^{3+} 还原为 F^{2+} 被吸收。磷酸盐、钙盐、草酸盐、四环素类药物、鞣酸制剂及同服抗酸药等可影响铁的吸收。

【不良反应】

1. 胃肠道刺激　表现为恶心、呕吐、腹痛、上腹部不适等，宜饭后服用。

2. 急性中毒　小儿误服 1 g 以上铁剂即引起急性中毒，表现为坏死性胃肠炎症状，可有呕吐、腹痛、血性腹泻、头痛、头晕、呼吸困难、惊厥，甚至休克，严重者可致死亡。急救措施以磷酸盐或碳酸盐溶液洗胃，并以特殊解毒剂去铁胺洗胃或注射以结合残存的铁。

3. 黑便或便秘　因 Fe^{2+} 与肠内生理刺激物 H_2S 结合后使肠蠕动减少所致。

二、叶酸

叶酸广泛存在于动植物中，尤以绿叶蔬菜、肝、酵母中含量较多。正常人叶酸每天摄入量 400 μg，妊娠、哺乳期妇女摄入量需增加。

【药理作用】叶酸进入体内被还原和甲基化为具有活性的 5- 甲基四氢叶酸（图 4-2-2）。进入细胞后 5- 甲基四氢叶酸作为甲基供给体使维生素 B_{12} 转变成甲基维生素 B_{12}，而自身变为四氢叶酸，后者能与多种一碳单位结合成四氢叶酸类辅酶，传递一碳单位，参与体内多种生化代谢。当叶酸缺乏时，DNA 合成障碍，细胞有丝分裂减少，但对 RNA 和蛋白质合成影响小，表现为巨幼红细胞性贫血。同时消化道上皮增殖也受抑制，表现为舌炎、腹泻等症状。

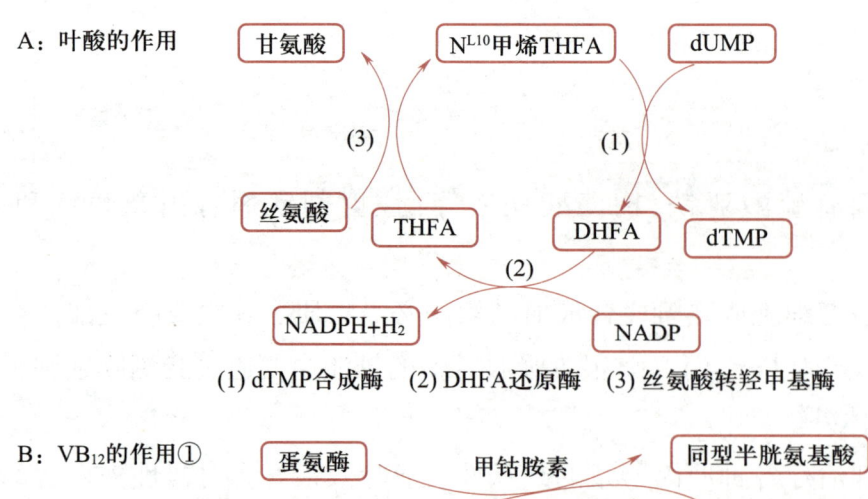

图 4-2-2　叶酸和维生素 B_{12} 的作用

注：NADP：烟酰胺腺嘌呤二核苷酸磷酸；NADPH：还原型烟酰胺腺嘌呤二核苷酸磷酸；THFA：四氢叶酸；CoA：辅酶 A；DHFA：二氢叶酸；dUMP：脱氧尿嘧啶核苷酸；dTMP：脱氧胸腺嘧啶核苷酸。

【临床应用】

1. 各种巨幼红细胞性贫血　治疗因婴儿期、妊娠期对叶酸的需要量增加所致的巨幼红细胞性贫血，以叶酸为主，辅以维生素 B_{12}、维生素 B_6、维生素 C 以提高疗效。因叶酸阻断药乙胺嘧啶、甲氨蝶呤等所致的巨幼红细胞性贫血，因二氢叶酸还原酶受抑制，四氢叶酸合成障碍，使用叶酸无效，需用亚叶酸钙治疗。

2. 恶性贫血　恶性贫血是因维生素 B_{12} 缺乏所致。叶酸仅能纠正血常规指标异常，不能改善神经损害症状，治疗时应以维生素 B_{12} 为主，叶酸为辅。

三、维生素 B_{12}

维生素 B_{12} 是一类含钴复合物，正常成人一日需要 $1\sim2$ μg，必须从外界摄取。口服的维生素 B_{12} 必须与胃壁细胞分泌的内因子（糖蛋白）结合成复合物，才能避免被胃液破坏。当某些疾病所致胃黏膜萎缩时，内因子分泌减少，影响维生素 B_{12} 的吸收，导致"恶性贫血"，此时口服维生素 B_{12} 无效，须注射给药。

【药理作用】

1. 促进四氢叶酸的循环利用　细胞内的 5-甲基四氢叶酸在维生素 B_{12} 的参与下转化为四氢叶酸。当维生素 B_{12} 缺乏时，该过程受阻，四氢叶酸的循环利用受到影响，患者会出现与叶酸缺乏相似的巨幼细胞性贫血。

2. 维持有鞘神经纤维功能的完整性　当维生素 B_{12} 缺乏时,可引起神经障碍、脊髓变性。儿童缺乏维生素 B_{12} 的早期表现是情绪异常、反应迟钝。

【临床应用】主要用于治疗恶性贫血,也可辅助治疗巨幼细胞性贫血。还可用于神经炎、神经萎缩、三叉神经痛、坐骨神经痛等神经系统疾病的辅助治疗。

【不良反应】极少数患者可出现过敏性休克,故不宜滥用。

···· 考点提示 ♀ ····

铁剂、叶酸、维生素 B_{12} 的临床应用、不良反应。

任务实施

一、用药前

1. 进行护理评估

(1) 健康评估:评估患者贫血的临床表现,结合生化指标判断贫血类型。

(2) 用药情况评估:明确患者贫血类型,既往是否使用过抗贫血药物,药物的名称、用法、用量和疗效等。

(3) 用药禁忌评估:弱碱性药物、鞣酸、金属离子、牛奶、茶、咖啡、考来烯胺、四环素等抑制铁的吸收,提醒患者避免同服。

2. 调配药物

(1) 检查药品性状:检查药品的外观及性状,生产日期和有效期。

(2) 明确给药方式:琥珀酸亚铁片剂规格为 0.1 g/ 片,口服;维生素 B_{12} 片剂规格为 25 μg/ 片,口服。蔗糖铁注射液规格为 5 mL∶100 mg,溶媒应选择 0.9% 氯化钠注射液,配置好的溶液保存在 4~25℃的温度下,12 小时内使用。

二、用药中

1. 判断护理问题

(1) 胃肠刺激:与铁剂服用时间有关,口服给药建议饭后服用。

(2) 黑便:与服用铁剂有关。

(3) 颜面潮红、头痛、肌肉关节疼痛、荨麻疹等:与铁剂过敏有关。

2. 实施护理措施

（1）服用铁剂时，最好与还原性物质同服，如稀盐酸、醋、维生素 C，有助于 Fe^{3+} 转变成 Fe^{2+}，促进铁的吸收。

（2）铁剂易引发恶心、呕吐、上腹痛及腹泻等，饭后服用可减轻胃肠刺激。

（3）长期服用铁剂，可与肠内的 H_2S 结合，使大便颜色加深、发黑，应提前告知患者，消除患者紧张情绪。

3. 注意用药方法　口服的铁剂饭后服用。不能耐受口服铁剂、急于纠正贫血的可用蔗糖铁注射液，以静脉滴注或缓慢注射的方式静脉给药。

三、用药后

1. 评价护理效果　贫血是否得到纠正，定期监测血常规指标。

2. 开展健康教育　缺铁性贫血饮食应补充丰富含铁食物，如瘦肉、血、肝、蛋黄、木耳等。叶酸缺乏者多吃蔬菜、瓜果。维生素 B_{12} 缺乏者多吃肝、肾、瘦肉等。

任务小结

对于缺铁性贫血补充铁剂即可，常用的铁剂有：硫酸亚铁、琥珀酸亚铁、右旋糖酐铁等；对于巨幼红细胞性贫血需要补充叶酸，与维生素 B_{12} 合用可促进叶酸的利用，效果更好；对于恶性贫血主要以补充维生素 B_{12} 为主，叶酸为辅。

练一练

网上更多……

📠 知识拓展　　　　📝 自测题　　　　🖥 教学PPT

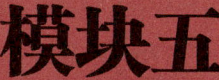

模块五

消化、呼吸、内分泌系统
药物用药护理

项目一
消化系统药物用药护理

学习目标

1. 能掌握抗消化性溃疡药物的分类，硫糖铝、枸橼酸铋钾的作用、用途、不良反应和用药护理要点，对消化性溃疡患者开展用药护理健康教育，指导患者合理用药。

2. 能掌握多潘立酮、西沙必利、硫酸镁、乳果糖等常用消化功能调节药物的作用特点，以患者为中心，指导消化功能不良患者合理用药，具备人文关怀精神和良好的护患沟通能力。

任务一 抗消化性溃疡药用药护理

情境导入

患者，男，40岁，三年前开始间断性出现上腹部钝痛，空腹时加重，进食后可缓解，伴有反酸和嗳气，服用过碳酸氢钠效果不佳。近三天饮酒后上腹部疼痛加重，部位和规律同前，伴有反酸、嗳气、恶心。经检查诊断为：十二指肠溃疡伴幽门螺杆菌感染。给予口服奥美拉唑与阿莫西林合用治疗。

请思考：

1. 医生制订用药方案的目的是什么？

2. 患者还可选用哪类药物进行治疗？

3. 针对此患者，护士应如何完成用药护理程序？

相关药物知识

一、抗消化性溃疡药物的分类

消化性溃疡是一种常见的主要发生在胃及十二指肠球部的慢性溃疡，发病率为

10%~12%,患者可出现反酸、嗳气、周期性上腹部疼痛等临床症状。目前认为溃疡病的发生主要是由于对胃、十二指肠黏膜有损害的侵袭因素(胃酸、胃蛋白酶和幽门螺杆菌等)与黏膜自身防御/修复因素(胃黏液、HCO_3^-、胃黏膜屏障及黏膜修复等)之间失衡所致。

二、常用抗消化性溃疡药

常用抗消化性溃疡药物包括:抗酸药、胃酸分泌抑制药、胃黏膜保护药和抗幽门螺杆菌药四大类。

(一)抗酸药

抗酸药为弱碱性物质,口服后能直接中和胃酸,升高胃液 pH,降低胃蛋白酶活性,当 pH 达到 4 时,胃蛋白酶失活,从而减轻其对胃肠黏膜的侵袭作用,迅速缓解溃疡病的疼痛症状,如硅酸镁、氢氧化铝等。抗酸药作用时间短,较少单独用药,大多组成复方制剂以减少不良反应,增强疗效。

(二)胃酸分泌抑制药

抑制胃酸分泌药又称抑酸药,是一类能通过各种机制抑制胃酸分泌的药物。胃酸由胃壁细胞分泌,胃壁细胞基底膜侧存在三种促进胃酸分泌的受体:H_2 受体、M 受体、胃泌素 CCK_2 受体,当这些受体激动时壁细胞内第二信使(Ca^{2+}、cAMP)浓度增加,从而激活壁细胞胃腔侧的 H^+-K^+-ATP 酶(又称 H^+ 泵或质子泵),将壁细胞内的 H^+ 泵出到胃腔,形成胃酸(图 5-1-1)。

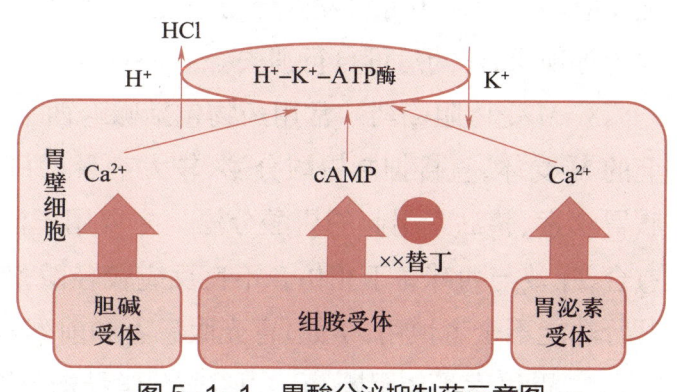

图 5-1-1　胃酸分泌抑制药示意图

凡能阻断上述受体或抑制质子泵的药物,均可抑制胃酸分泌,促进溃疡愈合。根据抑制胃酸分泌的机制不同,可分为质子泵抑制剂、H_2 受体阻断药、M 受体阻断药和胃泌素受体阻断药 4 类。

1. 质子泵抑制剂(H^+-K^+-ATP 酶抑制药)　质子泵抑制剂又称 H^+-K^+-ATP 酶抑制药,能特异性地作用于胃黏膜壁细胞,降低细胞中 H^+-K^+-ATP 酶活性,从而抑制胃酸的分泌。临床常用的有奥美拉唑、兰索拉唑、泮托拉唑、雷贝拉唑等。

【药理作用】药物具有弱碱性,用药后可浓集于壁细胞的微管和微囊,大部分药物在酸性环境中活化为亚磺酰胺代谢物,与 H^+-K^+-ATP 酶特异性结合,抑制该酶介导的 H^+ 分泌,也可使胃蛋白酶的分泌减少。作用强而持久,大剂量应用可致胃内无酸状态,是目前最强的抑酸药。体外实验证实,奥美拉唑有抗幽门螺杆菌的作用,常与抗菌药联合应用,协同抑制幽门螺杆菌。

【临床应用】可缓解疼痛,促进愈合,用于胃及十二指肠溃疡。伴有幽门螺杆菌感染者,与抗菌药合用,疗效更好。还可用于卓-艾综合征、反流性食管炎、上消化道出血、幽门螺杆菌感染等。

【不良反应】主要有恶心、呕吐、腹痛、腹泻、头晕、疲乏、嗜睡,偶有皮疹、周围神经炎、男性乳房女性化等。儿童慎用,孕期及哺乳期妇女禁用。

2. H_2 受体阻断药 是一类能选择性地抑制壁细胞上的 H_2 受体而减少胃酸分泌的药物,如西咪替丁、雷尼替丁、法莫替丁、尼扎替丁等。

【药理作用】可选择性阻断胃壁细胞膜上的 H_2 受体,阻断组胺引起的胃酸分泌增多,同时也可减少胃蛋白酶的分泌,保护胃黏膜。心血管系统可阻断组胺引起的正性肌力和正性频率作用,部分阻断组胺引起的舒血管和降血压作用。

【临床应用】主要用于十二指肠溃疡的治疗,疗效优于胃溃疡。还可用于病理性胃酸分泌增多症,如胃肠吻合口溃疡、反流性食管炎、应激性溃疡、急性胃炎引起的胃出血等。用于治疗胃泌素瘤时,需使用较大剂量。

【不良反应】消化系统偶见便秘、腹泻、腹胀,长期大量服用偶见严重肝损害。静脉注射过快可引发心动过缓、房室传导阻滞、心律失常。还会引起头痛、头晕、嗜睡、焦虑等中枢神经系统反应。长期使用可引发内分泌紊乱,表现为男性乳房发育、精子数量减少、性功能减退,女性溢乳等现象,停药后可自行消失。

3. M受体阻断药 常用药物包括哌仑西平、替仑西平等。药物通过选择性阻断胃壁细胞上的M受体,直接抑制胃酸分泌,较大剂量(每日 100~150 mg)可显著抑制基础胃酸分泌和五肽胃泌素、胰岛素引起的胃酸分泌。主要用于治疗胃及十二指肠溃疡,可缓解症状,促溃疡面愈合,疗效与西咪替丁相仿。不良反应较轻微,有口干、扩瞳、视物模糊等,停药后症状即消失。肝肾功能不全者慎用,孕妇、青光眼患者和前列腺肥大患者禁用。

4. 胃泌素受体阻断药 丙谷胺化学结构与胃泌素相似,可竞争性阻断胃壁细胞上的胃泌素受体,减少胃酸分泌,对胃黏膜有保护和促进愈合作用。主要用于治疗胃溃疡、十二指肠溃疡和胃炎等,治疗效果不及 H_2 受体阻断药,故很少单独应用。不良反应轻微,偶见口干、失眠、腹胀等。

(三)胃黏膜保护药

前列腺素衍生物

本类药物有米索前列醇和恩前列素,为前列腺素 E 的衍生物,通过促进胃黏膜分泌黏液,增加黏膜血流,促进上皮细胞分泌 HCO_3^- 而抑制胃酸分泌,保护胃黏膜细胞。主要用于治疗胃及十二指肠溃疡和应激性溃疡,特别对非甾体抗炎药引起的消化性溃疡、胃出血有预防和治疗作用。不良反应有轻度或暂时性腹泻。孕妇、药物过敏者、严重心脑血管疾病者禁用。

硫 糖 铝

硫糖铝为蔗糖硫酸酯的碱式铝盐,在酸性环境下水解后发挥作用。能与胃黏膜的蛋白质络合形成胶冻状保护膜,覆盖溃疡面,阻止胃酸、胃蛋白酶和胆汁酸的渗透、侵蚀,并能与胃蛋白酶络合使之失活,同时促进胃黏液的分泌,利于黏膜再生和溃疡愈合。主要用于胃及十二指肠溃疡、急性胃黏膜损伤与出血、应激性溃疡、反流性食管炎等。不良反应主要为便秘、口干、恶心等,习惯性便秘或肾功能不全者不宜长期服用。禁与抗酸药、抑制胃酸分泌药同时服用。

枸橼酸铋钾

枸橼酸铋钾在胃酸作用下生成水溶性弱碱性胶体,与溃疡面或炎症部位的蛋白质形成不溶性含铋沉淀,牢固地黏附于糜烂面上形成保护屏障,抵制胃酸与胃蛋白酶对黏膜面的侵蚀,并能刺激内源性前列腺素释放,促进胃黏液分泌,加速黏膜上皮修复。此外还有清除幽门螺杆菌的作用。主要用于治疗胃及十二指肠溃疡及红斑渗出性胃炎、糜烂性胃炎,特别适用于有幽门螺杆菌感染者。不良反应主要为便秘,黑便、口中有氨味、失眠及乏力等,停药后即可自行消失。严重肾功能不全者及孕妇禁用。服药时不宜与抗酸药或牛奶等高蛋白饮食同时服用。

(四)抗幽门螺杆菌药

幽门螺杆菌(helicobacter pylori,Hp)感染是慢性活动性胃炎、消化性溃疡和胃癌的主要致病因素,杀灭幽门螺杆菌是控制和根治幽门螺杆菌阳性溃疡病的主要手段。目前临床应用的抗幽门螺杆菌药可分为抗生素、化学合成抗微生物药、铋制剂和质子泵抑制剂四大类,临床多采用联合用药。治疗方案大体可分为以质子泵抑制剂为基础或以铋剂为基础的两大类方案。

1. 以质子泵抑制剂为基础合用两种抗菌药物的方案:① 奥美拉唑或兰索拉唑;② 阿莫西林或克拉霉素;③ 甲硝唑或替硝唑。疗程7~14天,感染治愈率达80%以上。

2. 以铋剂为基础合用两种抗菌药物的方案:① 胶体次枸橼酸铋;② 阿莫西林或克拉霉素;③ 甲硝唑或替硝唑。疗程14天,治愈率达85%以上。

···· 考点提示 ♀ ····

1. 抗消化性溃疡药物的分类及代表药物。
2. 常用抗消化性溃疡药物的药理作用、临床应用及常见不良反应。
3. 抗幽门螺杆菌的联合用药。

任务实施

一、用药前

1. 进行护理评估
(1)健康评估:评估患者病程长短,疼痛的部位、类型、程度和特点,是否伴有夜间痛、反酸、嗳气等,是否伴有幽门螺杆菌感染,有无烟酒史。

(2) 用药情况评估:是否用过抗消化性溃疡药,应用的种类、剂量、疗效。

(3) 用药禁忌评估:儿童慎用奥美拉唑,孕期及哺乳期妇女禁用奥美拉唑,青光眼患者和前列腺肥大患者禁用 M_1 受体阻断药。

2. 调配药物

(1) 检查药品性状:检查药品的生产日期、有效期,药物的外观及性状。

(2) 明确给药方式:本类药物主要有片剂、注射液和胶囊剂。法莫替丁片剂规格为 20 mg,早、晚餐后或睡前服;法莫替丁注射液规格为 20 mg/2 mL;奥美拉唑肠溶胶囊规格为 20 mg;硫糖铝片剂规格为 0.25 g,嚼服。具体给药剂量根据病情遵医嘱。

(3) 避免配伍禁忌:西咪替丁与中和胃酸药如氢氧化铝、氧化镁等合用时,两者应至少相隔 1 小时;奥美拉唑不应与酸性药物如维生素 B_6、维生素 C、酚磺乙胺注射液等在同一组输液中配伍合用,配制时也不可与其他注射剂共用注射器;硫糖铝和胶体铋制剂均在酸性环境下有效,应避免和抗酸药同服。

二、用药中

1. 判断护理问题

(1) 腹胀、嗳气、穿孔:与使用易产气的中和胃酸药有关。

(2) 便秘:与使用含钙、铝的中和胃酸药有关。

(3) 消化不良:与药物抑制胃酸后,降低了胃酸消化食物的功能有关。

(4) 黑便:与胶体铋制剂长期应用代谢产物有黑色有关。

(5) 大出血:与病情未控制好,突然停药有关。

2. 实施护理措施

(1) 中和胃酸药如碳酸氢钠,用药后易产生二氧化碳,会引发嗳气、腹胀、严重者会引发胃肠穿孔,严重溃疡患者应慎用,不宜单独用于胃酸过多症的治疗。

(2) 中和胃酸药中的碳酸钙、氢氧化铝,有收敛作用,可引起便秘,一旦用药应告知患者多饮水、食用高纤维等利于排便的食物。

(3) 某些抑酸药如奥美拉唑,抑制胃酸分泌作用强大,大剂量明显降低胃内酸度,可以影响食物的消化,引起胃内饱胀感,应告知患者采用易消化的饮食。

(4) 胶体铋制剂用药会产生黑便,停药后自然消失,应告知患者避免担心。

三、用药后

1. 评价护理效果

（1）患者上腹部疼痛、反酸、嗳气、恶心等症状是否缓解。

（2）伴幽门螺杆菌感染的患者，经治疗幽门螺杆菌感染是否根除。

2. 开展健康教育

（1）做好心理护理：患者因疼痛刺激或并发出血，易产生紧张、焦虑等情绪。应多与患者交谈，增强治疗信心，克服焦虑、紧张心理。

（2）做好生活护理：避免刺激性食物、饮料、烈酒、咖啡等的摄入；饮食应有规律性，戒烟、戒酒；避免服用过多非甾体抗炎药，如阿司匹林、布洛芬、吲哚美辛；防止 Hp 感染。

（3）做好用药护理：中和胃酸药应在餐中或餐后即刻服用，H_2 受体阻断药突然停药会导致"反跳"现象，应注意持续服药 2~3 个月以巩固疗效。根除幽门螺杆菌治疗后应注意复查，复查应在根除幽门螺杆菌治疗结束至少 4 周后进行。

任务小结

抑制胃酸分泌的药物是治疗消化性溃疡的常用药物，其中质子泵抑制剂抑酸作用最强，H_2 受体阻断药次之，M 受体阻断药、胃泌素受体阻断药较少使用。胃黏膜保护药通过增强胃黏膜的细胞屏障促进溃疡的愈合。抗幽门螺杆菌主要采用联合用药的治疗方案。

练一练

任务二 消化功能调节药用药护理

情境导入

患者，男，38 岁，近半年开始间断性出现上腹部不适，食欲不振，饭后饱胀感明显。经实验室及 B 超检查排除器质性疾病，诊断为慢性消化不良。医生制订的用药方案为：多潘立酮，每次 10 mg，1 日 3 次，饭前半小时服。

请思考：

1. 医生制订该用药方案的治疗目的是什么？

2. 患者日常生活及饮食中应注意哪些问题？

相关药物知识

功能性消化不良常见的临床症状有上腹痛、腹胀、嗳气、食欲不振、恶心、呕吐等。常用的治疗药物包括助消化药和促进胃动力药。

一、助消化药

助消化药能够帮助机体促进食物的消化和吸收,临床用于消化道分泌功能减弱、消化不良的治疗,常用助消化药见表5-1-1。

表 5-1-1　临床常用助消化药

药物	药理作用	临床应用	用药护理
稀盐酸	增加胃内酸度,提高胃蛋白酶活性	慢性萎缩性胃炎等胃酸缺乏性疾病和非溃疡性消化不良	饭前半小时或餐间服用,不宜与胰酶、抗酸药等同服
胃蛋白酶	水解蛋白质	辅助治疗因胃酸、胃蛋白酶分泌不足引起的消化不良	常与稀盐酸同服,遇碱易被破坏失效,不宜与碱性药物配伍
胰酶	促进蛋白质、脂肪和淀粉的消化	用于消化不良尤其是慢性胰腺炎引起的消化障碍	在酸性溶液中易被破坏,一般制成肠溶片制剂;需要吞服,不能嚼服
乳酶生	抑制肠内腐败菌的繁殖,减少发酵和产气	用于消化不良、腹胀和小儿消化不良性腹泻	饭后用温水送服,忌用热开水;不宜与抗菌药、活性炭、鞣酸蛋白和次碳酸等合用

二、促进胃肠动力药

多 潘 立 酮

多潘立酮为多巴胺受体阻断药。有较强的外周多巴胺受体阻断作用,可增加胃肠道的蠕动和张力,促进胃排空,增加胃窦和十二指肠运动,协调幽门的收缩,同时也能增强食管的蠕动和食管下端括约肌的张力,不影响胃分泌功能。不透过血脑屏障,对脑内多巴胺受体无明显影响,几乎无锥体外系反应。抑制呕吐反射,作用于延髓催吐化学感受区(CTZ)而抑制呕吐反射。

用于由胃排空延缓、胃食管反流、食管炎引起的消化不良症,缓解腹胀、胃肠胀气、上腹疼痛、嗳气、恶心呕吐、胃烧灼感等症状。还可用于由偏头疼、痛经、颅外伤、放射性治疗或化疗药所引起的恶心。偶见轻度腹痛、口干、皮疹、头痛、腹泻、嗜睡、头晕等;长期用药可引起血清泌乳素水平升高,溢乳,导致女性溢乳、男性乳房女性化等,停药后即可自行完全恢复。

西 沙 必 利

西沙必利为选择性拟胆碱药,可选择性作用于胃肠肌间神经丛胆碱能神经末梢,促进乙酰胆碱的释放,促进消化道平滑肌的运动,又称全胃肠动力药。主要用于胃肠运动障碍性疾病,如反流性食管炎、慢性功能性及非溃疡性消化不良、胃轻瘫、术后胃肠麻痹、功能性便秘等。偶见腹泻、腹鸣和胃肠痉挛等,偶有过敏、轻度短暂的头痛或头晕,大剂量可至室性心律不齐和Q-T间期延长,有心律不齐或器质性心脏病患者应加注意。

甲氧氯普胺

甲氧氯普胺(胃复安)作用于CTZ多巴胺受体而产生强大的中枢性镇吐作用。阻断下丘脑多巴胺受体,减少催乳素抑制因子释放,促进泌乳素的分泌,有一定的催乳作用。主要用于慢性功能性消化不良、反流性食管炎、胆汁反流性胃炎、糖尿病性胃轻瘫等,也可用于因脑部肿瘤手术、肿瘤的放疗及化疗、脑外伤后遗症、急性颅脑损伤、药物、海空作业所引起的呕吐及晕动病,也可试用于产后少乳症。不良反应较多,有昏睡、烦躁不安、乳腺肿痛、便秘、皮疹、腹泻、睡眠障碍等,大剂量长期应用可出现锥体外系反应。

三、泻药

(一)容积性泻药

硫 酸 镁

硫酸镁为常用的容积性泻药,不同的给药途径产生不同的作用。

【临床应用】口服5%的硫酸镁溶液,Mg^{2+}和SO_4^{2-}不易被吸收而在肠内形成较高的渗透压,阻止水分的吸收,使肠腔容积增大,刺激肠壁反射性地引起肠道蠕动加快而产生导泻作用,常用于急性便秘、促进肠内毒物的排出及服用驱肠虫药后加速虫体排出。口服33%的硫酸镁或导管直接导入十二指肠,能刺激十二指肠黏膜,反射性地引起胆总管括约肌松弛及胆囊收缩,促进胆囊排空,产生利胆作用,可用于阻塞性黄疸和慢性胆囊炎。静脉给药后,Mg^{2+}能抑制中枢神经系统,又能减少运动神经末梢ACh的释放而阻断神经肌肉接头,导致骨骼肌松弛,常用于破伤风和子痫所致的惊厥。静脉注射后,Mg^{2+}能抑制中枢神经系统和直接松弛血管平滑肌,从而使外周血管扩张,血压下降,常用于高血压脑病、高血危象和妊娠高血压综合征。50%的硫酸镁溶液局部热敷患处可消除肿胀。

【不良反应】注射过量或静注速度过快可引起呼吸抑制、血压下降、甚至死亡。可用钙剂(氯化钙或葡萄糖酸钙)缓慢注射对抗。

乳 果 糖

乳果糖为半乳糖和果糖的双糖,在小肠内不被消化吸收,未被吸收部分进入结肠后被细菌代谢成乳酸等,进一步提高肠内渗透压,产生轻泻作用。乳果糖还能降低结肠内容物的pH,降低肠内氨的形成,用于慢性门脉高压及肝性脑病。应注意因腹泻而造成水、电解质丢失,可使肝性脑病恶化。

(二)接触性泻药

酚酞,口服后在碱性肠液中形成可溶性钠盐,刺激肠黏膜,促进结肠蠕动,同时具有抑制肠内水分吸收作用,作用温和,适用于习惯性及老年体弱便秘患者。

比沙可啶,为酚酞的同类药物,对结肠产生较强刺激作用,用于急、慢性和习惯性便秘,也可用于 X 线及内窥镜检查或术前排空肠内容物。

(三)润滑性泻药

液状石蜡,口服或灌肠后不被肠道消化吸收,并能阻止肠中水分吸收,产生滑润肠壁和软化粪便的作用,是温和、理想的通便剂,适用于年老体弱者,长期应用可干扰维生素 A、D、K 以及钙、磷的吸收。甘油,常用栓剂或以 50% 浓度的液体注入肛门,由于高渗压刺激肠壁引起排便反应,并有局部润滑作用,数分钟内引起排便,适用于儿童及老人。开塞露,使用时经肛门直接注入直肠,导泻方便、迅速。

四、止泻药

(一)抑制肠蠕动止泻药

地芬诺酯(苯乙哌啶),为人工合成的哌替啶的同类药,可直接作用于肠平滑肌,减弱肠蠕动,增加肠的节段性收缩,使肠内容物通过迟缓,有较强的止泻作用。主要用于急、慢性功能性腹泻及慢性肠炎。久用可成瘾。

洛哌丁胺,化学结构与作用类似地芬诺酯,止泻作用强,主要用于急性腹泻以及各种慢性腹泻,对胃、肠部分切除术后和甲亢引起的腹泻也有较好疗效。不良反应轻微,成瘾性小,中毒时用纳洛酮解救。

(二)收敛及吸附止泻药

鞣酸蛋白口服后在肠黏膜表面处分解释放,使肠黏膜表层蛋白凝固,减少渗出、减轻刺激及肠蠕动,发挥收敛、止泻作用。主要用于急性胃肠炎及各种非细菌性腹泻、小儿消化不良等,也可外用于湿疹和溃疡处。

药用炭(活性炭)能有效地从胃肠道中吸附气体、有毒物质及细菌毒素,减弱刺激性肠蠕动而止泻,同时阻止毒物吸收,加速毒物排出体外。主要用于腹泻及胃肠胀气,还用于各种原因引起的急慢性肾功能衰竭、尿毒症、高尿酸血症、痛风等。

蒙脱石从胃肠道中吸附气体、多种病原体、有毒物质及细菌毒素,将其固定在肠腔表面,阻止毒物吸收,而后随肠蠕动排出体外,避免了肠细胞被病原体损伤,用于细菌病毒性腹泻。少数患者用后可出现轻微便秘。与诺氟沙星合用可提高对致病性细菌感染的疗效。

任务实施

一、用药前

1. 进行护理评估

（1）健康评估：消化功能不良的患者是否有上腹饱胀、嗳气、食欲不振、恶心、呕吐等症状；便秘的患者排便次数的改变；腹泻的患者粪便的性状、次数和量、气味和颜色，有无腹痛及疼痛的部位，有无口渴、疲乏无力等失水表现。

（2）用药情况评估：患者是否用过助消化药、促进胃肠动力药、泻药，效果如何。泻药一般采用口服、栓剂、直肠灌注的给药途径。

（3）用药禁忌评估：月经期、孕妇、老人、急腹症患者应慎用泻药；洛哌丁胺禁用于肠梗阻、胃肠胀气、严重脱水的小儿、急性溃疡性结肠炎、1岁以下儿童和孕妇；地芬诺酯禁用于肝病和青光眼患者；药用炭3岁以下儿童不宜久用。

2. 调配药物

（1）检查药品性状：检查药品的生产日期、有效期，药物的外观及性状。

（2）明确给药方式：本类药物主要有片剂和注射剂等剂型。助消化药大多数为酶类或活菌，性质不太稳定，应置于阴暗处冷藏贮存，过期后不得再用。

（3）避免配伍禁忌：稀盐酸不宜与胰酶、抗酸药等同服；胃蛋白酶不宜与碱性药物配伍；胰酶不宜与酸性药物配伍；乳酶生为菌类，与抗菌药合用会使其灭活，也不能与活性炭、鞣酸蛋白和次碳酸铋等收敛吸附剂合用；地芬诺酯不宜与巴比妥类、阿片类或其他中枢抑制药合用。

二、用药中

1. 实施用药护理

助消化药需与食物同时服用，最好在饭前或餐间服用。容积性泻药作用时间快，服后4~6

小时即可排出水样粪便。接触性泻药作用慢,宜临睡前服用,服后 6~8 小时排便。润滑性泻药每晚临睡前服用,第二天早晨起床排便。

2. 观察不良反应

(1) 助消化药物用药后效果不佳:可能与各类药物用药方法不当有关。

(2) 导致女性溢乳、男性乳房发育:与长期应用多潘立酮有关。

(3) Q–T 间期延长:与大剂量应用西沙必利有关。

(4) 锥体外系反应:与大剂量长期应用甲氧氯普胺有关。

(5) 反射性盆腔充血和失水:与用泻下药作用较剧烈有关。

(6) 黑便:与长期使用接触性泻药有关。

(7) 脱水:与大量腹泻引起失水有关。

(8) 便秘:与长时间使用止泻药有关。

(9) 腹泻不缓解:由微生物感染引发的腹泻如不治疗感染,腹泻难以缓解。

3. 采取护理措施

(1) 胰酶可消化口腔黏膜而引起溃疡,需要吞服药物,不能嚼服。乳酶生为菌类,忌用热开水服药,应使用温水送服。

(2) 多潘立酮可导致女性溢乳、男性乳房女性化,停药后可自行恢复。

(3) 西沙必利禁止与任何能延长 Q–T 间期的药物联用,以免增加心脏毒性。

(4) 甲氧氯普胺大剂量长期应用可出现锥体外系反应,可用苯海索等抗胆碱药物治疗。

(5) 大量腹泻会引起失水,应进行补液,纠正水、电解质紊乱和酸碱失衡。

(6) 止泻药长期应用会导致便秘,腹泻得到控制后及时减量或停药。

(7) 腹泻的治疗以病因治疗为主。细菌感染引起的加用抗菌药,病毒感染引起的加用抗病毒药。

三、用药后

1. 评价护理效果

(1) 消化不良的患者:用药后腹痛、腹胀、恶心、食欲不振等症状是否减轻;患者是否掌握所用药物的正确用药方法及剂量。

(2) 便秘的患者:便秘是否得到缓解;是否养成良好的排便习惯。

(3) 腹泻的患者:患者的腹泻及其伴随症状减轻或消失;机体获得足够的热量、水、电解质和各种营养物质,营养状态改善,生命体征正常。

2. 开展健康教育

(1) 消化不良的患者教育其饮食要有规律,用餐要定时定量,不暴饮暴食;注意胃部保暖防寒；保持精神愉快和情绪稳定。

（2）便秘的患者教育其增加饮水量，增加膳食纤维含量，指导患者进行中等强度的锻炼，不宜久坐，养成定时排便的习惯，建立良好的排便规律。

（3）腹泻的患者饮食以少脂肪、易消化食物为主，严重腹泻时丢失大量水分和电解质，可引起脱水及电解质紊乱，及时给予液体、电解质、营养物质。

任务小结

常用的助消化药有稀盐酸、胃蛋白酶、胰酶等。促胃肠动力药主要用于胃肠功能低下所引起的消化不良，如多潘立酮、西沙必利、甲氧氯普胺。便秘患者可采用容积性泻药、接触性泻药、润滑性泻药进行治疗，腹泻患者可采用抑制肠蠕动药和收敛吸附剂进行治疗。

 练一练

网上更多……

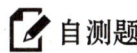知识拓展　　　　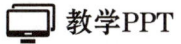自测题　　　　🖥教学PPT

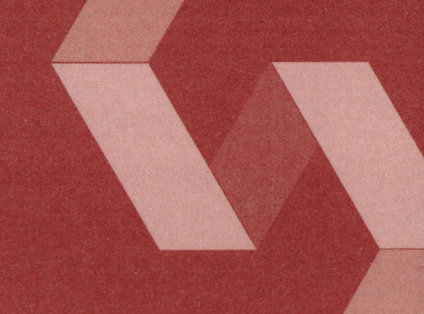

项目二
呼吸系统药物用药护理

学习目标

1. 能掌握沙丁胺醇、氨茶碱、糖皮质激素、色甘酸钠、可待因、右美沙芬、溴己新等药物的作用、用途、不良反应和用药护理要点。

2. 学会观察平喘药、镇咳药、祛痰药的疗效及不良反应,能对支气管哮喘、咳嗽、咳痰的患者进行用药护理,形成一定的用药护理思维。

3. 能针对病因对呼吸系统疾病患者开展健康教育,指导患者正确使用气雾剂,以患者为中心,具备人文关怀精神和良好的护患沟通能力。

任务一 平喘药用药护理

情境导入

患者,男,23岁,凌晨突然出现发作性的呼气性呼吸困难,伴胸闷,咳嗽。查体:T38.9℃,P110次/分,R34次/分,BP130/85 mmHg。端坐呼吸,唇色发绀,听诊双肺可闻哮鸣音。白细胞 10.5×10^9/L,胸部 X 线检查提示双肺透亮度增高,以往有哮喘发作史。诊断为:支气管哮喘(重症哮喘)。医生给予氨茶碱静脉注射、琥珀酸氢化可的松静脉注射,头孢他啶和阿米卡星静脉滴注。

请思考:

1. 说出使用氨茶碱、琥珀酸氢化可的松的目的是什么?

2. 针对此患者,护士应如何完成用药护理程序?

相关药物知识

平喘药是能够预防和缓解哮喘喘息症状的药物,按作用方式可分为支气管舒张药、抗炎平喘药和抗过敏平喘药等。

一、支气管舒张药

（一）β₂ 肾上腺素受体激动药

沙 丁 胺 醇

沙丁胺醇（舒喘灵），口服 15~30 分钟起效，作用维持 4~6 小时，气雾吸入 5~15 分钟起效，作用维持 2~4 小时。用于支气管哮喘、喘息性支气管炎和肺气肿患者的支气管痉挛。预防用药多口服给药，控制急性发作多气雾吸入或静脉给药。近年来有缓释剂型和控释剂型，可延长作用时间，适用于预防哮喘夜间突然发作。一般剂量偶见手指震颤、恶心、头晕等，大剂量可致心悸，久用可产生耐受性。

特 布 他 林

特布他林药理作用、临床应用与沙丁胺醇相似。有口服、气雾吸入、静脉滴注等多种给药方法，其中气雾吸入给药疗效最好。本品皮下注射较肾上腺素皮下注射不良反应少见，患者易耐受。

（二）茶碱类

氨 茶 碱

氨茶碱口服易吸收，吸收后生物利用度达 96%，主要经肝代谢，其体内的消除速率个体差异较大，老年人及肝硬化者的半衰期显著延长。

【临床应用】可松弛支气管平滑肌，尤其对痉挛状态的平滑肌效果较好，但起效较慢，临床上主要用于慢性哮喘的维持治疗，以防止急性发作。可兴奋心脏，增强心肌收缩力和心输出量，对急性心功能不全和心源性哮喘有效。可增加肾小球滤过率，抑制肾小管对钠的重吸收，产生利尿作用，可用于心源性水肿的辅助治疗。还可以松弛胆道平滑肌，解除胆道痉挛，治疗胆绞痛。

【不良反应】口服可引起恶心、呕吐，宜餐后服用，肌内注射可致局部肿痛，现已少用。少数患者治疗量可出现烦躁、不安等反应，静脉注射过快或过速可出现头痛、头晕，甚至惊厥。静脉滴注过速或剂量过大可引起心悸或血压骤降，严重时致心律失常。老年人及心、肝、肾功能不全者用药酌减。

同类药物还有二羟丙茶碱，平喘作用比氨茶碱弱，但不良反应较轻，主要用于伴有心动过速或不宜用拟肾上腺素药和氨茶碱治疗的患者。

（三）M 受体阻断药

异丙托溴铵

异丙托溴铵通过阻断 M 受体使支气管平滑肌松弛。主要通过气雾吸入，用于防止不能耐

受 β 受体激动剂的支气管哮喘患者。青光眼患者慎用。

二、抗炎平喘药

（一）糖皮质激素

倍氯米松为地塞米松的衍生物,局部抗炎作用强大。气雾吸入能解除支气管平滑肌痉挛而发挥抗炎平喘作用,吸收作用很小,几乎无全身不良反应,长期应用对肾上腺皮质无抑制作用。因倍氯米松起效较慢,开始吸入的前两周应同时口服糖皮质激素如泼尼松和泼尼松龙,待呼吸道炎症控制后,再逐渐减少口服药物的用量。哮喘持续状态时,本药不易到达小气道,疗效不佳。长期吸入,少数患者可发生声音嘶哑和口腔、咽部假丝酵母菌感染,故每次吸入后应立即用水漱口。妊娠早期及婴儿慎用。

常用的吸入型糖皮质激素还有布地奈德、曲安奈德、氟替卡松、莫米松等。

对于重度或严重哮喘发作时应及早静脉应用糖皮质激素,如琥珀酸氢化可的松或甲泼尼松龙,症状缓解后逐渐减量,然后改为口服和吸入剂型维持。

（二）白三烯调节药

扎鲁司特、孟鲁司特等选择性阻断白三烯受体而发挥抗炎作用,与糖皮质激素合用后,可增强抗炎作用、减少后者的用药量。齐留通为 5- 脂氧酶抑制剂。

三、抗过敏平喘药

色 甘 酸 钠

色甘酸钠(咽泰),口服不易吸收,干粉喷雾吸入时生物利用度为 10%,经胆汁和肾排出。本药可稳定肥大细胞膜,防止膜裂解和脱颗粒,减少过敏介质的释放,同时能降低支气管哮喘患者对非特异刺激的敏感性,但起效慢,用药数日或数周后才起效。主要用于预防各型哮喘发作,对过敏性哮喘预防效果好,对已发作的哮喘无效。也可用于过敏性鼻炎、春季卡他性角膜炎及胃肠过敏性疾病的预防。不良反应少见,少数患者吸入后因粉末的刺激而引起呛咳、咽喉刺痛,甚至支气管痉挛,同时吸入 β_2 受体激动药可避免。

酮 替 芬

酮替芬与色甘酸钠相似,但口服有效。除了具有稳定肥大细胞膜阻止其脱颗粒的作用外,还有强大的阻断 H_1 受体、抗 5-HT 及抑制磷酸二酯酶等作用,并能预防和逆转 β_2 受体向下调节,加强 β_2 受体激动药的平喘作用。对各种原因引起的哮喘均有预防作用,尤对过敏性哮喘效果好,对已发作的哮喘无效。也可与茶碱类、β_2 受体激动药合用防治轻、中度哮喘。对过敏性鼻炎、慢性荨麻疹及食物过敏等有一定疗效。可见头晕、疲倦、嗜睡、口干等副作用,孕妇慎用。

1. 平喘药的分类及代表药物。
2. 常用平喘药的作用及不良反应。

任务实施

一、用药前

1. 进行护理评估

（1）健康评估：患者的呼吸、神志，有无发绀，喘息时间、程度和体位、血压、心率、CO_2 结合力、肝肾功能是否正常等。

（2）用药情况评估：是否使用过平喘药物，应用的种类、剂量、疗效等。

（3）用药禁忌评估：高血压、糖尿病、心血管功能不全者慎用沙丁胺醇，甲状腺功能亢进症者禁用。消化性溃疡、骨质疏松等禁用糖皮质激素。

2. 调配药品

（1）检查药品性状：检查药品的生产日期和有效期，药物的外观及性状。

（2）明确给药方式：本类药物主要有气雾剂、片剂和注射剂等，一般情况下采取口服，对急症、重症患者宜采用吸入、雾化和静脉注射。

（3）核对给药剂量：常用的沙丁胺醇片为 2 mg，气雾剂为 20 毫克 / 瓶；氨茶碱片为 50 mg，氨茶碱注射液为 0.25 g/2 mL、0.5 g/2 mL、0.25 g/10 mL。具体给药剂量依据病情遵医嘱。

（4）避免配伍禁忌：氨茶碱为强碱性药，不宜与哌替啶、维生素 C、洛贝林等酸性药物配合应用。

二、用药中

1. 观察不良反应

（1）心悸：与用药后兴奋心脏有关。

（2）中枢兴奋作用：与用药后兴奋人体中枢神经系统有关。

（3）咽部假丝酵母菌感染：与糖皮质激素用药后降低机体抗感染力有关。

2. 采取护理措施

（1）教会患者正确使用气雾吸入剂的方法。

（2）长期用药应定期监测患者 CO_2 结合力、血常规、血压等方面的变化。

（3）β₂受体激动剂可选用吸入型制剂，降低心悸等不良反应。

（4）茶碱类药物应注意避免因用量过大或静注过快而引起的心悸、心律失常等不良反应。有条件应监测血药浓度。尽量避免睡前给药，以防中枢兴奋作用。

（5）使用激素类平喘药，每日气雾吸入后应及时漱口，以清除咽喉部残留药物，减少咽部假丝酵母菌感染。长期用药者，切勿突然停药。

三、用药后

1. 观察药物疗效
（1）患者喘息状态有无明显改善，肺部呼吸音是否正常。
（2）各项检查指标是否恢复正常，所用药物有无不良反应。
2. 开展健康教育　指导患者日常生活中避免接触变应原及非特异性刺激物，如花草、地毯、皮毛、烟及粉尘等诱因，避免食用鱼、虾、蛋等。

任务小结

平喘药常用的有糖皮质激素、β₂受体激动剂、抗胆碱药和茶碱类，根据症状合理选择。预防哮喘发作可选用白三烯受体阻断药、色甘酸钠、酮替芬等。

练一练

任务二　# 镇咳药和祛痰药用药护理

情境导入

患儿，男，6岁，因着凉后咳嗽咳痰2周，痰稠难以咳出，口服药物无好转。查体：体温38.5℃，脉搏118次/分，呼吸32次/分，神清，咽部充血明显，扁桃体Ⅱ度肿大，肺呼吸音粗，闻及痰鸣音。白细胞3×10⁹/L，C-反应蛋白13 mg/L。诊断为：急性支气管炎。医生给予盐酸溴己新，哌拉西林钠/他唑巴坦钠，喜炎平静脉输液，盐酸氨溴索注射液高频雾化治疗。

请思考：

1. 使用盐酸溴己新静脉输液治疗的目的是什么？

2. 患者用药后会有哪些预期表现？

3. 针对此患者，护士应如何完成用药护理程序？

相关药物知识

镇咳药是一类用于制止剧烈而频繁咳嗽的药物。根据药物作用部位的不同,镇咳药可分中枢性镇咳药和外周性镇咳药两类。祛痰药是一类能使痰液变稀或黏滞度降低,使痰液易于咳出的药物。根据作用机制的不同,祛痰药可分为痰液稀释药和黏痰溶解药两类。

一、镇咳药

(一)中枢性镇咳药

可 待 因

可待因(甲基吗啡),为阿片生物碱之一,可直接抑制延髓咳嗽中枢而产生强大的镇咳作用。用于各种原因引起的剧烈无痰性干咳,尤其适用于胸膜炎或大叶性肺炎早期伴有胸痛的干咳。也可用于中等程度的疼痛,其镇痛作用仅为吗啡的 1/10,但成瘾性和依赖性较轻。偶见恶心、呕吐、便秘、眩晕等。大剂量明显抑制呼吸中枢,并可发生烦躁不安等中枢兴奋症状。小儿用量过大可致惊厥。久用易产生耐受性和成瘾性,痰多者禁用,有气道阻塞性疾病者慎用。

右 美 沙 芬

右美沙芬为人工合成的吗啡衍生物,是目前临床上应用最广泛的镇咳药物。镇咳作用与可待因相似或略强,起效快。临床主要用于干咳,适用于上呼吸道感染、急慢性支气管炎、支气管哮喘及肺结核所致咳嗽,亦可用于吸入刺激物引起的刺激性干咳。常与抗组胺药合用。不具镇痛或催眠作用,治疗量对呼吸中枢无抑制作用,亦无依赖性和耐受性。一般不良反应常见头晕、嗜睡、口干、便秘、恶心、呕吐等。孕妇及痰多患者慎用,禁与单胺氧化酶抑制剂合用。

喷 托 维 林

喷托维林(咳必清),为人工合成的非成瘾性镇咳药,能选择性抑制延髓咳嗽中枢,并具有轻度阿托品样作用和局部麻醉作用。大剂量可解除支气管痉挛,降低气道阻力。其镇咳作用比可待因弱,但无成瘾性。临床主要用于上呼吸道引起的无痰性干咳、阵咳,对于小儿百日咳效果尤好。偶有头晕、口干、便秘等不良反应,多痰者及青光眼患者禁用,前列腺肥大者及心功能不全伴咳嗽患者慎用。

(二)外周性镇咳药

苯 佐 那 酯

苯佐那酯为丁卡因的衍生物,具有较强的局部麻醉作用,可抑制肺牵张感受器和感觉神经末梢,阻断咳嗽冲动的传导而止咳。临床上主要用于治疗刺激性干咳、阵咳,也可用于支气管镜检查或支气管造影预防咳嗽。本品不良反应较少,有嗜睡、头晕、鼻塞等,服药时不可嚼碎药片,以免引起口腔麻木。

复方甘草制剂

复方甘草制剂包括片剂和糖浆剂,用于上呼吸道感染、支气管炎和感冒时的咳嗽及咳痰不畅等。服药后避免大量饮水,运动员慎用。

二、祛痰药

(一)痰液稀释药

氯 化 铵

氯化铵口服后刺激胃黏膜引起轻度恶心,反射性刺激呼吸道分泌。此外,本药吸收后从呼吸道黏膜排出,因高渗作用带出水分,稀释痰液。临床上用于急性呼吸道炎症初期黏痰不易咳出的患者。现临床很少单独应用,常与其他药物配伍制成复方制剂使用。也可用于促进碱性药物的排泄和纠正代谢性碱中毒,并有一定的利尿作用。大剂量应用可引起胃肠道反应,宜饭后服用。严重肝功能减退、溃疡病、代谢性酸中毒禁用。同类药物有酒石酸锑钾、愈创甘油醚、碘化钾等。

(二)黏痰溶解药

溴 己 新

溴己新(必嗽平)为黏痰溶解药,能裂解痰中酸性黏多糖纤维,抑制酸性黏多糖蛋白的合成,减少痰中酸性糖蛋白的含量,溶解和稀释黏痰而降低痰液的黏度,使之易于咳出,还有镇咳及平喘作用。临床上用于急慢性支气管炎、哮喘、支气管扩张等呼吸道疾病痰液黏稠不易咳出者。偶见恶心、胃部不适、氨基转移酶升高。消化性溃疡、肝功能不全者慎用。同类药物有氨溴索,是溴己新在体内的活性代谢产物,其祛痰作用显著,毒性小,耐受性好。

乙酰半胱氨酸

乙酰半胱氨酸(痰易净)为半胱氨酸的乙酰化物,能裂解酸性糖蛋白多肽链中的二硫键,降低痰的黏性使痰液易于咳出。临床上适用于大量黏痰阻塞引起的呼吸困难。采用气管滴入或雾化吸入给药。因本药有特殊的蒜臭味,可引起恶心、呕吐,且对呼吸道有刺激作用,易引起呛咳,直至支气管痉挛,支气管哮喘、肝功能不全者慎用。临床上常与异丙肾上腺素交替应用可减少不良反应的发生,并提高疗效。

同类药物还有羧甲司坦,祛痰作用与乙酰半胱氨酸相似,起效快,常与抗生素合用,用于呼吸系统疾病所致的痰液黏稠及术后咳痰困难者。

拓展阅读——镇咳药和祛痰药的合理应用

正确使用镇咳药和祛痰药可有效控制呼吸系统疾病症状。轻微咳嗽有助于排痰,无须使用镇咳药,剧烈而频繁的无痰干咳,则应采用镇咳药物进行治疗。若咳嗽伴有咳痰困难,则应使用祛痰药,慎用镇咳药,必要时可通过高频振荡雾化给药,以提高疗效。若积痰排不出,易继发感染,阻塞呼吸道,容易引起窒息。

任务实施

一、用药前

1. 进行护理评估

(1) 健康评估:询问患者对咳嗽的自我感受,有无明显诱因,咳嗽发生和持续的时间、性质、程度,咳嗽的音色,痰液量、黏稠度以及颜色等。

(2) 用药情况评估:患者是否使用过祛痰止咳药治疗,应用的种类、剂量、时间、疗效等。

(3) 用药禁忌评估:青光眼患者禁用喷托维林;支气管哮喘患者禁用乙酰半胱氨酸;溃疡病、肝功能不全、代谢性酸中毒患者慎用祛痰药。

2. 调配药品

(1) 明确给药方式:本类药物主要有片剂、糖浆剂和注射剂等剂型,可采取口服、静脉注射、静脉滴注、雾化吸入等方式给药。

(2) 核对给药剂量:常用的磷酸可待因片为 15 mg 和 30 mg,糖浆剂为 0.5%;氢溴酸右美沙芬片为 15 mg;溴己新片为 8 mg,盐酸溴己新注射剂为 4 mg/2 mL。

(3) 避免配伍禁忌:使用盐酸氨溴索注射液不能与 pH>6.3 的其他溶液混合,pH 的增加会产生氨溴索游离碱沉淀。乙酰半胱氨酸因可降低青霉素、头孢菌素、四环素等的药效,不宜混合或并用,必要时可间隔 4 小时交替。

二、用药中

1. 观察不良反应

(1) 窒息:与用药后呼吸道分泌物未及时排出阻塞呼吸道、意识障碍有关。

(2) 阿托品样反应:与喷托维林具有阿托品样作用有关。

(3) 胃肠道反应:与药物刺激胃黏膜有关。

(4) 低血钾和酸中毒:与刺激性祛痰药长期或过量服用有关。

2. 采取护理措施

(1) 观察咳嗽、咳痰情况,详细记录痰液的色、量和性状。教会患者正确运用深呼吸咳嗽,采取拍背与胸壁震荡、湿化呼吸道、体位引流等方式促进排痰。

(2) 喷托维林用药后注意观察是否有面部及皮肤潮红、瞳孔散大、对光反应消失和腱反射亢进等症状,若有应停药。

(3) 对于易刺激胃黏膜的药物,如黏痰溶解药宜餐后服用。

(4) 磷酸可待因片宜整片吞服,切勿嚼服,以免对口腔黏膜起麻醉作用。

三、用药后

1. 评价护理效果

(1) 咳嗽是否得到缓解和控制,痰液是否消失。

(2) 各项检查指标是否恢复正常,所用药物有无不良反应。

2. 开展健康教育 指导患者注意保暖,避免刺激性气体、剧烈运动及引起咳嗽的药品和物品。保持室内空气流通,室温 18~20℃,湿度 50%~60%。

任务小结

镇咳药分为中枢性镇咳药(可待因、右美沙芬、喷托维林)和外周性镇咳药(苯佐那酯、复方甘草制剂),祛痰药根据作用机制分为痰液稀释药(氯化铵)和痰液溶解药(溴己新等)。

练一练

网上更多……

📠 知识拓展   ✏️ 自测题   🖥 教学PPT

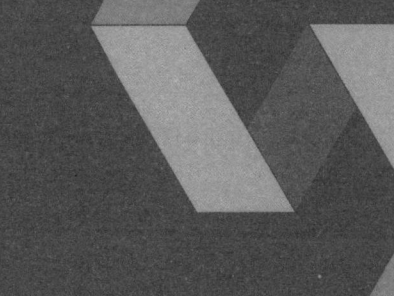

项目三
内分泌系统药物用药护理

学习目标

1. 能掌握糖皮质激素的作用、用途,观察药物疗效和不良反应,综合分析、判断并采取相应用药护理措施。

2. 能掌握甲状腺激素、硫脲类药物、碘和碘化物、放射性碘和 β 受体阻断药的作用、用途、不良反应,能对甲亢患者进行用药护理并开展健康教育。

3. 能掌握胰岛素、磺酰脲类、双胍类、α- 葡萄糖苷酶抑制剂、胰岛素增敏剂的作用、用途、不良反应,以患者为中心,对糖尿病患者开展用药护理健康教育,具备人文关怀精神和良好的护患沟通能力。

任务一 肾上腺皮质激素类药物用药护理

情境导入

患者,男,54 岁,一个月来无诱因眼睑及周身浮肿,浮肿加重并少尿、气短 2 周入院。尿常规:蛋白(+++)。诊断为肾病综合征。入院接受治疗,口服泼尼松片,每次 20 mg,1 日 3 次。

请思考:

1. 患者服用泼尼松的理由是什么?

2. 患者用药后会有哪些预期表现?

3. 针对此患者,护士应如何完成用药护理程序?

相关药物知识

一、概述

肾上腺皮质激素简称皮质激素,是肾上腺皮质所分泌的激素的总称,属甾体类化合物,主要包括:盐皮质激素、糖皮质激素和性激素类。肾上腺皮质由外向内依次分为3层:球状带、束状带和网状带。其中,球状带主要分泌盐皮质激素,如醛固酮和去氧皮质酮等;束状带主要分泌糖皮质激素,如可的松和氢化可的松等;网状带主要分泌性激素类,如雌激素、孕激素和雄激素。肾上腺皮质激素药物是指与内源性皮质激素具有相同或相似生物活性的药物。临床常用的主要是糖皮质激素类。

二、常用药物

(一)糖皮质激素

糖皮质激素

糖皮质激素类药物脂溶性强,口服、注射均可吸收,主要在肝中代谢,其代谢产物随尿排出。可的松和泼尼松在肝内分别转化为氢化可的松和泼尼松龙才具有活性,严重肝功能不全患者不易发生这种转化,故宜直接选用氢化可的松或泼尼松龙。根据糖皮质激素在体内作用持续时间的长短,分为短效、中效和长效三类,常见糖皮质激素的作用比较见表 5-3-1。

表 5-3-1 常用糖皮质激素类药物分类及作用比较

作用时间	药物	水盐代谢(比值)	抗炎作用(比值)	半衰期(min)
短效	氢化可的松	1.0	1.0	90
	可的松	0.8	0.8	30
中效	泼尼松	0.8	3.5	60
	泼尼松龙	0.8	4.0	200
	甲泼尼龙	0.5	5.0	180
	曲安西龙	0	5.0	>200
长效	地塞米松	0	30	100~300
	倍他米松	0	25~35	100~300

【药理作用】在生理剂量下,糖皮质激素主要影响物质代谢。而超生理剂量时,除增强对机体的物质代谢外,还可产生其他的药理作用。

1. 对代谢的影响 ① 糖代谢:促进糖原异生,减少外周组织对葡萄糖摄取和利用,减慢葡萄糖氧化分解过程,从而使血糖升高。② 蛋白质代谢:加速胸腺、肌肉、皮肤、骨等组织蛋白质分解代谢,抑制蛋白质合成。③ 脂肪代谢:短期应用无明显影响,长期大剂量应用可促进脂肪分解,抑制其合成,激活四肢皮下脂酶,促使皮下脂肪分解并重新分布,形成"满月脸""水牛背"之类的向心性肥胖。④ 水和电解质代谢:糖皮质激素有较弱的盐皮质激素样保钠排钾的作用。此外,长期用药可致骨质脱钙。

2. 抗炎作用 糖皮质激素具有强大的抗炎作用,对各种原因引起的炎症反应以及炎症的不同阶段均有显著的抑制作用。

3. 免疫抑制与抗过敏作用 糖皮质激素对免疫过程的多个环节均有抑制作用。小剂量主要抑制细胞免疫;大剂量时减少抗体生成,干扰体液免疫。糖皮质激素被认为能减少组胺、5-羟色胺、过敏性慢反应物质和缓激肽等过敏介质的产生,从而减轻过敏性症状。

4. 抗内毒素作用 能对抗细菌内毒素对机体的刺激反应,减轻内毒素对细胞造成的损伤,缓解毒血症症状,但不能中和、破坏内毒素,对细菌外毒素无效。

5. 抗休克作用 常用于对抗各种严重休克,尤其是感染中毒性休克的治疗。超大剂量糖皮质激素具有抗休克作用的机制可能是:① 抑制某些炎症因子的产生。② 稳定溶酶体膜,减少心肌抑制因子的形成。③ 兴奋心脏、加强心肌收缩力和扩张痉挛收缩的血管。④ 提高机体对细菌内毒素的耐受力。

6. 其他作用

(1) 允许作用:指糖皮质激素对某些组织细胞虽无直接活性,但其存在可为其他激素发挥作用创造有利条件。如,糖皮质激素可增强儿茶酚胺的血管收缩作用和胰高血糖素的升血糖作用。

(2) 中枢作用:提高中枢神经系统的兴奋性,长期大量应用,可出现欣快、激动、失眠等,偶可诱发精神失常。大剂量给予儿童偶致惊厥和癫痫发作。

(3) 血液和造血系统:糖皮质激素能刺激骨髓造血功能,使红细胞、血红蛋白、血小板和中性白细胞数量增加并提高纤维蛋白原浓度。中性粒细胞虽计数增多,但却降低其游走、吞噬、消化及糖酵解等功能。同时,对淋巴组织也有明显影响。

(4) 消化系统:促进胃酸和胃蛋白酶的分泌,增加食欲,促进消化,但大剂量或长期应用可诱发或加重胃和十二指肠溃疡。

(5) 骨骼:长期使用该类药物时可出现骨质疏松,甚至发生压缩性骨折等。

(6) 心血管系统:糖皮质激素能增强血管对其他活性物质的反应性。在使用合成糖皮质激素的患者中,部分患者可出现高血压。

【临床应用】

1. 严重感染或炎症

(1) 严重急性感染：主要用于严重急性感染并伴有明显中毒或休克者,如中毒性菌痢、暴发型流行性脑膜炎、中毒性肺炎、重症伤寒、急性粟粒性肺结核、猩红热及败血症等。在应用有效抗菌药物的同时,可用糖皮质激素做辅助治疗,目的在于增加机体对有害刺激的耐受性,迅速缓解中毒症状,为患者争取更多时间以度过危险期。病毒性感染原则上不用本类药物,但对一些重症感染,如严重急性呼吸综合征(SARS)致部分重症患者出现严重的病变和症状并对机体构成严重威胁时,糖皮质激素的恰当使用可迅速控制症状,防止或减轻并发症。

(2) 抗炎治疗及防止某些炎症后遗症：如结核性脑膜炎、脑炎、心包炎、风湿性心瓣膜炎、损伤性关节炎、睾丸炎以及烧伤后瘢痕挛缩等,早期应用糖皮质激素可减少炎性渗出,防止后遗症的发生。对虹膜炎、角膜炎、视网膜炎和视神经炎等眼科疾病,还有迅速消炎止痛、防止角膜混浊等作用。

2. 免疫相关疾病

(1) 自身免疫病：严重风湿热、风湿性心肌炎、风湿性及类风湿性关节炎、全身性红斑狼疮、结节性动脉周围炎、自身免疫性贫血和肾病综合征等应用糖皮质激素后可缓解症状。此外,糖皮质激素首选用于多发性皮肌炎。一般采用综合疗法,不宜单用,以免引起不良反应。

(2) 过敏性疾病：如荨麻疹、血管神经性水肿、过敏性鼻炎、支气管哮喘和过敏性休克等,宜用肾上腺素受体激动药和抗组胺药治疗。当病情严重或其他药物无效时,可应用本类药物做辅助治疗。

(3) 器官移植排斥反应：异体器官移植手术后所产生的排斥反应也可应用糖皮质激素,若与环孢素等免疫抑制剂合用则疗效更好。

3. 休克　适用于各种休克。对感染中毒性休克疗效最佳,在确保足量有效的抗菌药物治疗下,糖皮质激素可及早、短时间突击大剂量使用,一旦微循环改善、脱离休克状态,即可停药;对过敏性休克次之,宜与首选药肾上腺素合用;对心源性休克和低血容量性休克也有一定疗效,须结合病因治疗。

4. 血液病　目前,采用与抗肿瘤药物联合治疗方案,用于儿童急性淋巴细胞白血病,但对急性非淋巴细胞白血病疗效较差。同时,还可用于再生障碍性贫血、粒细胞减少症、血小板减少症和过敏性紫癜等的治疗,但停药后易复发。

5. 局部应用　局部用药对接触性皮炎、湿疹、肛门瘙痒、银屑病等都有疗效,宜用氢化可的松、泼尼松龙或氟轻松等的软膏、霜剂或洗剂。肌肉韧带或关节劳损时,可将醋酸氢化可的松或醋酸泼尼松龙混悬液加入1%普鲁卡因注射液,肌内、局部压痛点或关节腔内注射以消炎止痛。

6. 替代疗法　用于急、慢性肾上腺皮质功能减退症、脑垂体前叶功能减退及肾上腺次全切除术后,作为补充替代治疗。

【不良反应】

1. 长期大量应用所引起的不良反应

(1) 医源性肾上腺皮质功能亢进综合征:因长期过量使用糖皮质激素引起物质代谢和水盐代谢紊乱所致,表现为"满月脸""水牛背"、向心性肥胖、皮肤变薄、多毛、浮肿、低血钾、高血压、糖尿病等,停药后可自行消退。必要时可配伍应用降压药、降糖药,并采用低盐、低糖、高蛋白饮食及适量补钾等措施。

(2) 诱发或加重感染:长期应用可诱发感染或使体内潜在病灶扩散,如病毒、细菌感染、结核病灶等。必要时与有效抗菌药、抗结核药合用。

(3) 诱发或加重溃疡:可增加胃酸、胃蛋白酶的分泌,减少胃黏液分泌,降低胃肠黏膜的抵抗力,可诱发或加剧胃、十二指肠溃疡,严重者致出血或穿孔。

(4) 心血管系统并发症:长期应用可引起高血压和动脉粥样硬化。

(5) 骨质疏松、肌肉萎缩、伤口愈合迟缓:与糖皮质激素促进蛋白质分解、抑制其合成及增加钙、磷排泄有关。骨质疏松多见于儿童、老人和绝经妇女,严重者可有自发性骨折、骨缺血性坏死。

(6) 其他:可致激动、欣快、失眠,偶致精神失常或诱发癫痫发作;部分患者出现糖耐量受损或糖尿病;易感患者还可引起青光眼。

2. 停药反应

(1) 医源性肾上腺皮质功能不全:长期应用糖皮质激素,由于体内激素水平处于较高状态,反馈性抑制脑垂体前叶对促肾上腺皮质激素(ACTH)的分泌,可引起肾上腺皮质萎缩和功能减退,导致内源性肾上腺皮质激素分泌不足。此时一旦突然停药,特别是遇到严重应激情况如感染、创伤、手术时,外源性激素骤然减少,内源性激素无法立即补给,可引起肾上腺皮质功能不全或危象,表现为恶心、呕吐、乏力、低血压、休克等,须及时抢救。因此,长期使用糖皮质激素的患者不可骤然停药,须缓慢减量,停用糖皮质激素后连续应用促肾上腺皮质激素(ACTH)7 天左右;在停药 1 年内如遇应激情况,应及时给予足量糖皮质激素。

(2) "反跳"现象:减量太快或突然停药所致原有疾病复发或加重,常需加大剂量再行治疗,待症状缓解后再逐渐减量、停药。

(3) 糖皮质激素抵抗:大剂量糖皮质激素治疗疗效差或无效,称糖皮质激素抵抗。此时对患者盲目加大剂量和延长疗程不但无效,而且会引起严重后果。

【禁忌证】曾患或现患严重精神病和癫痫、活动性消化性溃疡、新近胃肠吻合术、骨折、创伤修复期、角膜溃疡、肾上腺皮质功能亢进症、严重高血压、糖尿病、孕妇、抗菌药不能控制的感染(如水痘、真菌感染等)禁用。

（二）盐皮质激素

盐皮质激素是调节机体水盐代谢的一类重要激素,主要有醛固酮和去氧皮质酮,能促进肾远曲小管对 Na^+、Cl^- 的重吸收和 H^+、K^+ 的排出,即潴钠排钾作用。临床上常与氢化可的松等合用,用于慢性肾上腺皮质功能减退症的替代治疗,以纠正患者失钠、失水和钾潴留等,恢复机体水和电解质的平衡。

（三）促肾上腺皮质激素

促肾上腺皮质激素(ACTH)是一种含有 39 个氨基酸的多肽,对维持机体肾上腺正常形态和功能具有重要作用,能促进肾上腺皮质合成和分泌糖皮质激素和盐皮质激素。口服后在胃内被胃蛋白酶破坏而失效,只能注射给药。一般给药 2 小时后,肾上腺皮质才开始分泌氢化可的松。临床上 ACTH 主要用于检测垂体 – 肾上腺皮质功能(兴奋试验),以防发生皮质功能不全。

（四）皮质激素抑制药

米托坦和美替拉酮

前者是杀虫剂滴滴涕(DDT)类化合物,能选择性地作用于肾上腺皮质束状带及网状带细胞,使其萎缩、坏死,但不影响球状带,不影响醛固酮分泌。临床主要用于不能手术切除的皮质癌、切除后复发癌以及皮质癌术后辅助治疗。后者是 11β– 羟化酶抑制剂,抑制 11– 去氧氢化可的松转化为氢化可的松。临床用于治疗肾上腺皮质肿瘤所致的氢化可的松过多症,还可用于测定垂体分泌 ACTH 的功能。

···· 考点提示 ♀ ····

1. 糖皮质激素的药理作用。
2. 糖皮质激素的主要临床应用及常见不良反应。

任务实施

一、用药前

1. 进行护理评估

(1) 健康评估:患者的基本情况,如体温、体重、脉搏、血压、精神状态、出入液体量等。

(2) 用药情况评估:既往是否使用过糖皮质激素,所用药物的名称、用法、用量、疗效和停药时间等,是否有药物过敏。

(3) 用药禁忌评估:骨折、创伤修复期、角膜溃疡、肾上腺皮质功能亢进症、严重高血压和糖尿病等患者禁用。

2. 调配药品

（1）检查药品性状：检查药品的外观及性状，药品的生产日期和有效期。

（2）明确药物剂型：常用的剂型有片剂、软膏剂、气雾剂和注射剂，如醋酸泼尼松片、氟轻松软膏、倍氯米松气雾剂、醋酸地塞米松注射剂等。

（3）核对给药剂量：醋酸泼尼松：片剂为 5 mg，对于不同疾病用法有所区别；醋酸地塞米松：片剂为 0.5 mg 和 0.75 mg，注射液为 2 mg/mL 和 5 mg/mL，用法与用量因病情而异。

二、用药中

1. 实施用药护理

（1）注意给药方式：多口服给药，重症患者采用静脉给药，静脉滴注速度宜缓慢，也可肌内注射，不可作皮下注射。

（2）选择用法疗程：一般采用一般剂量长期疗法，对某些慢性病长期治疗时应遵医嘱，不可贸然停药，避免发生反跳现象。

（3）关注药物联用：避免与其他损伤胃黏膜的药物合用，如阿司匹林；必要时可配伍使用降压药、降糖药。

2. 观察不良反应

（1）医源性肾上腺皮质功能亢进综合征：与长期使用糖皮质激素类有关。

（2）真菌感染：与药物的抗免疫作用有关。

（3）胃溃疡：与增加胃酸、胃蛋白酶的分泌，减少胃黏液分泌，降低胃肠黏膜的抵抗力有关。

（4）高血压：与药物引起的水钠潴留有关。

3. 采取护理措施

应注意病情变化及是否有诱发感染现象，必要时给予抗感染治疗。

三、用药后

1. 观察药物疗效　观察患者的水肿症状是否缓解，尿蛋白是否消失。

2. 开展健康教育

（1）做好心理护理：主动与患者沟通，耐心向患者进行激素类药物相关知识的教育，缓解患者紧张情绪，减轻患者心理压力。

（2）做好用药护理：及时向患者说明和解释用药后可能出现的不适反应；应缓慢减量停药，以防发生"反跳"现象。

(3) 做好生活护理：指导患者合理饮食,应采用低盐、低糖、低脂、高蛋白饮食,适当补钾、钙以及维生素 D,用药期间不宜进行疫苗接种。

任务小结

肾上腺皮质激素类药物包括糖皮质激素、盐皮质激素、促皮质素和皮质激素抑制药,其中糖皮质激素是临床最常用的药物,具有抗炎、抗休克、抗内毒素、抗免疫与抗过敏及其他作用。

练一练

任务二 甲状腺激素类药与抗甲状腺药用药护理

情境导入

患者,女,63 岁,近半年出现心悸、烦躁、气促、食欲亢进、消瘦等症状。查体:体温 37℃,心率 108 次 / 分,眼球突出,双手抖动,焦虑不安。甲状腺功能检查:血清游离三碘甲状腺原氨酸升高,血清游离甲状腺素升高,促甲状腺激素降低。临床诊断为甲状腺功能亢进症。医生建议口服甲巯咪唑片。

请思考:

1. 患者服用甲巯咪唑的理由是什么,患者用药后会有哪些预期表现?

2. 针对此患者,护士应如何完成用药护理程序?

相关药物知识

一、甲状腺激素

甲状腺激素是由甲状腺合成和分泌的激素,包括四碘甲状腺原氨酸(T_4)和三碘甲状腺原氨酸(T_3)。T_3 作用快而强,维持时间短;T_4 作用慢而弱,维持时间较长。临床用于甲状腺功能减退症的治疗,常用药物有左甲状腺素钠。

【药理作用】

1. 维持正常生长发育　能促进蛋白质合成和骨骼、中枢神经系统的生长发育,是人体正常生长发育所必需的激素。在发育期,甲状腺功能低下,可产生以智力低下和身材矮小为特征的呆小病(克汀病);成人则引起黏液性水肿,主要表现为中枢神经兴奋性降低、记忆力减退。

2. 提高交感神经系统的反应性 提高机体对儿茶酚胺的敏感性,甲亢时可出现神经过敏、易激动、震颤、心率加快、心输出量增加等现象。

3. 促进代谢和产热 能促进物质氧化代谢,增加组织耗氧量,提高基础代谢率,使产热增加。

知识链接——甲状腺激素的合成、贮存和释放

1. 合成 甲状腺腺泡细胞的碘泵主动从血液中摄取碘(I^-),在过氧化物酶的作用下,碘化物被氧化成活化状态的碘(I^+),I^+ 与酪氨酸残基结合生成单碘酪氨酸(MIT)及二碘酪氨酸(DIT)。两分子 DIT 偶联成 T_4,MIT、DIT 各一分子偶联成 T_3。

2. 贮存 合成的 T_3 和 T_4 结合在甲状腺球蛋白(TG)上,贮存在腺泡腔内胶质中。

3. 释放 需要时在蛋白水解酶的作用下,与 TG 分离释放入血。

【临床应用】

1. 甲状腺功能减退 ① 呆小病:功能减退始于胎儿或新生儿,必须尽早给药。治疗应从小剂量开始,到症状好转改用维持量,并随时调整剂量,治疗过晚则智力持续低下。② 黏液性水肿:宜先从小剂量开始,逐渐加至足量,2~3 周后如基础代谢率恢复正常,可逐渐减为维持量。

2. 治疗单纯性甲状腺肿 由缺碘所致,患者应补碘。对于无明显原因者,可给予适量甲状腺激素,补充内源性激素的不足,并可抑制促甲状腺激素(TSH)分泌,缓解甲状腺肿症状。

【不良反应】过量可引起甲状腺功能亢进症的症状,如心悸、手震颤、多汗、多食、体重减轻、失眠等,严重者可出现心绞痛甚至心肌梗死。一旦出现上述现象,应立即停药,用 β 受体阻断药加以对抗。

二、抗甲状腺药

抗甲状腺药物主要包括硫脲类、碘和碘化物、放射性碘和 β 受体阻断药四类。

硫 脲 类

硫脲类是最常用的抗甲状腺药,可分为两类:① 硫氧嘧啶类:甲硫氧嘧啶和丙硫氧嘧啶;② 咪唑类:甲巯咪唑(他巴唑)和卡比马唑(甲亢平)。硫氧嘧啶类口服吸收迅速,分布广泛,达峰时间为 1 小时。卡比马唑是甲巯咪唑的衍生物,需在体内转化成甲巯咪唑而发挥作用。

【药理作用】硫脲类通过抑制过氧化物酶,减少甲状腺激素的生物合成。对已合成的甲状腺激素无效,须待贮存的甲状腺激素耗尽后才能生效。用药后甲亢症状改善常需 2~3 周,1~2 个月后基础代谢率恢复正常。硫氧嘧啶能减少心肌、骨骼肌的 β 受体数目,使腺苷酸环化酶活

性降低而减弱β受体介导的糖代谢。丙硫氧嘧啶可抑制外周组织的 T_4 转化为 T_3,在重症甲亢或甲状腺危象时列为首选药物。硫脲类还有免疫抑制作用,能抑制免疫球蛋白的生成,用于甲亢的对因治疗。

【临床应用】

1. 甲亢的内科治疗　适用于轻症、不宜手术或放射性碘治疗者。一般 2~3 周起效,待基础代谢率接近正常时可改为维持量,疗程 1~2 年。

2. 甲亢的术前准备　术前应先服用硫脲类控制甲状腺功能至接近正常,以减少麻醉和术后并发症及甲状腺危象。但应用该类药物后,体内甲状腺激素水平显著下降,可致腺体代偿性增生充血,不利于手术进行,故须在术前两周左右加服大剂量碘,使腺体缩小变硬。

3. 甲状腺危象的治疗　甲亢患者在感染、手术、创伤或受到精神刺激后,大量甲状腺激素释放入血,引起高热、虚脱、心力衰竭、电解质紊乱等,严重时可致死亡,称为甲状腺危象。一旦发生,除应用大剂量碘剂和采取其他综合措施外,同时辅以大剂量硫脲类药物(首选丙硫氧嘧啶)以阻断甲状腺激素的合成。

【不良反应】

1. 粒细胞缺乏症　为最严重的不良反应,甲硫氧嘧啶发生较多。一般发生在治疗后的 2~3 个月内,故在用药期间应定期检查血常规。

2. 甲状腺肿及甲状腺功能减退　长期用药后,血清甲状腺激素水平降低,通过负反馈作用促进 TSH 分泌而导致腺体增生、肿大,还可发生甲状腺功能减退,及时发现并停药,常可恢复。

3. 过敏反应　最常见,如皮疹、药热。

4. 消化道反应　恶心、呕吐、腹痛等。

硫脲类对胎儿和小儿造成不良影响,妊娠期妇女慎用,哺乳期妇女禁用。

碘和碘化物

本类药物有碘化钾、碘化钠和复方碘溶液。目前,不单独用于抗甲状腺治疗。

【药理作用】不同剂量的碘和碘化物可对甲状腺功能产生不同的作用。

1. 促进甲状腺激素的合成　小剂量碘是合成甲状腺激素所必需的原料,人体碘摄入不足时,甲状腺激素合成减少引起单纯性甲状腺肿。

2. 抗甲状腺作用　大剂量碘可抑制甲状腺激素释放,抑制垂体分泌 TSH,使甲状腺腺体缩小、变硬。抗甲状腺作用快而强,用药后 1~2 天见效,10~15 天达最大效应,若继续用药易引起甲亢症状复发,不单独用于甲亢的内科治疗。

【临床应用】

1. 防治单纯性甲状腺肿　小剂量碘剂可防治缺碘引起的单纯性甲状腺肿。

2. 甲亢的术前准备　在硫脲类药物控制症状的基础上,通常于术前 2 周给予大剂量碘剂,抑制腺体、血管增生,使腺体缩小变韧,利于手术进行。

3. 甲状腺危象的治疗　大剂量碘剂能抑制甲状腺激素释放,迅速改善甲状腺危象症状,可将碘化物加到 10% 葡萄糖溶液中静脉滴注,也可口服复方碘溶液,需同时服用硫脲类。

【不良反应】

1. 过敏反应　少数患者可引起皮疹、药物热或血管神经性水肿等,严重者可出现喉头水肿引起窒息。

2. 慢性碘中毒　长期应用可出现口腔及咽喉烧灼感、鼻炎、眼刺激等症状,停药后可消退。

3. 诱发甲状腺功能紊乱　长期服用大剂量碘剂可诱发甲状腺功能亢进症,并能进入乳汁和通过胎盘,故妊娠期妇女和哺乳期妇女慎用。

放 射 性 碘

临床常用的放射性碘为 ^{131}I,有效半衰期为 5 天。^{131}I 可释放两种射线,其中 β 射线(占 99%)的射程在 2 mm 以内,辐射损伤只限于甲状腺内,可破坏甲状腺腺泡组织,起到类似手术切除部分甲状腺的作用。γ 射线约占 1%,射程较长,可在体外测得,用于测定甲状腺摄碘功能。

^{131}I 适用于不宜手术或手术后复发及硫脲类无效或过敏的甲亢患者,作用缓慢,一般用药后 1 个月见效,3~4 个月后甲状腺功能恢复正常。小剂量口服还可用于检查甲状腺功能状态和甲状腺瘤。剂量过大易致甲状腺功能减退,20 岁以下、妊娠期及哺乳期妇女、严重肝肾功能不良者不宜使用。

β 受体阻断药

普萘洛尔、美托洛尔等是治疗甲亢、甲状腺危象及甲亢术前准备的辅助药物。其不仅阻断 β 受体,还可抑制外周 T_4 转换为 T_3,减少 T_3 的生成,控制甲亢症状,尤其适用于甲亢所致的心率加快、心收缩力增强等交感神经活性增强的症状。

···· 考点提示 ♀ ····

1. 甲状腺激素的临床应用。

2. 硫脲类、碘和碘化物的临床应用及不良反应。

任务实施

一、用药前

1. 进行护理评估

(1) 健康评估:患者的基本情况,如有无兴奋、烦躁、心悸、怕热、食欲增加、体重减轻等,

TSH、T$_3$ 或 T$_4$ 水平，是否在妊娠期、哺乳期等。

（2）用药情况评估：既往是否使用过硫脲类，药物的名称、用量和疗效等。

2. 调配药品

（1）检查药品性状：检查所用药物的外观及性状，生产日期及有效期。

（2）明确药物剂型：常用的剂型有片剂和溶液剂，如丙硫氧嘧啶片、复方碘口服溶液等。

（3）核对给药剂量：丙硫氧嘧啶片为 50 mg 和 100 mg；甲巯咪唑片为 5 mg 和 10 mg；复方碘溶液（卢戈液）每 1 000 mL 含碘 50 g、碘化钾 100 g。

二、用药中

1. 实施用药护理

（1）注意给药时间：餐时服药可减轻反应。

（2）定期检查血常规：白细胞总数低于 3.0×10^9/L 或中性粒细胞低于 1.5×10^9/L 时，应立即停药并给予升白细胞药物治疗。

2. 观察不良反应

（1）恶心、呕吐：与药物的消化系统反应有关。

（2）皮疹、瘙痒：与药物的过敏反应有关。

（3）发热、咽痛：与药物引起的粒细胞缺乏症有关。

3. 采取护理措施　应密切观察、注意病情变化，严格遵医嘱使用硫脲类药物。

三、用药后

1. 观察药物疗效　观察患者甲状腺功能亢进症状是否缓解。

2. 开展健康教育　向患者进行抗甲状腺药物相关知识的教育，指导患者合理用药，不可自行减量或突然停药，用药期间避免食用高碘食物或药物，育龄甲状腺功能亢进症女患者用药期间不宜受孕。

任务小结

甲状腺激素减少可引起甲减，需用甲状腺激素类药物治疗；若过多则引起甲状腺功能亢进症，需用抗甲状腺药物治疗。抗甲状腺药物主要有硫脲类、碘及碘化物、放射性碘和 β 受体阻断药。

练一练

情境导入

　　患者，男，14 岁，3 个月前无明显诱因出现口干、多饮、多食，尿量增多，夜尿 3~4 次，体重明显减轻，入院检查：空腹血糖 17.2 mmol/L，诊断为 1 型糖尿病。医生建议皮下注射胰岛素。

　　请思考：

　　1. 说出患者应用胰岛素的理由是什么，患者用药后会有哪些预期表现？

　　2. 针对此患者，护士应如何完成用药护理程序？

相关药物知识

　　糖尿病是由体内胰岛素相对或绝对不足引起的以高血糖为特征的代谢紊乱性疾病，是一种常见病、多发病，易引起并发症，通常可分为两种类型：1 型，胰岛素依赖型糖尿病（IDDM），患者胰岛 β 细胞破坏，胰岛素分泌量绝对缺乏，需定期注射胰岛素；2 型，非胰岛素依赖型糖尿病（NIDDM），患者胰岛 β 细胞功能低下，胰岛素相对缺乏，还存在胰岛素抵抗，以口服降血糖药治疗为主。

一、胰岛素

　　胰岛素是由胰岛 β 细胞分泌的一种酸性蛋白质。药用品包括动物胰岛素、人胰岛素和胰岛素类似物。胰岛素制剂根据作用特点的差异可分为速效、中效、长效和单组分四类。① 速效胰岛素：普通胰岛素。② 中效胰岛素：低精蛋白锌胰岛素和珠蛋白锌胰岛素。③ 长效胰岛素：精蛋白锌胰岛素。④ 单组分胰岛素：指高纯度胰岛素（纯度>99%）。

　　胰岛素口服无效，必须注射给药，多采用皮下注射，主要在肝、肾灭活。普通胰岛素起效快，作用时间短。在普通胰岛素中加入碱性蛋白和锌制成中、长效制剂，皮下注射后可缓慢吸收，延长作用持续时间。

【药理作用】

　　1. 糖代谢　胰岛素是体内唯一降血糖的激素，促进葡萄糖转运进入细胞，加速葡萄糖的氧化和酵解，增加糖原的合成和贮存，并抑制糖原分解和异生。

　　2. 脂肪代谢　促进脂肪合成，抑制脂肪分解，减少游离脂肪酸和酮体的生成。

　　3. 蛋白质代谢　促进氨基酸的转运和蛋白质的合成，抑制蛋白质分解。

4. 促进 K^+ 进入细胞内　促使 K^+ 内流,使细胞内 K^+ 浓度升高,血钾浓度降低。

【临床应用】

1. 治疗糖尿病　胰岛素对各型糖尿病均有效,主要用于:① 1 型糖尿病;② 经饮食控制或口服降血糖药治疗仍不能控制的 2 型糖尿病;③ 糖尿病酮症酸中毒或非酮症性高渗性昏迷;④ 合并重度感染、消耗性疾病、创伤、高热、手术、妊娠和分娩的各型糖尿病。

2. 纠正细胞内缺钾　胰岛素与葡萄糖、氯化钾合用,组成极化液(GIK),可促使 K^+ 内流,纠正细胞内缺钾,提供能量,防治心肌梗死时的心律失常。

 拓展阅读——结晶牛胰岛素的诞生

　　1965 年 9 月 17 日,世界上第一个人工合成蛋白质—结晶牛胰岛素在我国诞生。该胰岛素与天然胰岛素化学结构相同,并具有完整生物活性。这一重大研究成果,标志着人类在揭开生命奥秘的伟大历程中实现了里程碑式的飞跃,同时也开启了胰岛素类药物研发的新征程。20 世纪五六十年代,合成牛胰岛素在学术上极具挑战性,在科研人才、仪器设备等方面也面临重重困难,但是我国科学家们敢于攻坚克难,善于团结合作,勇攀科学巅峰,历时六年多,终于完成了这项意义重大的工作。它不仅增强了我国科研人员的民族自信,也将老一辈科学家"艰苦奋斗、追求卓越、乐于奉献"的精神代代相传。

【不良反应】

1. 低血糖反应　是胰岛素最常见也是最重要的不良反应,多由药物过量、用药后未及时进食或运动量过大所致。可引起饥饿感、出汗、心悸、震颤等低血糖反应,严重者可出现昏迷、休克,甚至死亡。轻者可口服糖水或摄食,重者应立即静脉注射 50% 葡萄糖注射液。

2. 过敏反应　多见荨麻疹、血管神经性水肿,偶见过敏性休克。出现过敏反应时可改用高纯度或人胰岛素制剂,也可使用抗组胺药和糖皮质激素类药。

3. 胰岛素抵抗　也称胰岛素耐受性,指机体对胰岛素敏感性降低。分为两型:① 急性胰岛素抵抗:多因并发感染、创伤、手术、妊娠等应激情况所致,可采用消除诱因、短期内加大胰岛素用量等方法;② 慢性胰岛素抵抗:指无并发症但每日胰岛素用量高于 200 U。可能与体内产生了胰岛素抗体,靶细胞上胰岛素受体数目减少或靶细胞膜上葡萄糖转运系统失常有关,可更换胰岛素制剂、调整剂量。

4. 脂肪萎缩　注射部位可出现皮下脂肪萎缩,女性多于男性。换用高纯度胰岛素可减少此反应。

二、口服降糖药

目前临床常用的口服降血糖药包括磺酰脲类、双胍类、α- 葡萄糖苷酶抑制剂、胰岛素增敏剂和餐时血糖调节剂等。

磺 酰 脲 类

磺酰脲类药物是使用最早、品种最多的口服降糖药,可分为三代。第一代有甲苯磺丁脲、氯磺丙脲;第二代有格列本脲(又名优降糖)、格列吡嗪、格列喹酮;第三代有格列美脲。

【药理作用】

1. 降血糖 能降低正常人和胰岛功能尚存的糖尿病患者的血糖。其机制主要是刺激胰岛 β 细胞释放胰岛素,故其降糖作用对胰岛功能完全丧失者无效。另外,还可降低血清糖原水平,增强靶细胞对胰岛素的敏感性。

2. 抗利尿 氯磺丙脲、格列本脲通过促进抗利尿激素(ADH)的分泌并增强其作用而产生抗利尿作用,可用于尿崩症。

3. 影响凝血功能 第三代磺酰脲类能抑制血小板黏附,刺激纤溶酶原的合成。

【临床应用】

1. 糖尿病 主要用于胰岛功能尚存且单用饮食控制无效的 2 型糖尿病。

2. 尿崩症 氯磺丙脲、格列本脲可明显减少尿崩症患者尿量。

【不良反应】

1. 胃肠反应 恶心、呕吐、腹痛、厌食和腹泻等,减量后可减轻。

2. 低血糖 持续性低血糖较为严重,常因剂量过大所致,老年人及肝肾功能不良者较易发生。

3. 其他 常见红斑或皮疹等过敏反应,也可引起粒细胞减少、血小板减少、肝损害等。

双 胍 类

临床常用药物为二甲双胍(甲福明)。双胍类可明显降低糖尿病患者血糖,但对正常人血糖无影响。其作用机制可能是增加机体对胰岛素的敏感性,促进组织对葡萄糖的摄取和利用,减少肠道葡萄糖的吸收,增加胰岛素与其受体结合,抑制胰高血糖素的释放等。主要用于轻中度 2 型糖尿病,尤适用于肥胖及单用饮食控制无效者。本类药物常见食欲下降、恶心、腹部不适等胃肠道不良反应,乳酸性酸中毒为最严重的不良反应,偶见过敏反应。

α－葡萄糖苷酶抑制剂

α－葡萄糖苷酶抑制剂主要有阿卡波糖和伏格列波糖。该类药物通过抑制小肠中各种 α－葡萄糖苷酶,抑制碳水化合物水解产生葡萄糖,延缓葡萄糖的吸收,单独应用或与其他降糖药合用可使患者餐后血糖水平降低。不良反应主要是胃肠道反应,如恶心、腹胀、肠鸣、肛门排气增多。阿卡波糖单用不易引起低血糖,但联合应用胰岛素或其他口服降糖药时可出现。

胰岛素增敏剂

代表药物有吡格列酮、罗格列酮等。该类药物能增加机体对胰岛素的敏感性,改善患者的胰岛素抵抗状态,降低高血糖;改善脂肪代谢紊乱;防治 2 型糖尿病血管并发症;改善胰岛 β 细胞功能。临床主要用于治疗 2 型糖尿病和胰岛素抵抗。不良反应较少,主要有消化道反应、头痛、肌肉和骨骼痛等,低血糖反应发生率低。

餐时血糖调节剂

瑞格列奈作为第一个上市的餐时血糖调节剂,通过刺激胰岛 β 细胞释放胰岛素而发挥降血糖作用。其最大的优点是可以模仿胰岛素的生理性分泌,主要用于 2 型糖尿病患者;糖尿病肾病患者和老年患者也可应用。安全性好,低血糖反应发生率低。

其他新型降血糖药

新型降血糖药有胰高血糖素样肽 –1 受体激动剂、胰淀粉样多肽类似物等。胰高血糖素样肽 –1 受体激动剂有利拉鲁肽、艾塞那肽,主要用于治疗 2 型糖尿病,且具有减轻体重的作用。胰淀粉样多肽类似物有普兰林肽,它是至今为止继胰岛素之后第二个获准用于治疗 1 型糖尿病的药物,常与胰岛素合用,用于 1 型和 2 型糖尿病的辅助治疗,但不能替代胰岛素。

· · · · 考点提示 💡 · · · ·

1. 胰岛素的临床应用和不良反应。
2. 口服降糖药的分类、代表药、临床应用和不良反应。

任务实施

一、用药前

1. 进行护理评估

(1) 健康评估:患者的基本情况,如血糖、尿糖、酮体水平,是否有肝硬化、急性肝炎、溶血性黄疸、胰腺炎、肾炎等病症。

(2) 用药情况评估:既往是否使用过胰岛素,所用胰岛素的种类、用量和疗效等,是否有药物过敏。

(3) 用药禁忌评估:避免同时使用口服避孕药、糖皮质激素类药、水杨酸类、β 受体阻断药等影响血糖的药物。

2. 调配药品

(1) 检查药品性状:检查药物的外观及性状,药品的生产日期和有效期。

(2) 明确药物剂型:胰岛素主要是注射剂。

(3) 核对给药剂量:胰岛素剂量视病情而定,普通胰岛素通常以 24 小时内排尿糖每 2~4 g,给胰岛素 1 U,一般饭前半小时皮下注射,每天 3~4 次;精蛋白锌胰岛素早饭前 30~60 分钟给药,皮下注射。

二、用药中

1. 实施用药护理

(1) 注意给药时间：给药时间随胰岛素类型、进餐时间的改变而改变。

(2) 更换注射部位：可选择在腹部、上臂、大腿外侧和臀部进行皮下注射。

(3) 血生化检测：用药期间密切监测患者的血糖、酮体、尿糖及尿量。

2. 观察不良反应

(1) 低血糖反应：为药物剂量过大所致。

(2) 过敏反应：与使用动物胰岛素有关。

(3) 胰岛素抵抗：与体内产生胰岛素抗体，靶细胞上胰岛素受体数目减少等有关。

(4) 脂肪萎缩：与胰岛素的纯度有关。

3. 采取护理措施　及时发现患者低血糖或高血糖的早期症状，并采取相应解救措施。

三、用药后

1. 观察药物疗效　糖尿病症状是否缓解，血糖是否控制在正常水平。

2. 开展健康教育

(1) 做好心理护理：主动与患者沟通，耐心对患者进行糖尿病相关知识的教育，缓解患者紧张情绪，减轻其心理压力。

(2) 做好用药护理：指导患者及家属学会正确注射及贮存胰岛素的方法和血糖监护方法，提醒患者及家属要经常更换注射部位。

(3) 做好生活护理：指导患者用药期间严格控制饮食，并进行适当运动。

任务小结

　　糖尿病根据疾病类型可选用胰岛素和口服降糖药进行治疗。降糖药品种较多，主要有磺酰脲类、双胍类、α- 葡萄糖苷酶抑制剂、胰岛素增敏剂、餐时血糖调节剂和其他新型降血糖药。

练一练

网上更多……

📰 知识拓展　　　　　✏️ 自测题　　　　　🖥️ 教学PPT

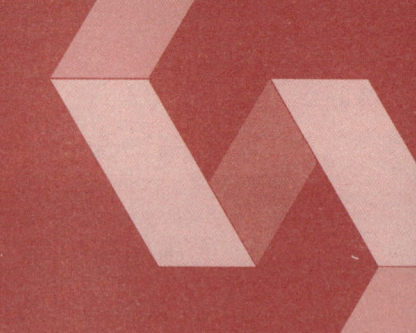

项目四
生殖功能调节药用药护理

学习目标

1. 能掌握雌激素类药、孕激素类药、雄激素类药的作用和用途，观察药物的疗效和不良反应，综合分析、判断并采取相应的护理措施。

2. 能掌握缩宫素、口服避孕药的作用和用途，以患者为中心开展健康教育，具备人文关怀精神和良好的护患沟通能力。

任务一 性激素治疗药物用药护理

情境导入

患者，女，47岁，半年来月经不定期，经量或多或少，伴有血块、头晕、心悸、出汗、心烦失眠、多梦易醒，每晚最多睡3小时，有时终夜不眠，急躁易怒，疲劳乏力。入院诊断为更年期综合征。医生建议使用雌激素治疗。

请思考：

1. 患者服用雌激素的理由是什么？

2. 患者用药后会有哪些预期表现，应如何进行用药护理？

相关药物知识

一、雌激素类药及抗雌激素类药

（一）雌激素类药

卵巢分泌的雌激素主要是雌二醇、雌酮和雌三醇等，其他雌激素多为雌二醇的代谢产物，天然雌激素（如雌二醇）活性较低，在肝内被迅速代谢。临床常用的雌激素类药物多以雌二醇为母体,人工合成高效、长效衍生物,如炔雌醇、炔雌醚、己烯雌酚等,在肝内代谢缓慢,口服疗效好,作用时间长。

【生理与药理作用】

1. 促进性器官发育和维持女性第二性征　对未成年女性,能促使性器官的发育、成熟,促进子宫、乳腺导管发育等,形成并维持女性第二性征。对成年女性,除保持女性性征外,还参与形成月经周期,使子宫内膜增厚;提高子宫平滑肌对缩宫素的敏感性;同时使阴道上皮增生,浅表层细胞发生角化。

2. 排卵　小剂量雌激素在孕激素的共同作用下,可刺激促性腺激素分泌,促进排卵;大剂量则抑制排卵。

3. 对乳腺的作用　小剂量雌激素能促进乳腺导管和腺泡生长发育;大剂量则抑制乳汁分泌。

4. 代谢　有轻度水钠潴留作用,能增加骨骼钙盐沉积,加速骨骺闭合。大剂量能升高甘油三酯和磷脂,降低胆固醇。

【临床应用】

1. 绝经综合征　雌激素可抑制腺垂体促性腺激素的分泌,减轻症状。

2. 卵巢功能不全和闭经　原发性或继发性卵巢功能低下者以雌激素替代治疗,可促进外生殖器、子宫及第二性征的发育。与孕激素合用,可产生人工月经。

3. 功能性子宫出血　雌激素促进子宫内膜增生,修复出血创面。也可适当配伍孕激素,以调整月经周期。

4. 乳房胀痛和退乳　大剂量雌激素能抑制乳汁分泌,退乳消痛。

5. 晚期乳腺癌　绝经5年以上的乳腺癌可用雌激素治疗,缓解率达40%。但绝经期前的患者禁用。

6. 前列腺癌　大剂量雌激素可抑制垂体促性腺激素分泌,使睾丸萎缩而抑制雄激素的分泌。

7. 痤疮　痤疮是雄激素分泌过多所致,雌激素可抑制雄激素分泌而缓解症状。

8. 避孕　与孕激素合用可避孕。

9. 骨质疏松　对于老年性骨质疏松症患者,可适当补充小剂量雌激素。

【不良反应】常见恶心、呕吐、食欲不振等;长期用药可引起子宫内膜过度增生及子宫出血;可致水钠潴留引起高血压、水肿等;可引起胆汁淤积性黄疸综合征。

(二) 抗雌激素类药

氯 米 芬

氯米芬具有较弱的雌激素活性,能与雌激素受体结合,竞争性阻断雌激素。它能促进腺垂体分泌促性腺激素,使卵泡发育,诱发排卵。临床用于功能性不孕症、功能性子宫出血、闭经和绝经后晚期乳癌等。连续大剂量应用可引起卵巢肥大,故卵巢囊肿患者禁用。

二、孕激素类药及抗孕激素类药

(一)孕激素类药

孕激素主要由卵巢黄体分泌,天然孕激素为黄体酮(孕酮)。药用多为人工合成品及其衍生物,如甲羟孕酮、甲地孕酮、炔诺酮、炔诺孕酮等。

【生理及药理作用】

1. 生殖系统　月经后期,在雌激素作用的基础上,促使子宫内膜增厚、充血、腺体增生,利于受精卵着床和胚胎发育;降低子宫对缩宫素的敏感性,抑制子宫的收缩,具有保胎作用;大剂量可抑制垂体前叶黄体生成素(LH)的分泌,抑制排卵;促进乳腺腺泡发育,为泌乳做准备。

2. 促进代谢　竞争性对抗醛固酮,促进 Na^+ 和 Cl^- 的排泄而产生利尿作用。

3. 体温　影响下丘脑体温调节中枢的散热过程,使月经周期黄体相的体温轻度升高。

【临床应用】

1. 功能性子宫出血　因黄体功能不足而引起的子宫出血,应用孕激素可使子宫内膜协调一致地转为分泌期,维持正常的月经。

2. 痛经和子宫内膜异位症　与雌激素合用能抑制子宫痉挛性收缩而止痛。大剂量长疗程孕激素可使异位的子宫内膜退化。

3. 先兆流产与习惯性流产　对黄体功能不足所致的先兆流产,孕激素有安胎作用;但对于习惯性流产,疗效不确切。

4. 子宫内膜腺癌、前列腺肥大和前列腺癌。

【不良反应】偶见头晕、恶心及乳房胀痛等。长期应用可引起子宫内膜萎缩,月经量减少。大剂量黄体酮可致胎儿生殖器畸形。

(二)抗孕激素类药

米 非 司 酮

米非司酮具有抗孕激素、抗皮质激素作用,还具有较弱的雄激素作用。由于米非司酮可对抗黄体酮对子宫内膜的作用,抗着床作用显著,可作为房事后避孕的有效措施;具有抗早孕作用,可终止早期妊娠。

三、雄激素类药及抗雄激素类药

(一)雄激素类药

天然雄激素主要是睾酮,由睾丸间质细胞分泌。药用雄激素类多为人工合成的睾酮衍生物,如甲睾酮、丙酸睾酮、美睾酮。睾酮口服易被肝破坏,生物利用度低。可制成片剂植于皮下或使用油溶液进行肌内注射。

【生理及药理作用】

1. 生殖系统　促进男性生殖器官发育、成熟,形成并维持男性第二性征,促进精子的生成和成熟。大剂量可反馈性抑制腺垂体功能。可减少女性雌激素的分泌,还有抗雌激素作用。

2. 同化作用　促进蛋白质合成,减少蛋白质分解,使肌肉增长,体重增加。

3. 刺激骨髓造血功能　在骨髓造血功能低下时,大剂量可促进肾分泌促红细胞生成素及直接刺激骨髓造血功能,使红细胞生成增多。

4. 其他作用　对心血管系统有良好的调节作用;增强机体免疫功能;还可抑制高胰岛素血症、高糖和代谢综合征的发生。

【临床应用】

1. 睾丸功能不全　无睾症或类无睾症,可用雄激素作为替代疗法。

2. 功能性子宫出血　抗雌激素作用使子宫平滑肌及其血管收缩,内膜萎缩而止血。对严重出血病例,可用乙烯雌酚(即己烯雌酚)、黄体酮和丙酸睾酮三种混合物注射治疗,停药后则出现撤退性出血。

3. 晚期乳腺癌　可使部分患者病情得到缓解,可能与其抗雌激素作用有关。治疗效果与癌细胞中雌激素受体含量呈正相关。

4. 贫血　丙酸睾酮或甲睾酮可改善骨髓功能,可用于再生障碍性贫血。

【不良反应】

女性患者长期应用可引起痤疮、多毛、声音变粗、闭经、乳腺退化、性欲改变等;男性患者则可发生性欲亢进,也可出现女性化;还可引起胆汁淤积性黄疸综合征。

(二) 抗雄激素类药

环 丙 孕 酮

环丙孕酮具有较强的孕激素样作用,还可阻断雄激素受体。可抑制男性严重性功能亢进;用于其他药物无效的前列腺癌;与雌激素合用可治疗女性严重痤疮和特发性多毛症;与炔雌醇组成的复方避孕片,避孕效果良好。因本药抑制性功能和性发育,禁用于未成年人。

···· 考点提示 ♀ ····

1. 雌激素、孕激素和雄激素的临床应用。

2. 雌激素的不良反应和禁忌证。

任务实施

一、用药前

1. 进行护理评估

(1) 健康评估：患者的基本情况，如体重、血压、肝肾功能、激素水平，是否处于月经期、妊娠期和绝经期。

(2) 用药情况评估：既往是否使用过性激素类药物，所用药物的名称、用法、用量、疗效和停药时间等，是否有药物过敏。

(3) 用药禁忌评估：患者是否有肝功能不全、孕妇、乳房肿块、子宫肌瘤和宫颈癌等。

2. 调配药品

(1) 检查药品性状：检查药物的外观及性状，药品的生产日期和有效期。

(2) 明确药物剂型：常用的剂型有片剂、注射剂和栓剂等，如己烯雌酚片、己烯雌酚栓、黄体酮注射剂等。

(3) 核对给药剂量：己烯雌酚，片剂规格为 0.1 mg、0.25 mg、0.5 mg、1 mg，口服；针剂规格为 1 mL/1 mg、1 mL/2 mg。给药剂量根据病情遵医嘱。

二、用药中

1. 实施用药护理

(1) 注意给药方式：多采用口服给药和肌内注射给药，宜从小剂量开始，逐渐增加剂量。宜进餐时或睡前服，减少对胃肠道的刺激。

(2) 定期检查肝功能：长期应用需定期检查肝功能。

2. 观察不良反应

(1) 阴道出血：与用药后子宫内膜过度增生有关。

(2) 肝损害：与药物引起的肝损害有关。

(3) 光过敏：与雌激素、孕激素具有光敏性有关。

3. 采取护理措施

(1) 服药期间若阴道突然出血或间断出血，可在增加用量后停止，持续出血者应做进一步检查。绝经期妇女有引起子宫内膜癌的危险。

(2) 告诉患者用药期间应避免紫外线或长时间日光照射。

三、用药后

1. 观察药物疗效　患者的症状和体征有无明显改善,各项检查指标是否恢复正常。
2. 开展健康教育

(1) 做好心理护理:主动与患者沟通,耐心向患者进行性激素类药物相关知识的教育,缓解患者紧张情绪,减轻心理压力。

(2) 做好用药护理:及时向患者说明和解释用药后可能出现的不适反应,如可能有性欲或性特征的改变,但停药后可恢复;告诉患者定期检测血压、血脂、血糖、体重;每年需做乳腺和盆腔检查。

(3) 做好生活护理:指导患者合理饮食,并坚持适度地锻炼。

任务小结

性激素包括雌激素、孕激素和雄激素,临床常用的性激素类药物多为人工合成品及其衍生物,除用于治疗相关疾病外,雌激素和孕激素组成的复合制剂还是常用的避孕药。

练一练

任务二　生殖与避孕药用药护理

情境导入

患者,女,25 岁,初产妇,孕 39 周,经产科检查,宫口已开全,胎位正常,无产道障碍,但分娩过程中出现宫缩乏力,医生制订给药方案:静脉滴注缩宫素。

请思考:

1. 掌握患者使用缩宫素的理由是什么,用药后会有哪些预期表现?
2. 针对此患者,护士应如何完成用药护理程序?

相关药物知识

一、子宫兴奋药与抑制药

(一) 子宫兴奋药

子宫兴奋药是一类选择性兴奋子宫平滑肌促进子宫收缩的药物,临床常用的药物有缩宫素、麦角生物碱和前列腺素等。

缩 宫 素

缩宫素又名催产素,在消化道内易被酶破坏而失效,口服无效。肌内注射吸收良好,3~5分钟起效,可维持 20~30 分钟;静脉注射作用快而短,通常以静脉滴注维持疗效。可透过胎盘,大部分经肝代谢,经肾排泄,$t_{1/2}$ 为 5~12 分钟。

【药理作用】

1. 兴奋子宫平滑肌　缩宫素能直接兴奋子宫平滑肌,加强子宫平滑肌的收缩力和收缩频率,其兴奋程度与以下因素密切相关。① 剂量:小剂量(2~5 U)可加强子宫(尤其是妊娠末期子宫)的节律性收缩,其收缩性质与正常分娩相似,对子宫底部平滑肌产生节律性收缩,而对子宫颈产生松弛作用,利于胎儿顺利娩出;大剂量(5~10 U)可使子宫产生强直性收缩,不利于胎儿娩出;② 激素水平:雌激素能提高子宫平滑肌对缩宫素的敏感性,孕激素则降低子宫平滑肌对缩宫素的敏感性。妊娠早期,孕激素水平较高,子宫对缩宫素不敏感,可保护胎儿;妊娠后期,雌激素水平较高,子宫对缩宫素的敏感性增高,临产时达到高峰,有利于胎儿娩出。分娩后子宫对缩宫素的敏感性逐渐下降。

2. 其他作用　缩宫素能引起乳腺腺泡周围的肌上皮细胞收缩,促进排乳。大剂量可短暂地舒张血管,引起血压下降。

【临床应用】

1. 催产、引产　对于胎位正常、头盆相称、无产道障碍而宫缩乏力的产妇,可用小剂量缩宫素催产。对于死胎、过期妊娠或其他原因需提前终止妊娠者,可用其引产。

2. 产后止血　产后出血时使用较大剂量缩宫素皮下或肌内注射,可引起子宫强直性收缩,压迫子宫肌层内血管而止血。但持续时间较短,常与麦角新碱合用。

【不良反应】偶有恶心、呕吐、心律失常及血压下降,过量可导致子宫强直性收缩,有胎儿窒息或子宫破裂的危险,应严格掌握剂量和静脉滴注速度。

麦角生物碱

麦角是寄生在黑麦及其他禾本科植物中的一种麦角菌干燥菌核。麦角中含有多种生物碱,如麦角新碱、麦角胺及麦角毒。

【药理作用】

1. 兴奋子宫 能选择性兴奋子宫平滑肌,对妊娠子宫比未孕子宫敏感,临产或新产后最敏感。与缩宫素相比,其作用迅速、强大而持久,剂量稍大即可引起子宫强直性收缩,对子宫颈和子宫体的兴奋作用无明显差别,故不宜用于催产、引产,只用于产后止血和子宫复原。

2. 收缩血管 麦角胺能直接作用于动静脉血管使其收缩;还能收缩脑血管,使脑动脉搏动幅度减小,减轻偏头痛。

【临床应用】

1. 子宫出血 麦角新碱主要用于产后或流产后等原因引起的子宫出血。

2. 子宫复原 本药可促进产后子宫收缩,加速子宫复原。

3. 人工冬眠 双氢麦角碱能抑制中枢,可与异丙嗪、哌替啶组成冬眠合剂,用于人工冬眠。

【不良反应】注射给药后可引起恶心、呕吐及血压升高等,偶见过敏反应。伴有妊娠毒血症的产妇慎用。

前 列 腺 素

前列腺素广泛存在于机体组织器官中,有多种生理活性。目前产科常用的有地诺前列酮、地诺前列素和硫前列酮等。

【药理作用】对妊娠各期子宫均有收缩作用,尤以 PGE_2 和 PGF_2 活性最强。对妊娠早期和中期的兴奋作用强于缩宫素;在增强子宫体平滑肌节律性收缩的同时,还能使子宫颈松弛。PGE_2 能使黄体退化,黄体酮水平急剧下降,子宫内膜脱落出血,从而抗早孕。

【临床应用】可用于终止早期或中期妊娠,足月或过期妊娠的引产,还可用于药物流产和抗早孕。

【不良反应】主要有恶心、呕吐、腹痛、腹泻等消化道症状。青光眼和支气管哮喘患者不宜使用。

(二) 子宫抑制药

子宫平滑肌抑制药主要用于防治早产和痛经。常用的药物有 β_2 肾上腺素受体激动药、硫酸镁、钙通道阻滞剂、前列腺素合成酶抑制药等。

利托君、特布他林、沙丁胺醇等作为 β_2 肾上腺素受体激动药,能使子宫平滑肌松弛,抑制子宫收缩。此类药物对妊娠和非妊娠子宫均有抑制作用,用于防治早产。先采用静脉滴注,取得疗效后,改用口服维持。静脉给药不良反应较严重,可发生心悸、心率加快、血压升高等。严重的心血管疾病患者及妊娠不足 20 周的孕妇禁用。

硫酸镁静脉给药后能显著抑制子宫平滑肌的收缩,用于防治早产,还可用于妊娠高血压、子痫的预防和治疗。对于禁用 β_2 肾上腺素受体激动药的产妇可用本药治疗。

二、避孕药

生殖过程包括精子和卵子的形成和成熟、排卵、受精、着床、胚胎发育等多个环节,阻断其中任何一个环节均可达到阻碍受孕或者防止妊娠的目的。

(一)主要抑制排卵的避孕药

本类药物通常是由不同类型的雌激素和孕激素组成的复方制剂,是临床最常用的女性避孕药。根据药物作用时间和给药途径可分为以下4类:① 口服制剂:短效口服避孕药(如复方炔诺酮片),长效口服避孕药(如复方左炔诺孕酮片),探亲口服避孕药(探亲避孕片);② 长效注射制剂:如复方己酸孕酮注射液;③ 缓释制剂:如缓释阴道避孕环、皮下埋植剂等;④ 多相片剂:如炔诺酮双相片、炔诺孕酮三相片等。

不良反应包括:① 类早孕反应,如恶心、呕吐等;② 阴道不规则出血和闭经;③ 凝血功能亢进,可诱发血栓性静脉炎和血栓栓塞;④ 少数哺乳期妇女可使乳汁减少;⑤ 其他反应,如皮肤色素沉着、痤疮和血压升高等。

急慢性肝炎或肾炎、糖尿病、严重心血管疾病、血栓栓塞性疾病患者和哺乳期女性不宜使用,宫颈癌患者绝对禁用。

(二)抗早孕药

本类药物包括孕酮受体阻断药米非司酮和前列腺素衍生物如卡前列素、吉美前列素、硫前列酮等。米非司酮一般在妊娠早期使用,有抗早孕、房事后紧急避孕的作用,与前列腺素类药物配伍使用可终止早期妊娠。

(三)男性避孕药

棉酚是从棉花的根、茎、种子中提取的一种黄色酚类物质,作用于睾丸细精管的生精上皮,使精子数量减少,甚至无精子生成。停药后可逐渐恢复。本品避孕有效率在99%以上,但因其可使少数患者发生不可逆性精子生成障碍,从而限制了棉酚作为常规避孕药的使用。

(四)外用避孕药

孟苯醇醚和辛苯醇醚具有较强杀精作用,阴道给药后,药物可自行溶解并分散在子宫颈表面和阴道壁,通过杀精而避孕。

> **· · · · 考点提示 ♀ · · · ·**
>
> 1. 常用子宫兴奋药的作用、应用和禁忌证。
> 2. 常用口服避孕药的作用特点。

任务实施

一、用药前

1. 进行护理评估

(1) 健康评估：产妇的基本情况，如血压、脉搏、体温、体重、宫缩频率、间隔时间和胎儿心音，了解妊娠次数和周数。

(2) 用药情况评估：既往是否使用过子宫兴奋药与抑制药、避孕药等，所用药物的名称、用法、用量、疗效和停药时间等，是否有药物过敏。

(3) 用药禁忌评估：产道异常、胎位不正、头盆不称、前置胎盘以及 3 次以上妊娠的经产妇或有剖宫产史者禁用缩宫素；催产、引产、血管硬化及冠心病患者禁用麦角新碱。

2. 调配药品

(1) 检查药品性状：检查药物的外观及性状，药品的生产日期和有效期。

(2) 明确药物剂型：常用的剂型有片剂、注射剂等，如马来酸麦角新碱片、缩宫素注射液。

(3) 核对给药剂量：静脉滴注给药时，溶液要稀释，缩宫素 1 次 2.5~5 U，加入 5% 葡萄糖注射液 500 mL 中，用于催产和引产；缩宫素肌内注射每次 5~10 U 用于子宫出血。

二、用药中

1. 实施用药护理

(1) 严格控制滴速：从小剂量、低浓度开始，先用 5% 葡萄糖注射液静脉滴注，调整滴速为 8~10 滴 / 分，再将 2.5 U 缩宫素加入输液瓶中，摇匀后继续滴入。根据宫缩强弱和胎心音等进行调整，通常不超过 30 滴 / 分。

(2) 注意给药方式：多采用口服给药和注射给药。避孕药宜在进餐时、睡前服用，可减轻恶心、呕吐等类早孕反应。

(3) 关注情绪变化：及时给予孕妇安慰和鼓励，取得其积极配合。

2. 观察不良反应

(1) 胎儿窒息或子宫破裂：与用药剂量过大或滴注速度过快导致的子宫强直性收缩有关。

(2) 子宫损伤：与药物引起的子宫收缩过强有关。

(3) 类早孕反应：与使用避孕药有关。

(4) 消化道反应：与用药后兴奋胃肠道有关。

3. 采取护理措施

（1）若出现宫缩频率过快或胎心音异常，应立即停药。

（2）若出现恶心、呕吐、腹泻，可给予维生素 B_6、维生素 C、山莨菪碱等。

三、用药后

1. 观察药物疗效

（1）是否达到催产、引产、产后止血、避孕等目的。

（2）各项检查指标是否恢复正常。

2. 开展健康教育

（1）做好用药心理护理：主动与患者沟通，耐心向患者及家属进行产科相关知识的教育，缓解患者紧张情绪，减轻其心理压力。

（2）做好用药护理措施：指导患者合理使用本类药物，避免药物不良反应的发生；及时向患者说明和解释用药后可能出现的不适反应，如恶心、呕吐、腹痛等；嘱咐患者服用避孕药期间禁止吸烟。

（3）做好生活护理：指导患者采取正确的避孕措施。

任务小结

子宫兴奋药常用的有缩宫素、麦角生物碱和前列腺素等。子宫抑制药常用的有 β_2 肾上腺素受体激动药、硫酸镁、钙通道阻滞剂、前列腺素合成酶抑制药等。避孕药多为雌激素和孕激素的复合制剂。

 练一练

网上更多……

📠 知识拓展　　　📝 自测题　　　🖥 教学PPT

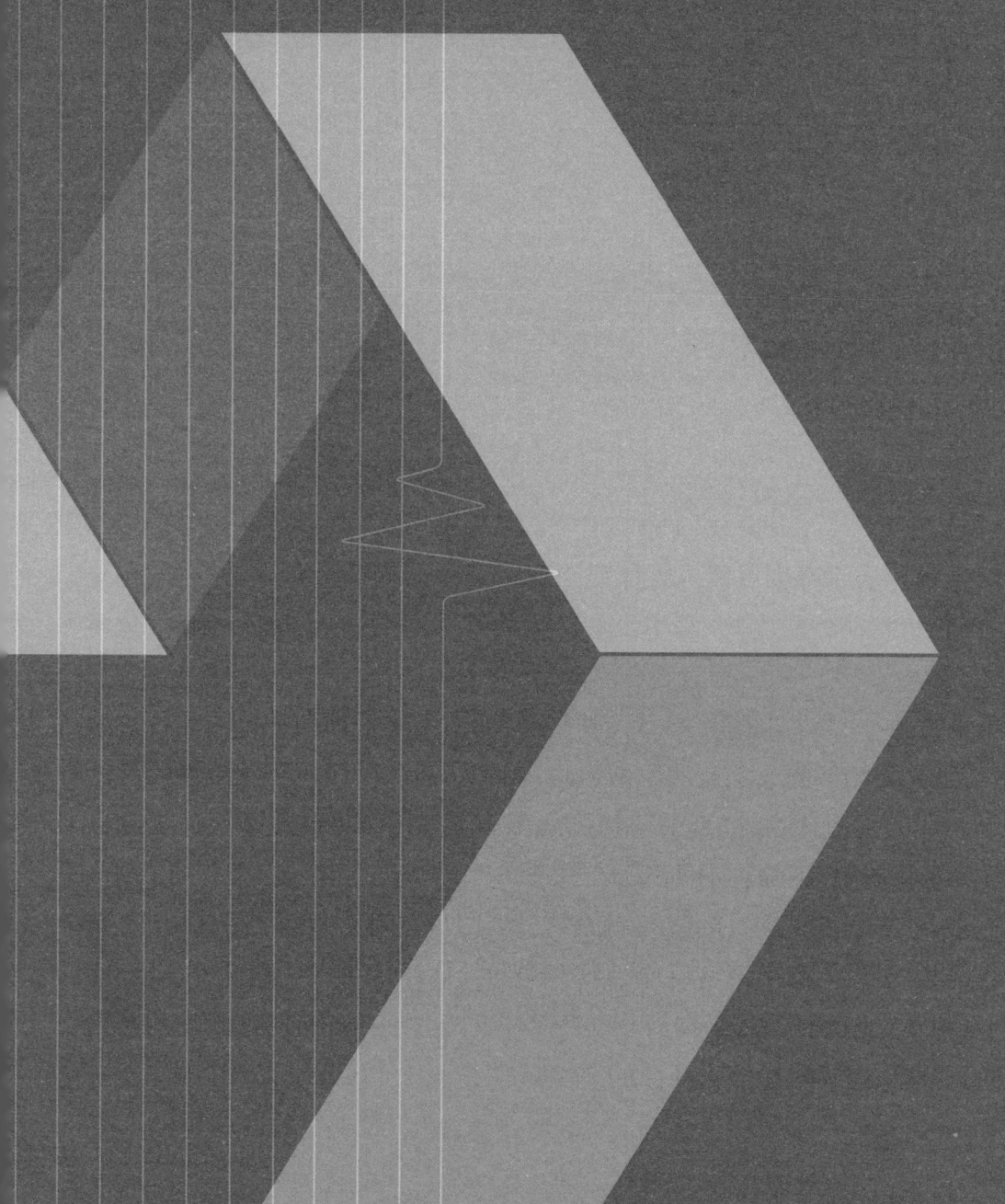

模块六

化学治疗药物用药护理

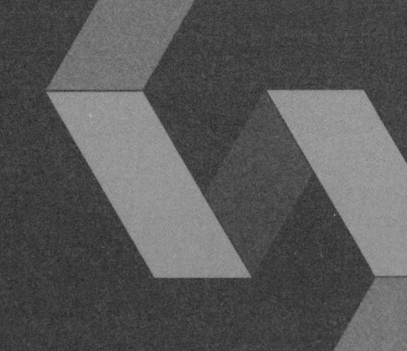

项目一
抗菌药用药护理

学习目标

1. 能掌握化学治疗、抗微生物药的基本概念，常用 β- 内酰胺类、大环内酯类、林可霉素类、氨基糖苷类、四环素类抗生素以及喹诺酮类、磺胺类抗菌药的作用、用途、不良反应和用药护理要点。

2. 能对青霉素、头孢菌素的过敏反应进行综合分析、判断并采取相应的护理措施。

3. 具有关爱感染患者的同理心，对患者及家属进行用药护理宣教，提高抗菌药物的用药依从性，降低用药风险。

任务一　抗微生物药概述

相关药物知识

感染是指由病原微生物和病原寄生虫侵入人体后引起的一系列疾病。化学治疗（简称化疗）是应用人工来源的药物治疗病原微生物、寄生虫和肿瘤细胞引起疾病的方法。因此，化学治疗是治疗感染的主要手段。

化疗药物包括抗微生物药、抗寄生虫药和抗恶性肿瘤药，习惯上又把前两种药物叫作抗感染药。其中，抗微生物药是一类能抑制或杀灭病原微生物，用于防治病原微生物感染性疾病的药物，包括抗生素、人工合成的抗菌药物、抗真菌药和抗病毒药等。用于抑制或杀灭体表和周围环境微生物的药物称为消毒防腐药（简称消防药）。

在应用化学治疗药物时，需注意药物、机体和病原体三者之间的相互关系（图 6-1-1），药物能抑制或杀灭病原体，同时对机体产生不良反应，用药不当时，病原体可产生耐药性。因此，临床用药时，应充分调动机体的抗病能力，提高药物对病原体的选择性作用，发挥药物的防治作用，避免或减少药物的不良反应和病原体耐药性的产生。

一、基本概念

1. **抗生素** 是指某些微生物在代谢过程中产生的,具有抑制或杀灭其他病原微生物的化学物质。药用的除了从微生物培养液中提取的天然抗生素外,还包括人工合成的抗生素。

2. **抗菌谱** 是指抗菌药物的抗菌作用范围。仅作用于单一菌种或局限于某一菌属的药物称窄谱抗微生物药,如异烟肼主要对结核分枝杆菌有作用。能

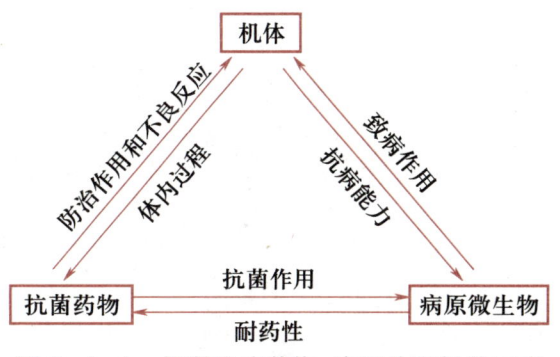

图6-1-1 化学治疗药物、病原体和机体三者之间的关系

对多种不同的病原菌具有抗菌作用的药物称为广谱抗菌药,如第三、四代喹诺酮类药物、四环素类。抗菌谱是临床选择用药的重要依据。

3. **抗菌活性** 指药物抑制或杀灭病原微生物的能力。临床常用最低抑菌浓度(MIC)和最低杀菌浓度(MBC)评价抗菌药物的抗菌活性,相应药物也分为抑菌药和杀菌药。

4. **化疗指数(CI)** 是评价化学治疗药物有效性与安全性的指标,以 LD_{50} 与 ED_{50} 之比值表示。化疗指数越大,临床应用的价值也就越高。一般认为化疗指数大于5才有临床意义。化疗指数高者并不是绝对安全,如青霉素化疗指数很高,但对可能引起过敏性休克的患者来说,并不安全。

5. **抗菌药后效应(PAE)** 是指抗菌药物发挥抗菌作用,药物浓度低于最低抑菌浓度或被消除之后,细菌生长仍受到持续抑制的效应。抗菌后效应长的药物可延长用药间隔时间,疗效不减。

二、抗微生物药的作用机制

抗微生物药通过作用于病原体细胞不同部位,干扰病原体的生化代谢过程,影响其结构和功能而呈现抑制或杀灭作用(图6-1-2)。

1. **抑制病原体细胞壁的生物合成** 细胞壁具有保持细胞形态、维持细胞内渗透压及正常功能的作用。β-内酰胺类、万古霉素类、杆菌肽类能抑制敏感菌细胞壁成分的合成,造成细胞壁缺损,使菌体失去屏障保护,由于菌体内渗透压高,使水分不断渗入,导致菌体膨胀、变形、破裂、溶解而死亡。

2. **影响病原体细胞膜(胞质膜)的通透性** 细胞膜维持渗透屏障、运送物质,能选择性地吸收营养物质及配合细胞质合成细胞壁、菌体蛋白和酶等。如果细胞膜受损伤,则通透性增加,细胞内物质漏出细胞外。多黏菌素类、多烯类抗生素能与微生物细胞膜结合,使细胞膜通

透性增加,导致菌体蛋白质、核苷酸、氨基酸等重要成分外漏,发挥抗菌作用。

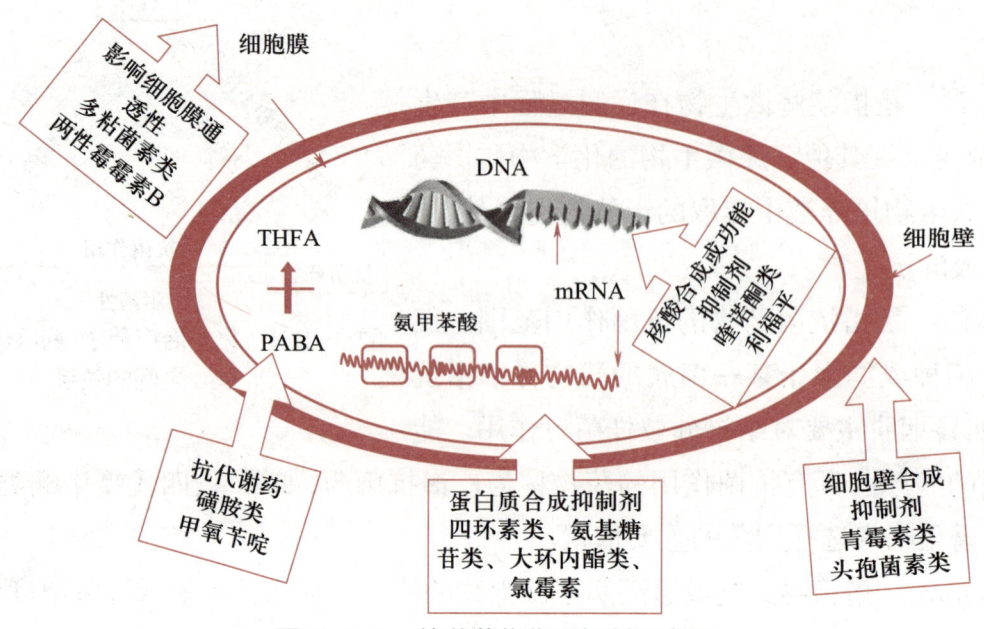

图 6-1-2　抗菌药物作用机制示意图

3. 影响病原体蛋白质合成　大环内酯类、四环素类、氨基糖苷类、氯霉素等抗生素能抑制病原体蛋白质合成的不同环节,从而影响病原体蛋白质的合成,达到抑制甚至杀灭的效果。

4. 影响病原体核酸的合成　利福霉素类抗生素能特异性地与依赖 DNA 的 RNA 多聚酶结合形成稳定的复合物,抑制 RNA 的形成;喹诺酮类特异性地抑制细菌 DNA 回旋酶,因而影响 DNA 合成,导致细菌死亡。

5. 影响叶酸代谢　磺胺类与甲氧苄啶抑制细菌叶酸代谢的不同酶系,妨碍叶酸的代谢,导致细菌体内四氢叶酸缺乏,影响菌体核酸、蛋白质的合成,从而抑制细菌的生长繁殖。

三、病原体的耐药性

病原体的耐药性也称抗药性,是病原体对化疗药物敏感性降低,药物作用减弱或消失的现象。病原体对某种化学治疗药物产生耐药性后,对其他同类或不同类药物也同样耐药时,称为交叉耐药性或部分交叉耐药性。

病原体产生耐药性的机制如下。

1. 产生灭活酶　包括水解酶和合成酶两种。水解酶如 β- 内酰胺酶能使青霉素和头孢菌素类的 β- 内酰胺环水解裂开而灭活。合成酶如胆碱乙酰化酶、磷酰化酶等可催化乙酰基、磷酸基等基团结合到抗生素上,而使抗生素失去抗菌活性。

2. 改变药物作用的原始靶位结构　病原体通过改变药物作用的原始靶位结构,降低与抗菌药的亲和力,使抗菌药不能与其结合。如链霉素的抗药菌株因细菌核蛋白体 30S 亚基上 P_{10} 蛋白质发生了构型变化,致使链霉素不能与之结合而产生抗药性。

3. 病原体细胞壁、细胞膜通透性发生改变 病原体可通过多种方式阻止抗菌药透过细胞膜进入其体内。革兰阴性杆菌的细胞外膜对青霉素 G 具有屏障作用,形成天然耐药性;铜绿假单胞菌细胞壁小孔或外膜非特异性通道功能发生改变,造成对某些广谱青霉素、头孢菌素包括第三代头孢菌素类抗生素耐药。

4. 病原体改变代谢途径 病原体通过改变自身代谢途径而改变对营养物质的需要。如对磺胺类药耐药的细菌,不再利用对氨苯甲酸及二氢蝶啶合成自身需要的叶酸,而是直接利用叶酸产生耐药。

5. 病原体对药物的泵出作用增强 药物主动排出系统活性增强,使药物从病原体内排出速度大于进入速度,在病原体内达不到有效浓度而耐药。

四、抗微生物药物合理应用原则

1. 重视病原学检查,尽早明确诊断 要合理选用抗微生物药,首先必须确定病原,然后进行微生物药物敏感度试验,必要时还需测定联合药敏试验,供临床选药参考。对不明原因的发热或病毒性感染,不要滥用抗微生物药。

2. 熟悉所用药物的特性 要熟悉所选药物的作用、药动学特征、适应证、不良反应及药物价格,最大限度地确保患者对所用药物的依从性。

3. 根据患者机体状态和肝肾功能选药 在应用药物的过程中,应注意患者的年龄、性别、生理、病理、免疫及肝肾功能状态。新生儿由于肝酶系发育不全,血浆蛋白结合率和肾小球滤过率较低,不宜用氯霉素、磺胺类和氨基糖苷类抗生素。老年患者应根据肾功能调整药物剂量。孕妇或哺乳期妇女应慎用能透过胎盘屏障或经乳汁分泌的药物。肝功能不良时,应避免用主要经肝代谢和对其有损害的药物,如四环素、氯霉素、两性霉素 B,必须选用时酌情减量。肾功能不良时,应慎用氨基糖苷类、两性霉素 B 等,必须应用时应根据肾功能损害情况,调整给药间隔时间,减少药物用量,以免引起药物蓄积性中毒。

4. 避免局部用药 皮肤、黏膜局部用药易致过敏反应,更易致耐药性产生。除供局部应用的磺胺米隆、杆菌肽等药物外,其他药物的局部用药应当避免。

5. 严格控制预防用药 临床上应用药物进行预防感染比较常见,但不合理地预防用药,不但造成浪费,还易致耐药性的产生,因此应严格控制。

6. 联合用药 要严格掌握适应证,必须联合使用时,要有明确的指征。适当的联合用药对治疗有利,但不合理的联合用药,不但达不到用药目的,还可促进抗药性产生,增加毒性和过敏反应,并可造成经济浪费。

7. 制定适宜的用药方案　按药动学参数制定用药方案,使给药途径、剂量、疗程与病情相适应。剂量过小达不到有效浓度,不但影响疗效还易产生耐药性;剂量过大,会导致发生不良反应的概率增加。疗程必须足够,过短达不到巩固疗效的目的。控制急性感染,一般持续用药到体温正常症状消退后 72~96 小时,在 48~72 小时内疗效不显著者应考虑改用其他药物或调整方案。

 拓展阅读——多重耐药细菌

　　泛指临床上出现的多种耐药菌,如抗甲氧西林金黄色葡萄球菌(MRSA)、万古霉素耐药肠球菌(VRE)、耐多药结核病(MDR-TB)等。耐药菌对绝大多数抗生素(替加环素、多黏菌素除外)产生耐药性,而基因突变和滥用抗生素则是产生此类细菌耐药的内外因素。日常生活中应合理选用抗生素,避免过度医疗、滥用抗生素,以减轻耐药性。

．．．．考点提示 ♀．．．．

1. 化学治疗药、抗微生物药、抗菌谱、化疗指数等的概念。
2. 化学治疗药的作用机制和病原体产生耐药性的机制。

任务小结

　　化学治疗是治疗感染的主要手段,化疗药物包括抗微生物药、抗寄生虫药和抗恶性肿瘤药,在应用化学治疗药物时,需注意药物、机体和病原体三者之间的相互关系。

 练一练

任务二　β- 内酰胺类抗生素用药护理

情境导入

　　患者,男,23 岁,因高热、咳嗽、咽喉肿痛,入院。医生诊断为链球菌感染性扁桃体炎,给予青霉素 G 等药物治疗。护士遵医嘱皮试为阴性,注射青霉素 G,10 分钟后患者面色苍白,皮肤瘙痒,胸闷,呼吸困难,大汗如洗,测血压 60/35 mmHg,诊断为青霉素过敏性休克。立即皮下注射 0.1% 盐酸肾上腺素注射液 0.5 mL,配合地塞米松注射液 10 mg +10% GS 500 mL,静脉滴注处理。

　　请思考:

1. 使用青霉素 G 治疗的依据是什么?
2. 针对患者用青霉素 G 后出现的情况,护士应如何进行抢救及用药护理?

相关药物知识

β-内酰胺类抗生素是指化学结构中含有β-内酰胺环的一类抗生素,主要作用于细菌菌体内的青霉素结合蛋白(penicillin-binding proteins,PBPs),包括青霉素类、头孢菌素类、其他β-内酰胺类等,抗菌活性强、抗菌范围广、毒性低,疗效好、适应证广以及品种多。

一、青霉素类

本类药物按其来源不同,可分为天然青霉素和半合成青霉素两类。其基本构是由6-氨基青霉烷酸(6-APA)及侧链组成,其中的β-内酰胺环对抗菌活性起重要作用,不同的侧链将影响其抗菌谱、耐酸和耐酶等药理特性。

(一)天然青霉素

青 霉 素 G

青霉素G(苄青霉素)的侧链为苄基,其化学性质相对较稳定,抗菌作用强,产量高,毒性低,价格低廉。青霉素干燥粉末在室温中保存数年仍有抗菌活性,但溶于水后极不稳定,易被酸、碱、醇、氧化剂、金属离子分解破坏。不耐热,在室温20℃下其大部分降解为青霉烯酸和青霉噻唑酸,易引起过敏反应,故必须临用现配,即时用完。青霉素G口服易被破坏,采用肌内注射,吸收迅速完全,约30 min血药浓度达峰值,血浆蛋白结合率约65%。体内分布较广,但不易透过血脑屏障、骨关节屏障,脑膜炎时使用大剂量青霉素可使脑脊液中达有效浓度。在体内不代谢,几乎完全以原形经肾排泄,约90%由肾小管主动分泌,$t_{1/2}$为0.5~1小时,但有效作用时间可维持4~6小时。

【药理作用】青霉素为窄谱抗生素,对多数革兰阳性(G^+)菌如甲型溶血性链球菌、肺炎链球菌、敏感的金黄色葡萄球菌、白喉棒状杆菌、炭疽杆菌、产气荚膜梭菌、破伤风梭菌、难辨梭菌、嗜乳酸杆菌、丙酸杆菌等,革兰阴性(G^-)菌如脑膜炎球菌、淋病奈瑟球菌、百日咳鲍特菌;螺旋体(如梅毒、回归热、钩端螺旋体)及放线菌等均有强大的抗菌作用。

对青霉素敏感的细菌一般不易产生耐药性,但抗药金黄色葡萄球菌易产生青霉素酶,使青霉素的β-内酰胺环裂解,失去抗菌活性。

【临床应用】

1. G^+球菌感染 如化脓性链球菌感染引起的咽炎、扁桃体炎、中耳炎、蜂窝织炎、心内膜炎、产褥热、猩红热等首选青霉素。也常用于肺炎链球菌引起的大叶性肺炎、脑膜炎、支气管炎及葡萄球菌的敏感菌株引起的疖、痈、骨髓炎、呼吸道感染和败血症等。

2. G^+杆菌感染 如白喉、破伤风、气性坏疽等,因青霉素G对这些细菌产生的外毒素无作用,所以必须及时使用相应的抗毒素。

3. G⁻ 球菌感染　如淋病奈瑟球菌引起的淋病,脑膜炎球菌引起的脑膜炎。

4. 螺旋体、放线杆菌　如钩端螺旋体病、梅毒和回归热。

此外,临床上选用长效青霉素制剂用于预防感染。如慢性风湿性心脏病患者注射苄星青霉素。

【不良反应】

1. 过敏反应　为青霉素最常见的不良反应,发生率可达 3%~10%。轻者表现为荨麻疹、皮炎、药物热、血管神经性水肿等,严重者可致过敏性休克,表现为呼吸困难、胸闷、面色苍白、发绀、出冷汗、脉搏细弱、血压下降、昏迷、惊厥等。如不及时抢救,可出现呼吸和循环衰竭而危及生命。

2. 赫氏反应　应用本药治疗梅毒、钩端螺旋体病和炭疽病时,可有症状加剧的现象,表现为全身不适、寒战、发热、咽痛、肌痛、心跳加快等,并可危及生命。

3. 其他　肌内注射青霉素 G 可产生局部疼痛、红肿或硬结。剂量过大或静脉给药过快时可对大脑皮层产生直接刺激作用。鞘内注射可引起脑膜刺激症状。

(二)半合成青霉素

天然青霉素抗菌谱窄、不耐酸、不耐酶、易发生过敏反应。人们合成了具有耐酸、耐酶、抗菌谱广、抗铜绿假单胞菌、抗革兰阴性菌等特点的半合成青霉素,其抗菌机制与青霉素 G 相似。半合成青霉素的分类和作用特点见表 6-1-1。

表 6-1-1　半合成青霉素的分类和作用特点

种类	代表药	作用特点
耐酸青霉素	青霉素 V 非奈西林	① 窄谱,可口服给药,吸收好; ② 抗菌作用与青霉素相同,但较弱; ③ 对产酶的金黄色葡萄球菌无效; ④ 用于轻度感染或预防感染
耐酸耐酶青霉素	甲氧西林 苯唑西林 氯唑西林 氟氯西林	① 耐酸耐酶,可口服给药; ② 抗菌作用不及青霉素 G,但对产酶金黄色葡萄球菌有效; ③ 主要用于耐药金黄色葡萄球菌引起的感染
广谱青霉素	氨苄西林 阿莫西林 匹氨西林	① 耐酸,可口服给药; ② 不耐酶,抗菌谱广,对革兰阳性和阴性菌均有杀灭作用; ③ 对铜绿假单胞菌无效,用于各种敏感菌引起的全身感染; ④ 氨苄西林用于脑膜炎球菌、肺炎链球菌及流感嗜血杆菌引起的脑膜炎治疗

种类	代表药	作用特点
抗铜绿假单胞菌青霉素	羧苄西林 磺苄西林 哌拉西林 替卡西林	① 不耐酸,仅供注射给药; ② 抗菌谱广,对革兰阴性菌和铜绿假单胞菌的作用强大; ③ 不耐酶,对产酶金黄色葡萄球菌无效; ④ 哌拉西林抗铜绿假单胞菌强度为羧苄西林的 4~46 倍
抗革兰阴性杆菌青霉素	美西林 替莫西林 匹美西林	① 对革兰阴性菌作用强,对铜绿假单胞菌无效; ② 主要用于革兰阴性菌所致的泌尿道、胆道、呼吸道和软组织感染

二、头孢菌素类

头孢菌素类是由母核 7- 氨基头孢菌酸(7-ACA)连接不同侧链而制成的一系列半合成抗生素,与青霉素类结构相似,有相似的理化性质、抗菌活性、作用机制和临床应用。其特点是: ① 抗菌谱广,对革兰阳性和革兰阴性菌均有效; ② 杀菌力强; ③ 对 β- 内酰胺酶较青霉素稳定; ④ 某些产品可以口服,分布广,且半衰期较长; ⑤ 过敏反应发生率低,与青霉素有部分交叉过敏反应,是广谱、高效、低毒且广泛应用的抗生素。根据头孢菌素类抗菌作用特点、临床应用、对肾的毒性及研制时间的先后顺序,可分为五代,见表 6-1-2。

表 6-1-2　头孢菌素类作用特点及临床应用比较表

分类	名称	特点及应用
第一代	头孢噻吩(先锋霉素 I) 头孢氨苄(先锋霉素 IV) 头孢唑林(先锋霉素 V) 头孢拉定(先锋霉素 VI) 头孢羟氨苄	① 对革兰阳性菌,包括耐青霉素的金葡菌作用较二、三代强,对革兰阴性菌多不敏感; ② 对 β- 内酰胺酶较稳定,但不及第二、三代; ③ 肾毒性是五代中最大的; ④ 主要用于耐药金葡菌感染及敏感菌引起的呼吸道、泌尿道、皮肤及软组织感染等; ⑤ 头孢唑啉常作为外科手术预防用药
第二代	头孢孟多(头孢羟唑) 头孢呋辛(头孢呋肟) 头孢克洛(头孢氯氨苄)	① 对革兰阳性菌较第一代略差,对革兰阴性菌作用明显增强,部分对厌氧菌高效; ② 对多种 β- 内酰胺酶比较稳定; ③ 肾毒性较第一代小; ④ 主要用于敏感菌所致的呼吸道、胆道、泌尿道感染和其他组织器官感染等; ⑤ 头孢呋辛也常用于外科手术预防用药

分类	名称	特点及应用
第三代	头孢噻肟 头孢唑肟 头孢曲松 头孢他啶 头孢哌酮 头孢甲肟 头孢磺啶	① 对厌氧菌及革兰阴性菌作用较强(包括铜绿假单胞菌),对革兰阳性菌作用不及第一、二代; ② 对 β- 内酰胺酶更稳定; ③ 对肾基本无毒性; ④ 主要用于敏感菌引起的严重感染如败血症、泌尿道感染、肺炎、脑膜炎、骨髓炎及铜绿假单胞菌感染等
第四代	头孢匹罗 头孢吡肟 头孢噻利	① 广谱、高效,对某些革兰阴性和革兰阳性菌均有强大的抗菌作用; ② 对 β- 内酰胺酶稳定性最高; ③ 对肾无毒性; ④ 主要用于对第三代头孢菌素耐药的难治性感染
第五代	头孢洛林 头孢吡普 头孢托罗	① 对 G^+ 菌的作用强于前四代,尤其对耐甲氧西林金黄色葡萄球菌,同时对 G^- 菌的作用与第四代头孢菌素相似; ② 对大部分 β- 内酰胺酶高度稳定,但可被大多数金属 β- 内酰胺酶和超广谱 β- 内酰胺酶水解

【不良反应】

1. 过敏反应　多为皮疹、荨麻疹等,过敏性休克罕见,但与青霉素类有交叉过敏现象,青霉素过敏者有 5%~10% 对头孢菌素类发生过敏。

2. 肾毒性　第一代头孢菌素部分品种大剂量使用时可损害近曲小管细胞而出现肾毒性,第二代较之减轻,第三代对肾基本无毒,第四代则几无肾毒性。

3. 双硫仑(戒酒硫)样反应　患者表现为面部潮红、发热、头痛、恶心、呕吐、口中有大蒜样气味等,甚至休克,严重者可致呼吸抑制、心肌梗死、急性心力衰竭、惊厥及死亡,一般在用药与饮酒后 15~30 分钟发生。故应用本类药物治疗期间或停药后 7 天内,均应避免饮酒或进食含乙醇制品。

4. 其他　口服给药可发生胃肠道反应,静脉给药可发生静脉炎。第三、四代头孢菌素偶见二重感染,头孢孟多、头孢哌酮可引起低凝血酶原血症或血小板减少而导致严重出血。

三、其他 β- 内酰胺类

(一)碳青霉烯类

碳青霉烯类是迄今为止开发的抗菌药中抗菌谱最广、作用最强、毒性最低、对 β- 内酰胺酶高度稳定,且本身又能抑制 β- 内酰胺酶活性的抗生素。

亚 胺 培 南

【药理作用】亚胺培南对青霉素结合蛋白亲和力强,具有抗菌谱广、抗菌作用强、耐酶且稳定等特点。本品不能口服,在体内易被脱氢肽酶水解失活。临床所用的制剂是与脱氢肽酶抑制药西司他丁等量配比的复方注射剂,仅供注射用。可渗透到人体组织,包括玻璃体液、房水、肺、腹膜液、脑脊液、骨、间质液、皮肤和筋膜。

【临床应用】临床主要用于 G⁺ 和 G⁻ 需氧菌和厌氧菌所致的各种严重感染,且为其他常用药物疗效不佳者,如尿路、皮肤软组织、呼吸道、腹腔、妇科感染,以及败血症、骨髓炎等。

【不良反应】常见不良反应为恶心、呕吐、腹泻、药疹、静脉炎和一过性肝氨基转氨酶升高。药量较大时可致惊厥、意识障碍等严重中枢神经系统反应以及肾损害等。肌内注射粉针剂因含利多卡因而不能用于严重休克和传导阻滞患者。

(二)头霉素类

头孢西丁为该类药的代表药物,抗菌谱广,对 G⁺ 菌和 G⁻ 菌均有较强的杀菌作用,与第二代头孢菌素相同,对厌氧菌有高效;由于对 β- 内酰胺酶高度稳定,故对耐青霉素金黄色球菌以及对头孢菌素的耐药菌有较强活性。该药在组织中分布广泛,在脑脊液中含量高,以原形自肾排泄。本类中还有头孢美唑、头孢替坦、头孢米诺等。用于治疗由需氧和厌氧菌引起的盆腔、腹腔及妇科的混合感染。常见的不良反应有皮疹、静脉炎、蛋白尿、嗜酸性粒细胞增多等。

(三)氧头孢烯类

此类药物的代表药为拉氧头孢,具有与第三代头孢菌素相似的抗菌谱广和抗菌作用强的特点。对 β- 内酰胺酶极稳定,在脑脊液、痰液中浓度高。临床主要用于治疗尿路、呼吸道、妇科、胆道感染及脑膜炎、败血症。不良反应以皮疹最为多见,偶见凝血酶原减少或血小板功能障碍而致出血。本类药中还有氟氯头孢。

(四)单环 β – 内酰胺类

单环 β- 内酰胺类抗生素是由土壤中多种寄生细菌产生,化学结构经修饰后得到第一个应用于临床的药物——氨曲南,对 G⁻ 菌有强大的抗菌作用,对 G⁺ 菌、厌氧菌作用弱,并具耐酶、低毒等特点。该药分布广,肾、肺、胆囊、骨骼肌、脑脊液、皮肤等组织中浓度较高,前列腺、痰、支气管分泌物中均含有一定的药量。临床用于大肠埃希菌、沙门菌属、克雷伯菌和铜绿假单胞菌等所致的下呼吸道、尿路、软组织感染及脑膜炎、败血症的治疗。不良反应少而轻,主要为皮疹、血清转氨酶升高、胃肠道不适等。

(五)β – 内酰胺酶抑制剂及其复方制剂

β- 内酰胺酶抑制剂主要是抑制某些细菌产生的 β- 内酰胺酶而间接发挥作用,可与 β- 内酰胺酶不可逆结合形成稳定复合物,抑制酶的活性,从而保护 β- 内酰胺类抗生素产生作用,目前临床常用的有克拉维酸、舒巴坦、他唑巴坦三种。

克 拉 维 酸

克拉维酸(棒酸)为广谱 β– 内酰胺酶抑制剂,抗菌谱广,抗菌活性低,口服吸收好,且不受食物、牛奶和氢氧化铝等影响,与多种 β– 内酰胺类抗生素合用以增强抗菌作用。制剂有口服克拉维酸 / 阿莫西林,与替卡西林合用的注射剂有替门汀,临床主要用于耐药金黄色葡萄球菌引起的感染。

舒 巴 坦

舒巴坦(青霉烷砜)为半合成的 β– 内酰胺酶抑制剂,化学稳定性优于克拉维酸。制剂有舒巴坦 / 氨苄西林、舒巴坦 / 头孢哌酮和舒巴坦 / 头孢噻肟,用于治疗耐药金黄色葡萄球菌引起的混合性腹腔和盆腔感染。

他 唑 巴 坦

他唑巴坦(三唑巴坦)为舒巴坦衍生物,抑酶作用强于克拉维酸和舒巴坦,制剂有他唑巴坦 / 哌拉西林(他唑星)。

 拓展阅读——合理使用抗菌药物,延缓细菌耐药发生

抗菌药物的应用涉及临床各科,合理应用抗菌药物是提高疗效、降低不良反应发生率以及减少或延缓细菌耐药发生的关键。抗菌药物临床应用是否合理,基于以下两方面:有无抗菌药物应用指征;选用的品种及给药方案是否合理。我国政府十分重视抗菌药物合理使用,先后制定颁布了《抗菌药物临床应用指导原则》和《抗菌药物临床应用管理办法》等宏观管理法规,自 2011 年起全国开展了医疗机构抗菌药物临床应用专项整治活动,为推动我国临床抗菌药物合理使用发挥了积极作用。

· · · · 考点提示 ♀ · · · ·

1. β– 内酰胺类抗生素的分类和药理作用。

2. 青霉素的配置、保存与正确使用。

3. 头孢菌素的主要代表药物及临床应用。

任务实施

一、用药前

1. 进行护理评估

(1)健康评估:患者感染的性质与程度,全身状况、肝肾功能、血清电解质及凝血时间;是否处于孕期或婴幼儿期;是否合并有肾功能不全等。

（2）用药情况评估：是否用过同类药物，药物的种类、剂量、疗效等。明确合理的给药方法，如口服、皮下注射、肌内注射、静脉给药、鞘内注射给药等。

（3）用药禁忌评估：对青霉素过敏者禁用，钾盐不宜静脉注射，有精神病、癫痫患者禁用，肾功能不全者可致蓄积，应予注意。

2. 调配药物

（1）检查药品性状：检查药品的生产日期和有效期，药物的外观及性状。

（2）明确给药方式：本类药物主要有片剂和注射剂等剂型。青霉素须临用前配制，输液配制时宜用 0.9% 氯化钠注射液配制，以减少效价损失；氨苄西林应先以注射用水溶解，再加入 0.9% 氯化钠注射液中供静脉滴注使用。

（3）核对给药剂量：青霉素钠盐或钾盐注射剂，规格为 40 万 U、80 万 U、100 万 U，临用前配成溶液，可肌内注射，严重感染时静脉滴注，具体剂量因病情而定。

（4）避免配伍禁忌：青霉素遇酸、碱、醇、重金属离子及氧化剂易被破坏，应避免配伍使用。静脉注射给药时，不宜与酸性药物配伍。第一代头孢菌素应注意避免与氨基糖苷类和强效利尿剂合用，以免增加肾毒性。

二、用药中

防治青霉素的过敏反应，特别是过敏性休克是首要护理问题，整个用药护理针对此项开展。

1. 实施用药护理

（1）青霉素类每次用药前必须询问药物过敏史，用前需做皮试，凡初次用药、停药 3 天以上或更换批号时均应做皮试；既往有明确的青霉素或头孢菌素 Ⅰ 型（速发型）过敏史患者，在使用头孢菌素类时，选用与过敏药物侧链不同的头孢菌素进行皮试，其皮试结果具有一定的参考价值。避免在饥饿时用药。尽量避免局部应用青霉素类药物，防止引起过敏反应及耐药菌株。

（2）青霉素 G 盐有较强刺激性，宜深部肌内注射。

（3）口服制剂应在饭前 1 小时或饭后 2 小时给药，如有胃肠刺激症状，可与少量食物或牛奶同服；对不能忍受反应者可改为注射给药。

（4）严禁不同药物混用注射器。

2. 观察不良反应

（1）应观察注射部位是否有红肿状况及发生周围神经炎。

（2）密切观察用药期间患者有无过敏反应发生。

（3）使用第一代头孢菌素类药物要注意监测尿蛋白，观察尿量。

3. 实施护理措施

（1）长期应用或大剂量静注含钠、钾的 β- 内酰胺类药物的患者，必须监测血清电解质，尤其对合并心血管疾病的感染患者，防止出现水钠潴留，血钾异常。

（2）为避免肌内注射的疼痛和静脉注射引起静脉炎，宜每次更换注射部位。

（3）过敏反应急救处理：给药开始即要密切观察患者有无过敏反应发生，通常肌内注射后应观察 30 min。一旦发生休克症状，立即肌内注射或皮下注射 0.1% 肾上腺素溶液 0.5~1 mL，必要时可稀释后静脉注射，并加用糖皮质激素和 H_1 受体阻断药等，配合给氧、人工呼吸等措施进行抢救。

三、用药后

1. 观察药物疗效　确定感染是否得到控制、血常规是否恢复正常，临床症状是否减轻、消除。有无不良反应及耐药现象发生。

2. 开展健康教育　嘱患者坚持按时按量服药，以保证有效的血药浓度和足够的疗程，不可因自觉症状好转而中断疗程。服用头孢类药物期间或停药后的 7 天内不宜饮酒或含乙醇的饮料，以防引起颜面潮红、头痛、心动过速等反应。

任务小结

β- 内酰胺类抗生素因其抗菌活性强、抗菌范围广、毒性低、疗效高、适应证广、品种多而被临床广泛使用。无论何种给药途径，使用 β- 内酰胺类抗生素前一定要详细询问患者有无过敏史、过敏性疾病史及家族史，特别是青霉素类须先做过敏试验。

练一练

任务三　大环内酯类、林克霉素类及多肽类抗生素用药护理

情境导入

患者，女，17 岁，一月前感冒，出现发热、咽痒、咽痛、咳嗽等症状。体温最高 38 ℃，服用感冒药后症状改善，咳嗽未见好转，以干咳为主，偶有少量白色黏液痰。血清肺炎支原体抗体滴定 ≥1∶160，胸部 CT 检查示右下肺小片斑片状阴影。用药方案为：阿奇霉素注射剂 0.5 g×3，每次 0.5 g，每日 1 次，静脉点滴；3 天后改为：阿奇霉素片 0.25×10，每次 0.25 g，每日 2 次，共

5 天。

请思考:

1. 医生治疗方案是否合理? 具体的评价依据是什么?
2. 针对此患者, 护士应如何完成用药护理程序?

相关药物知识

一、大环内酯类

大环内酯类是一类含有 14、15 和 16 元大环内酯环的具有抗菌作用的抗生素。其疗效肯定, 无严重不良反应。抗菌谱较窄, 常用作需氧 G⁺、G⁻ 球菌和厌氧菌等感染的首选药, 以及对 β- 内酰胺类抗生素过敏患者的替代品。天然品主要有红霉素、麦迪霉素、麦白霉素和螺旋霉素等, 半合成品主要有乙酰麦迪霉素、乙酰螺旋霉素、罗红霉素、克拉霉素和阿奇霉素等。第三代大环内酯类代表药物有泰利霉素和喹红霉素。

1. 理化性质　本类药物均是难溶于水的碱性药物。对胃酸极不稳定, pH<4 时几乎无抗菌活性, 在碱性环境中作用增强。

2. 抗菌活性　大环内酯类抗生素主要与核蛋白 50s 亚基结合, 抑制细菌蛋白质的合成。其抗菌谱较窄, 第一代药物主要对大多数 G⁺ 菌、厌氧球菌和包括奈瑟菌、嗜血杆菌及白喉棒状杆菌在内的部分 G⁻ 菌有强大抗菌活性, 对嗜肺军团菌、弯曲菌、支原体、衣原体、弓形虫、非典型分枝杆菌等也具有良好作用。对产生 β- 内酰胺酶的葡萄球菌和耐甲氧西林金黄色葡萄球菌(MRSA)有一定抗菌活性。第二代药物扩大了抗菌范围, 增加和提高了对 G⁻ 菌的抗菌活性。大环内酯类通常为抑菌作用, 高浓度时有杀菌作用。

3. 耐药机制　细菌对大环内酯类抗生素产生耐药的方式主要是产生灭活酶、靶位结构改变、摄入减少及外排增多。细菌耐药性正在由单一耐药向多药耐药发展, 如细菌可同时对大环内酯类 – 林可霉素类 – 链阳霉素类耐药。

4. 不良反应　本类药物的毒性较低, 主要为胃肠道反应, 可以刺激胃肠平滑肌蠕动, 与给药方式无关, 但口服会增加局部刺激作用。

5. 常用药物　有红霉素、克拉霉素、阿奇霉素等。

红　霉　素

红霉素在中性水溶液中稳定, 在酸性(pH<5)溶液中不稳定, 易分解。主要是抑制细菌蛋白质合成。红霉素的抗菌效力不及青霉素, 临床常用于治疗耐青霉素的金黄色葡萄球菌感染和对青霉素过敏者, 用于厌氧菌引起的口腔感染和肺炎支原体、肺炎衣原体等非典型病原体所

致的呼吸系统、泌尿生殖系统感染。不良反应主要为胃肠道反应,有些患者因不能耐受而停药。少数患者可发生肝损伤,表现为转氨酶升高、肝大、黄疸等,一般于停药后数日可自行恢复,个别患者可有过敏性药疹、药热、耳鸣、暂时性耳聋等。

克 拉 霉 素

克拉霉素为半合成的 14 元大环内酯类抗生素,主要特点是抗菌活性强于红霉素;对酸稳定,口服吸收迅速完全,且不受进食影响;分布广泛且组织中的浓度明显高于血中浓度;不良反应发生率和对细胞色素 P_{450} 影响均较红霉素低。但此药首关消除明显,生物利用度仅有 55%。

阿 奇 霉 素

阿奇霉素是唯一半合成的 15 元大环内酯类抗生素。主要特点是抗菌谱较红霉素广,增加了对 G^- 菌的抗菌作用,对红霉素敏感菌的抗菌活性与红霉素相当,而对 G^- 菌明显强于红霉素,对某些细菌表现为快速杀菌作用。口服吸收快,组织分布广、血浆蛋白结合率低,细胞内游离浓度较同期血药浓度高 10~100 倍。$t_{1/2}$ 长达 35~48 小时,为大环内酯类中最长者,每日仅需给药 1 次。不良反应轻,绝大多数患者均能耐受,轻、中度肝、肾功能不良者可以应用。

二、林可霉素类抗生素

林可霉素类抗生素包括林可霉素和克林霉素。两药具有相同的抗菌谱和抗菌机制,但由于克林霉素的口服吸收、抗菌活性、毒性和临床疗效均优于林可霉素,故临床常用。

克 林 霉 素

【药理作用】不可逆结合到细菌核糖体 50S 亚基上,抑制细菌蛋白质合成。易与 G^+ 菌的核糖体形成复合物,而难与 G^- 杆菌的核糖体结合,故对 G^- 杆菌几乎无作用。抗菌谱与红霉素类似,克林霉素最主要特点是对各类厌氧菌有强大抗菌作用。对需氧 G^+ 菌有显著活性,对部分需氧 G^- 球菌、人型支原体和沙眼衣原体也有抑制作用。

【临床应用】主要用于厌氧菌,包括脆弱类杆菌、产气荚膜梭菌、放线杆菌等引起的口腔、腹腔和妇科感染。治疗需氧 G^+ 球菌引起的呼吸道、骨及软组织、胆道感染及败血症、心内膜炎等,为治疗金黄色葡萄球菌引起的骨髓炎的首选药。

【不良反应】不良反应主要为胃肠道反应,表现为恶心、呕吐、腹泻,口服给药比注射给药多见。长期用药可引起二重感染、假膜性肠炎。有个别患者发生严重不良反应而导致的死亡病例报道,如过敏性休克、呼吸与心搏骤停等。

三、多肽类抗生素

万古霉素类包括万古霉素、去甲万古霉素和替考拉宁。

万古霉素类

【药理作用】对 G⁺ 菌有强大杀菌作用,尤其是 MRSA 和 MRSE。抗菌作用机制是与细胞壁前体肽聚糖结合,阻断细胞壁合成,造成细胞壁缺陷而杀灭细菌,尤其对正在分裂增殖的细菌呈现快速杀菌作用。口服难吸收,绝大部分经粪便排泄,肌内注射可致局部剧痛和组织坏死,只能静脉给药。万古霉素和去甲万古霉素的 $t_{1/2}$ 约为 6 小时,替考拉宁长达 47 小时。

【临床应用】仅用于严重 G⁺ 菌感染,特别是 MRSA、MRSE 和肠球菌属所致感染,如败血症、心内膜炎、骨髓炎、呼吸道感染等。可用于对 β- 内酰胺类过敏的患者。口服给药用于治疗伪膜性结肠炎和消化道感染。

【不良反应】万古霉素和去甲万古霉素毒性较大,替考拉宁较小。持续数天即可引起耳鸣、听力减退,甚至耳聋,少数患者停药后仍有致聋危险。应避免同服有耳毒性和肾毒性的药物。

多黏菌素类

多黏菌素是从多黏杆菌培养液中分离获得的一组多肽类抗生素,含有多黏菌素 A、B、C、D、E、M 几种成分,临床仅用多黏菌素 B(polymyxin B)、多黏菌素 E(polymyxin E)和多黏菌素 M(polymyxin M)。

【药理作用】多黏菌素类主要作用于细菌胞质膜,系窄谱慢效杀菌药,对繁殖期和静止期细菌均有杀菌作用,多黏菌素 B 抗菌活性稍高于多黏菌素 E。此类窄谱抗生素只对某些 G⁻ 杆菌具有强大的抗菌活性,如大肠埃希菌、肠杆菌属、克雷伯菌属及铜绿假单胞菌呈高度敏感,志贺菌属、沙门菌、真杆菌属、流感杆菌、百日咳鲍特菌及除脆弱类杆菌外的其他类杆菌也较敏感。与利福平、磺胺类和 TMP 合用具有协同抗菌作用。

【临床应用】主要用于治疗铜绿假单胞菌引起的败血症、泌尿道和烧伤创面感染。还可用于大肠埃希菌、肺炎杆菌等 G⁻ 杆菌引起的全身感染,如脑膜炎、败血症。与利福平、磺胺类和 TMP 等合用,可以提高治疗多重耐药的 G⁻ 杆菌导致的医院内感染的疗效。

【不良反应】肾毒性常见且突出,多发生于用药后 4 天,表现为蛋白尿、血尿、管型尿、氮质血症,严重时出现急性肾小管坏死、肾衰。及时停药后部分可恢复,部分可持续 1~2 周。神经毒性的程度不同,轻度表现为头晕、面部麻木和周围神经炎,重度者出现意识混乱、昏迷、共济失调。

 拓展阅读——老药新用的意义

为缩短新药的开发周期,降低风险并提高新药研发的成功率,老药新用越来越受到关注。多黏菌素在 20 世纪 50 年代开始用于临床,但由于其肾毒性,80 年代逐步被其他药物替代。近年来,随着耐碳青霉烯类杆菌的出现,使其重回临床一线。多黏菌素生产工艺、产品稳定性、异常毒性物质、元素杂质等有了更好的提升,医生对于多黏菌素肾毒性的了解和认识更加深入,用法用量、预防及处理的手段更为成熟,以上这些都为多黏菌素在临床重新应用奠定了基础。

红霉素、阿奇霉素、林可霉素、万古霉素、多黏菌素的作用特点、临床应用及常见不良反应。

任务实施

一、用药前

1. 进行护理评估

(1) 健康评估:了解患者感染的性质、症状、肝肾功能;有无用药过敏史。

(2) 用药情况评估:是否用过同类抗菌药物,应用的种类、剂量、时间和疗效等。鉴于耐药现象和毒性反应,临床选用必须明确指征、权衡利弊。

(3) 用药禁忌评估:对各药物过敏者、肝肾功能损伤和重症肌无力、妊娠或哺乳期禁用。

2. 调配药物

(1) 检查药品性状:检查药品的生产日期、有效期、外观及性状。

(2) 明确给药方式:可采取口服、静脉给药等。

(3) 核对给药剂量:乳糖酸红霉素粉针剂宜用注射用水溶解成 5% 溶液再用 5% 葡萄糖液稀释,并随即滴注。切忌用 0.9% 氯化钠注射液溶解,以免产生盐析现象。配制的药液在冰箱中保存不得超过 1 周,室温不得超过 24 小时,以防久置失效。林可霉素类静脉滴注时稀释浓度不应超过 6 mg/mL。万古霉素配制后的溶液要尽快使用,如需保存,应保存于室温、冰箱内,在 24 小时内使用。

(4) 避免配伍禁忌:大环内酯类药物不宜与四环素类合用防止加重肝损伤。红霉素治疗泌尿道感染时合用碳酸氢钠可增效,不宜与氯化铵等酸性药配伍。多肽类抗生素应避免与有肾毒性和耳毒性的药物,如氨基糖苷类抗生素联用。万古霉素增强神经肌肉阻断作用,当与神经阻断剂雷库溴铵合用时应调整阻断剂剂量。

二、用药中

1. 实施用药护理

(1) 万古霉素:每次静脉滴注时间应大于 1 小时。肾功能损伤及老年患者应调节用药量及用药间隔,监测血药浓度谨慎给药。

(2) 避免血管外渗漏,如有渗漏,立即停止输液。

2. 观察不良反应

(1) 大环内酯类：注意有无皮肤及巩膜黄染和全身不适、恶心、厌食、腹胀、腹痛乃至黄疸等症状。

(2) 多肽类抗生素：万古霉素应警惕红人综合征的发生，表现为皮肤潮红、红斑、荨麻疹、心动过速和低血压等。

(3) 多黏菌素：应注意是否有烦躁、乏力、嗜睡、共济失调、口感异常及视力模糊等神经毒性症状。与神经肌肉阻滞剂联合使用会延长神经肌肉阻断的时间和造成呼吸肌麻痹。

3. 实施护理措施

(1) 大环内酯类：用药期间（尤其是红霉素酯类），应定期检查肝功能、消化系统功能紊乱的症状以及是否有过敏反应。

(2) 注射林可霉素类：应嘱患者斜卧或半卧休息并查血压，直至血压平稳。

(3) 多肽类抗生素：万古霉素严格控制滴速，1 g 万古霉素静脉滴注时间 >1 小时，观察尿量变化，监测肾功能。

三、用药后

1. 观察药物疗效　确定感染是否得到控制、血常规是否恢复正常，临床症状是否减轻、消除。有无不良反应及耐药现象发生。

2. 开展健康教育　大环内酯类药物如红霉素片（尤其是肠溶片）应整片吞服，服药前和服药时不宜饮用酸性饮料，如橘子汁等，以免降低疗效。老人、妇女及肝肾功能不全者使用易损伤听力，尤其是大剂量（4 g/d 以上），应叮嘱患者当出现眩晕、耳鸣等症状时，立即就医。

任务小结

练一练

红霉素、阿奇霉素、克拉霉素常用作需氧 G⁺、G⁻ 球菌和厌氧菌等感染的首选药；克林霉素为治疗金黄色葡萄球菌引起的骨髓炎的首选药；万古霉素毒性较大，仅用于严重 G⁺ 菌感染，应避免同服有耳毒性和肾毒性的药物；多黏菌素主要用于治疗铜绿假单胞菌引起的败血症、泌尿道和烧伤创面感染。

情境导入

患者,女,67 岁,因反复咳嗽、咳痰 10 年,气促 5 年,加重 2 周入院治疗。胸部 CT 检查显示:肺气肿,右下肺小片斑片状阴影。用药方案为:注射用头孢他啶,2.0 g,每 12 小时 1 次,静脉滴注;联合阿米卡星注射液,0.8 g,每日 1 次,静脉滴注;共 7 天。

请思考:

1. 医生治疗方案是否合理?具体的评价依据是什么?

2. 针对此患者,护士应如何完成用药护理程序?

相关药物知识

氨基糖苷类抗生素种类很多,包括天然的链霉素、新霉素、卡那霉素、妥布霉素、庆大霉素、西索米星、小诺米星等和人工半合成的阿米卡星、奈替米星等。大观霉素属于结构类似的氨基环醇类抗生素,特点与本类药物相似。

一、理化性质

氨基糖苷类一般多采用肌内注射,吸收迅速而完全,达峰时间 0.5~2 小时。为避免浓度过高而导致不良反应,通常不主张静脉注射给药。其中新霉素因为有严重的肾毒性,仅能局部给药。本类药物在碱性环境中抗菌活性增强。

二、抗菌活性

氨基糖苷类的抗菌机制主要是抑制细菌蛋白质合成,具有高效、广谱的特点,尤其适用于 G^- 菌引起的严重感染的治疗,但毒性较其他类抗菌药物大。在体内不被代谢,主要以原形经肾小球滤过排泄,$t_{1/2}$ 为 2~3 小时,肾衰竭患者可延长 20~30 倍以上而导致药物蓄积。

三、不良反应

1. 耳毒性　包括前庭功能障碍和耳蜗听神经损伤。前庭功能障碍表现为眩晕、恶心、呕吐、视力减退、眼球震颤和共济失调,以眩晕为主要症状;耳蜗听神经损伤表现为耳鸣、听力减退和永久性耳聋。耳蜗毒性的发生率依次为卡那霉素>阿米卡星>西索米星>庆大霉素>妥布霉素;前庭毒性的发生率为卡那霉素>链霉素>西索米星>庆大霉素>妥布霉素。妥布霉素引起前庭和耳蜗毒性的机会均等,奈替米星对两者的损伤最低。耳聋是不可逆的,并能影响子宫内的胎儿。

2. 肾毒性　通常表现为蛋白尿、管型尿、血尿等,严重时可产生氮质血症和导致肾功能减退。对肾功能损伤的严重程度依次为新霉素>卡那霉素>庆大霉素>妥布霉素>阿米卡星>奈替米星>链霉素。

3. 神经肌肉阻滞　本类药物可引起心肌抑制、血压下降、肢体瘫痪和呼吸衰竭,损害严重程度与给药剂量和给药途径有关。最常见于大剂量腹膜内或胸膜内应用后,也偶见于肌内或静脉注射后。肾功能减退、血钙过低及重症肌无力患者易发生,服用葡萄糖酸钙和新斯的明能对抗这种神经肌肉阻滞作用。不同的氨基糖苷类抗菌药物引起神经肌肉麻痹的严重程度顺序依次为新霉素>链霉素>阿米卡星或卡那霉素>庆大霉素>妥布霉素。

4. 变态反应　少见皮疹、发热、血管神经性水肿。

四、常用药物

链 霉 素

链霉素是 1944 年从链霉菌培养液中分离获得并用于临床的第一个氨基糖苷类抗生素,也是第一个用于治疗结核病的药物,临床常用其硫酸盐。链霉素口服吸收极少,肌内注射吸收快,达峰时间为 30~45 分钟,血浆蛋白结合率为 35%。容易渗入胸腔、腹腔、结核性脓腔和干酪化脓腔,并达有效浓度。

庆 大 霉 素

庆大霉素口服吸收很少,肌内注射吸收迅速而完全,大部分以原形由肾排出,在肾皮质中积聚的药物可比血浆浓度高出数倍。是治疗各种 G^- 杆菌感染的主要抗菌药,尤其对沙雷菌属作用更强,为氨基糖苷类中的首选药。可与青霉素或其他抗生素合用,协同治疗严重的肺炎球菌、铜绿假单胞菌、肠球菌、葡萄球菌或草绿色链球菌感染。亦可用于术前预防和术后感染。还可局部用于皮肤、黏膜表面感染和眼、耳、鼻部感染。不良反应主要有耳毒性、肾毒性和神经肌肉阻滞,偶可发生过敏反应。不良反应较大,现选用阿米卡星或依替米星等代替。

卡 那 霉 素

卡那霉素口服吸收极差,肌内注射易吸收,在胸腔液和腹腔液中分布浓度较高,主要经肾排泄。对多数常见 G^- 菌和结核杆菌有效,曾被广泛用于各种肠道 G^- 杆菌感染,但因不良反应较大,疗效不突出,现已被同类其他药物取代。目前仅与其他抗结核病药物合用,治疗对第一线药物产生耐药性的结核患者,也可口服用于肝昏迷或腹部术前准备的患者。

阿 米 卡 星

阿米卡星是卡那霉素的半合成衍生物,是抗菌谱较广的氨基糖苷类抗生素,对 G^- 杆菌和金黄色葡萄球菌均有较强的抗菌活性,但作用较庆大霉素弱。其突出优点是对肠道 G^- 杆菌和铜绿假单胞菌所产生的多种氨基糖苷类灭活酶稳定,故对一些氨基糖苷类耐药菌感染仍能有效控制,常作为首选药。另一个优点是它与 β- 内酰胺类联合可获协同作用,当粒细胞缺乏或其他免疫缺陷患者合并严重 G^- 杆菌感染时,联合用药比阿米卡星单独使用效果更好。该药耳毒性强于庆大霉素,肾毒性低于庆大霉素。

···· 考点提示 ♀ ····

氨基糖苷类的常见不良反应,常用药物的作用特点及常见不良反应。

任务实施

一、用药前

1. 进行护理评估

(1)健康评估:了解患者基本情况,如年龄、性别、精神状态等;监测患者的听力、肾功能状况和出入水量;了解患者重症肌无力和帕金森病等病史。

(2)用药情况评估:既往是否使用过此类药物,所用药物的名称、用法、用量和疗效等。鉴于耐药现象或毒性反应,临床应明确指征、权衡利弊。

(3)用药禁忌评估:对氨基糖苷类过敏者、肾功能不全及第Ⅷ对脑神经损伤、妊娠或哺乳期禁用。

2. 调配药品

(1)检查药品性状:仔细检查药品的外观、性状、生产日期和有效期。

(2)明确给药方式:本类药物主要是注射剂,注射液应用生理盐水或5%葡萄糖按一定的比例稀释后缓慢静脉输入。庆大霉素有注射剂和口服剂型两种规格。链霉素粉针剂须以生理盐水溶解,切勿用葡萄糖溶液,防止发生浑浊、沉淀。

(3)核对给药剂量:注射用硫酸链霉素:白色或类白色粉末,0.75 g、1.0 g、5 g,肌内注射;硫酸庆大霉素注射液,2 mL:8万 U,肌内注射或静脉滴注;硫酸卡那霉素注射剂,2 mL:0.5 g,肌内注射或静脉滴注;硫酸阿米卡星注射液,2 mL:0.2 g,肌内注射或静脉滴注。具体用量视病情遵医嘱。

二、用药中

1. 实施用药护理

(1) 依据患者体重调整用药剂量：除严重感染外，一般用药疗程以 7~10 天为限，避免反复长疗程应用（结核病除外）。

(2) 密切注意肾毒性：用药超过 5 日必须注意查尿，并记录尿量。

(3) 密切注意耳毒性：应注意询问患者有无耳鸣、眩晕、前庭功能失调、听觉障碍等早期耳毒性反应，定期进行听力监测。

(4) 心衰患者应用本类药物时，除监测强心药血药浓度外，应观察心衰患者有无体重增加、呼吸困难、静脉怒张等症状或体征，以便调整强心苷的维持量。

2. 观察不良反应

(1) 蛋白尿、管型尿、肾小球血栓等：与肾毒性有关。

(2) 心肌抑制、血压下降、肢体瘫痪和呼吸衰竭等：与神经系统毒性有关。

(3) 耳鸣、眩晕、前庭功能失调、听觉障碍等：与耳毒性有关。

3. 采取护理措施

(1) 对平衡失调的患者应加强护理，注意搀扶，防止摔倒。患者可偶见口唇周围、面部及肢端麻木感等反应，严重者应静脉注射钙剂。

(2) 肾衰患者用药应在透析后应用，防止药物被透析排出，降低血药浓度。

(3) 本类抗菌药物局部刺激强，宜选择深部肌肉注射，并轮换部位以减少疼痛。

(4) 中毒急救处理：应用链霉素或庆大霉素时，用药后如有过敏性休克症状出现时，除按抢救青霉素过敏性休克法处理外，尚需静脉注射钙剂。静脉注射时应放慢速度，尤其用于新生儿、早产儿和老年人时，防止出现呼吸抑制，一旦出现明显呼吸减弱时，可用葡萄糖酸钙及新斯的明抢救。

三、用药后

1. 观察药物疗效

(1) 症状缓解情况：感染症状是否得到控制或缓解。

(2) 有无不良反应：患者的肾功能、神经系统、听力是否正常。

2. 开展健康教育　教育患者及家属服药期间应多饮水，注意观察有无体重增加、尿少、尿中带血等肾功能受损前期症状出现，了解使用本类药物时可能出现耳鸣、听力减退、恶心、呕吐、视物模糊、步态不稳等不良反应。在用药后 3~4 周听力监测期中,如出现这些症状,必须及早就医。

任务小结

氨基糖苷类抗菌药物具有高效、广谱的特点,尤其适用于 G⁻ 菌引起的严重感染的治疗。其药物主要有链霉素、卡那霉素、妥布霉素、大观霉素、庆大霉素、阿米卡星等。

练一练

任务五 四环素类及氯霉素类抗生素用药护理

情境导入

患者,男,17 岁,出现面部粉刺、丘疹、结节等多形性皮损半年余,1 周前皮损情况加重,伴有脓疱。医生制定用药方案为:米诺环素,50 mg,1 日 2 次,口服;异维 A 酸 10 mg,1 日 2 次,口服。

请思考:

1. 医生治疗方案是否合理? 具体的评价依据是什么?

2. 针对此患者,护士应如何完成用药护理程序?

相关药物知识

一、四环素类

本类药物包括四环素、土霉素(氧四环素)、金霉素(氯四环素)和地美环素(去甲金霉素),属天然四环素类;美他环素(甲烯土霉素)、多西环素(强力霉素,脱氧土霉素)和米诺环素(二甲胺四环素)属半合成四环素类,亦称第二代四环素类抗生素。

四 环 素

【药理作用】本品能特异性地与细菌核糖体 30S 亚基的 A 位置结合,阻止氨基酰 –tRNA 在该位上的联结,从而抑制肽链的增长和影响细菌蛋白质的合成。为广谱抑菌剂,高浓度时具杀菌作用。除了常见的 G⁺ 菌、G⁻ 菌以及厌氧菌外,多数立克次体、支原体、衣原体、非典型分枝杆菌、螺旋体也对本品敏感。对 G⁺ 菌的作用优于 G⁻ 菌,但肠球菌对其耐药。对淋球菌有一定抗菌活性,但耐青霉素的淋球菌对四环素也耐药。

【临床应用】由于耐药菌株日益增多和药物的不良反应,一般不作首选药。

【不良反应】

1. 局部刺激　口服可引起恶心、呕吐、腹泻等症状;餐后服用可减轻刺激症状,但影响药物吸收。肌内注射刺激性大,禁用。静脉滴注易引起静脉炎。

2. 二重感染　有两种:其一是真菌感染,多由白色念珠菌引起,表现为鹅口疮、肠炎,应立即停药并同时进行抗真菌治疗。其二是对四环素耐药的艰难梭菌所致的假膜性肠炎,表现为剧烈的腹泻、发热、肠壁坏死,应立即停药并口服万古霉素或甲硝唑。

3. 对骨骼和牙齿生长的影响　孕妇、哺乳期妇女及 8 岁以下儿童禁用四环素和其他四环素类药物。

4. 肝肾功能损伤　长期大剂量使用可引起严重肝损伤或加重原有的肾损伤。

多 西 环 素

【药理作用】属长效半合成四环素类,是四环素类药物的首选药;抗菌活性比四环素强 2~10 倍,具有强效、速效、长效的特点;抗菌谱与四环素相同,对土霉素或四环素耐药的金葡菌对本药仍敏感,但与其他同类药物有交叉耐药。大部分药物随胆汁进入肠腔排泄,存在肝肠循环,很少引起二重感染。少量药物经肾排泄,肾功能减退时粪便中药物排泄增多,故肾衰竭时也可使用。

【临床应用】特别适合肾外感染伴肾衰竭者以及胆道系统感染。也用于酒糟鼻、痤疮、前列腺炎和呼吸道感染如慢性气管炎、肺炎等。

【不良反应】可引起恶心、呕吐、腹泻、舌炎、口腔炎和肛门炎,应饭后服用,并以大量水送服,服药后保持直立体位 30 分钟以上,以避免引起食管炎。静脉注射时可能出现舌麻木及口腔异味感。易致光敏反应。

米 诺 环 素

【药理作用】口服吸收率接近 100%,不易受食物影响,但抗酸药或重金属离子仍可减少米诺环素吸收。其脂溶性高于多西环素,组织穿透力强,分布广泛,脑脊液中的浓度高于其他四环素类。米诺环素长时间滞留于脂肪组织,粪便及尿中的排泄量显著低于其他四环素类,部分药物在体内代谢,$t_{1/2}$ 为 11~22 小时。

【临床应用】抗菌谱与四环素相似,抗菌活性强于其他同类药物,对四环素或青霉素类耐药的 A 群链球菌、B 群链球菌、金葡菌和大肠埃希菌对米诺环素仍敏感。主要用于治疗酒糟鼻、痤疮和沙眼衣原体所致的性传播疾病,以及上述耐药菌引起的感染。一般不作为首选药。

【不良反应】除四环素类共有的不良反应外,米诺环素产生独特的前庭反应,出现恶心、呕吐、眩晕、运动失调等症状;首剂服药可迅速出现,女性多于男性。高达 12%~52% 的患者因严重的前庭反应而停药,停药 24~48 小时后症状可消失。用药期间不宜从事高空作业、驾驶和机器操作。

替加环素

替加环素为甘氨酰环素类抗菌药物,通过抑制细菌蛋白质合成发挥抗菌作用。适用于18岁以上患者由敏感菌所致各类感染的治疗。

1. 腹腔感染　肠杆菌科细菌、粪肠球菌(仅限于万古霉素敏感菌株)、金黄色葡萄球菌(包括 MRSA)、咽峡炎链球菌族、拟杆菌属、产气荚膜梭菌和微小消化链球菌等所致复杂性腹腔感染。

2. 皮肤和软组织感染　大肠埃希菌、粪肠球菌(仅限于万古霉素敏感菌株)、金黄色葡萄球菌(包括 MRSA)、B 组链球菌、咽峡炎链球菌族、A 组溶血性链球菌以及脆弱拟杆菌所致复杂性皮肤和软组织感染。

3. 肺炎　青霉素敏感肺炎链球菌(包括合并菌血症者)、流感嗜血杆菌以及嗜肺军团菌所致社区获得性肺炎。

最常见的不良反应是恶心和呕吐等胃肠道反应。

二、氯霉素

穿透力强,一般采用口服给药,吸收快而完全,广泛分布于全身各组织和体液中,脑脊液中浓度较其他抗生素高。

【药理作用】氯霉素与细菌核糖体 50S 亚基上的肽酰转移酶作用位点可逆性结合,阻止 P 位肽链的末端羧基与 A 位氨基酰 tRNA 的氨基发生反应,从而阻止肽链延伸,使蛋白质合成受阻。对 G^- 菌的抗菌作用强于 G^+ 菌,属抑菌药;但是对流感嗜血杆菌、脑膜炎球菌、肺炎链球菌具有杀灭作用;对 G^+ 菌的抗菌活性不如青霉素类和四环素类。对结核分枝杆菌、真菌和原虫无效。

【临床应用】氯霉素对造血系统可能产生致命的毒性,须严格掌握适应证。

1. 耐药菌诱发的严重感染　如无法使用青霉素类药物的脑膜炎、多药耐药的流感嗜血杆菌感染等,且病情严重已危及生命。

2. 伤寒　首选喹诺酮类或第三代头孢菌素,具有速效、低毒、复发少和痊愈后不带菌等特点。由于氯霉素成本低廉,某些国家和地区仍用于伤寒。对于非流行期患者,伤寒杆菌对氯霉素一般较敏感,可选用,疗程2~3周;用药后6天内退热,肠穿孔等严重并发症减少,病死率下降。

3. 立克次体感染　立克次体重度感染(斑疹伤寒、Q 热和恙虫病等)的孕妇、8 岁以下儿童、四环素类药物过敏者可选用。

4. 其他　与其他抗菌药物联合使用,治疗腹腔或盆腔的厌氧菌感染。也可作为眼科的局部用药,治疗敏感菌引起的眼内感染、全眼球感染、沙眼和结膜炎。

【不良反应】

1. 血液系统毒性　① 可逆性血细胞减少:较常见,发生率和严重程度与剂量大或疗程长有关,表现为贫血、白细胞减少症或血小板减少症。大剂量氯霉素对骨髓造血细胞线粒体中的核糖体 70S 亚单位亦有抑制作用,降低宿主线粒体铁螯合酶的活性,使血红蛋白合成减少,亦可损害其他血细胞,及时停药可以恢复;部分患者可能发展成致死性再生障碍性贫血或急性髓细胞性白血病。② 再生障碍性贫血:发病率与用药量、疗程无关,一次用药亦可发生。发生率低,但死亡率很高。

2. 灰婴综合征　早产儿和新生儿肝中缺乏葡萄糖醛酸转移酶,肾排泄功能不完善,对氯霉素解毒能力差;药物剂量过大可致中毒,表现为循环衰竭、呼吸困难、进行性血压下降、皮肤苍白和发绀,故称"灰婴综合征"。

3. 其他　口服用药时出现恶心、呕吐、腹泻等症状。少数患者发生皮疹、药热、血管神经性水肿、视神经炎、视物障碍等。还可见溶血性贫血和二重感染。

肝肾功能损伤者、葡萄糖 –6– 磷酸脱氢酶缺陷者、新生儿、早产儿、孕妇、哺乳期妇女不宜使用氯霉素。

···· **考点提示** ♀ ····

1. 四环素的药理作用、临床应用及常见不良反应。
2. 氯霉素的临床应用及常见不良反应。

任务实施

一、用药前

1. 进行护理评估

(1)健康评估:了解患者的年龄、性别、精神状态等;监测患者的肝、肾功能状况,是否处于妊娠或哺乳期;询问患者有无用过肾毒性及骨髓抑制的药物。

(2)用药情况评估:既往是否使用过此类药,药物的名称、用量和疗效等。

(3)用药禁忌评估:对四环素类过敏者、肝肾功能不全患者、8 岁以下儿童、妊娠或哺乳期女性禁用。

2. 调配药品

(1)检查药品性状:仔细检查药品的外观、性状、生产日期和有效期。

（2）明确给药方式：四环素水溶液稳定性差，注射用粉针剂须临用前配制。氯霉素注射液作静脉滴注时，除水解蛋白外，一般输液均可作稀释剂，浓度不宜>2.5 mg/mL。氯霉素注射液可在室温中存放，如在冰箱内存放，当出现结晶时，应摇匀至澄清后方可使用，一般在手心中搓转温热即可，但不宜加热。

（3）核对给药剂量：盐酸四环素片：规格 0.125 g、0.5 g，口服；盐酸多西环素片：规格 0.05 g、0.1 g，口服；盐酸米诺环素片：规格 50 mg，口服；注射用替加环素：规格 50 mg，静脉滴注；氯霉素注射液：2 mL∶0.25 g，肌内注射、静脉注射或静脉滴注。具体用量视病情遵医嘱。

二、用药中

1. 实施用药护理

（1）一般用药疗程以 7~10 天为限，避免反复长疗程应用。

（2）密切注意肝肾毒性。用药 10 天后，可出现"肝炎样"症状。肾功能不全时禁用四环素，可慎用多西环素，米诺环素，用药超过 5 日必须注意查尿，并记录尿量，当每 8 小时少于 240 mL 时，及时停药补充水分。

（3）使用期间查血常规，以便及时发现对造血系统可能发生的损伤。

2. 观察不良反应

（1）腹部不适，如畏食、恶心、呕吐、腹胀、腹痛、腹泻等：与四环素刺激胃黏膜有关。

（2）阴道、口腔、尿道以及肠道的真菌感染，特别是假膜性肠炎，表现为腹泻，肠坏死：与二重感染有关。

（3）耳鸣、眩晕、前庭功能失调、听觉障碍等：与神经系统毒性有关。

3. 采取护理措施

（1）对平衡失调的患者应加强护理，注意搀扶，防止摔倒。

（2）肾衰患者应在透析后用药，防止本类药物被透析排出，降低血药浓度。

（3）本类抗菌药物局部刺激强，肌内注射时禁止选择深部肌肉进行注射。

三、用药后

1. 观察药物疗效

（1）症状缓解情况：感染症状是否得到控制或缓解。

（2）有无不良反应：患者的肝肾功能、神经系统、血常规是否正常。

2. 开展健康教育

（1）做好心理护理：重视发挥语言、态度在药物治疗中的作用，促使患者消除不良心态，缓解紧张情绪,减轻心理压力。

(2) 做好用药护理:告知患者服用四环素类药物期间应多饮水,并注意观察有无体重增加、尿少、尿中带血等肾功能受损前期症状出现,一旦发现须及时向医护人员报告。

(3) 做好生活护理:教育患者及家属了解使用四环素类药物时应避免光线直晒,如出现皮肤发红或发炎时,应立即停药。

任务小结

四环素类抗菌药物为广谱抑菌剂,对 G⁻ 菌,G⁺ 菌均有较强抑制作用,因其对牙齿和骨骼发育的影响,孕妇、哺乳期妇女、8 岁以下儿童禁用。氯霉素对造血系统可能产生致命性的毒性,须严格掌握适应证,用药期间定期检查血常规。

练一练

任务六 人工合成抗菌药用药护理

情境导入

赵某,女,25 岁,因尿频、尿痛、尿急 2 天就诊。查体:体温 37.2 ℃,心率 88 次 / 分,呼吸 19 次 / 分,血压 115/72 mmHg。血常规、尿常规检查后,确诊为急性尿道炎。给药方案:左氧氟沙星胶囊,0.1 g×10,每日 2 次,每次 0.2 g,口服。

请思考:

1. 患者选用左氧氟沙星的依据是什么?

2. 患者用药后会有哪些预期表现?

3. 针对此患者,护士应实施哪些用药护理措施?

相关药物知识

一、喹诺酮类抗菌药

喹诺酮类是以 4- 喹诺酮为基础结构的人工合成抗菌药,可分为四代。第一代以萘啶酸为代表,现已不用。第二代以吡哌酸为代表,主要用于敏感菌引起的急慢性消化道和泌尿道感染。第三代为氟喹诺酮类,包括诺氟沙星、环丙沙星、氧氟沙星、依诺沙星、氟罗沙星等。第四代为克林沙星、加替沙星、莫西沙星、吉米沙星等。现临床应用广泛的是第三代氟喹诺酮类,具有抗菌谱广、抗菌活性强、口服吸收好、毒性低、与其他类别的抗菌药之间较少交叉耐药等特点。

（一）喹诺酮类药物的共性

【体内过程】氟喹诺酮类口服吸收良好，血药浓度相对较高。除诺氟沙星和环丙沙星外，其余药物的生物利用度可达 80% 以上，但与含有 Fe^{2+}、Ca^{2+}、Mg^{2+} 的食物同服可降低生物利用度。药物血浆蛋白结合率低，体内分布广。穿透性好，各组织和体液中药物浓度等于或高于血药浓度。大多数药物主要以原型经肾排泄，尿中浓度高，少数药物可在肝代谢，经胆汁、肠道排泄。

【药理作用】氟喹诺酮类属于广谱抗菌药。对 G^- 菌有强大的杀菌作用，包括大肠埃希菌、痢疾志贺菌、铜绿假单胞菌、流感嗜血杆菌、伤寒沙门菌、奇异变形杆菌、军团杆菌属及霍乱弧菌等；对 G^+ 球菌如金黄色葡萄球菌、肺炎链球菌、肠球菌及厌氧菌也有较好的抗菌作用；某些品种对结核分枝杆菌、支原体、衣原体也有作用。本类药抗菌机制是抑制敏感菌的 DNA 回旋酶，使 DNA 无法保持正常形态和功能，阻止 DNA 复制，导致细菌死亡。本类药物耐药性相对较少，与其他抗菌药之间无明显交叉耐药性。

【临床应用】目前临床常用作用强、毒性低的第三代氟喹诺酮类。可用于各种敏感菌所致呼吸系统、消化系统、泌尿生殖系统、骨骼、神经、循环系统、皮肤软组织等部位的感染。伤寒沙门菌对本类药物敏感性高，可替代氯霉素作为治疗伤寒、副伤寒的首选药物；也可替代青霉素和头孢菌素等治疗全身感染。

【不良反应】

1. 消化道反应　最常见的不良反应，大多数轻微，主要表现为恶心、呕吐、食欲减退等，停药可消失。

2. 软骨损害　动物实验证明喹诺酮类对多种幼龄动物负重关节的软骨有损伤作用，临床研究发现儿童用药后可出现关节痛和关节水肿，孕妇、哺乳期妇女及不满 18 岁人群不宜使用。

3. 神经系统反应　少数患者出现中枢兴奋症状，表现为焦虑、烦躁、失眠、头痛、头晕，甚至惊厥等，有中枢神经系统疾病及癫痫患者应避免应用。

4. 过敏反应　可出现药疹、皮肤瘙痒和血管神经性水肿，少数患者出现光敏性皮炎。用药期间应避免阳光和紫外线的直接或间接照射。

（二）常用药物

诺 氟 沙 星

诺氟沙星（氟哌酸）是第一个用于临床的氟喹诺酮类药物。抗菌谱广，抗菌作用强，对 G^- 菌如大肠埃希菌、志贺菌、肠杆菌科、弯曲菌、沙门菌、淋球菌和 G^+ 菌（如金葡菌）均有较强的杀灭作用。临床主要用于敏感菌所致的胃肠道、呼吸道感染，也可外用治疗皮肤和眼部的感染。

大多数厌氧菌对其耐药。

环 丙 沙 星

环丙沙星(环丙氟哌酸)组织穿透力强,广泛分布于全身各组织。对 G^+ 和 G^- 细菌均有作用,对产酶的金葡菌、铜绿假单胞菌、流感嗜血杆菌、淋球菌等作用强,对肺炎军团菌、弯曲菌及支原体、衣原体也有效。多数厌氧菌对环丙沙星不敏感,但对第三代头孢菌素类耐药的菌株对环丙沙星仍敏感。主要用于对其他抗菌药产生耐药的 G^- 杆菌所致的呼吸道、泌尿生殖道、消化道、骨与关节和皮肤软组织感染。因可诱发跟腱炎和跟腱断裂,老年人和运动员慎用。

氧 氟 沙 星

氧氟沙星(氟嗪酸)为高效广谱抗菌药,口服吸收迅速而完全,生物利用度高。体内分布广,在前列腺、肺、骨、耳鼻喉及痰液中均能达到有效治疗浓度,在胆汁中药物浓度为血药浓度的 7 倍,其突出特点是在脑脊液中浓度高。另外,本药在尿液浓度是氟喹诺酮类药物中最高的。临床上主要用于敏感菌引起的呼吸道、泌尿生殖道、胆道、耳鼻喉及皮肤软组织等感染。对伤寒、副伤寒包括多重耐药株的感染疗效肯定。此外,氧氟沙星对结核分枝杆菌有较好的抗菌活性,与其他抗结核药联合用于多重耐药结核分枝杆菌的治疗。

莫 西 沙 星

第四代喹诺酮类的代表药物,对大多数 G^+ 菌、厌氧菌、结核分枝杆菌、衣原体和支原体具有强大的抗菌活性,强于环丙沙星、氧氟沙星、左氧氟沙星和司帕沙星。临床用于敏感菌所致的慢性支气管炎急性发作、社区获得性肺炎、急性鼻窦炎,也可用于泌尿生殖系统和皮肤软组织感染。不良反应发生率相对较低,常见一过性轻度呕吐和腹泻,但也有严重不良反应,并呈上升趋势,如过敏性休克、横纹肌溶解、Q-T 间期延长和尖端扭转型室性心动过速。

二、磺胺类药物和甲氧苄啶

(一)磺胺类药物的共性

磺胺类药物是最早用于全身性感染的人工合成抗菌药,属广谱抑菌药,曾广泛用于临床。体内分布广泛,易通过血脑屏障,主要在肝代谢,从肾排泄。磺胺类药物及其乙酰化产物在碱性尿液中溶解度高,在酸性尿液中易析出结晶。

【药理作用】磺胺类药物对多数致病菌均有抑制作用,如对溶血性链球菌、脑膜炎球菌、肺炎球菌、痢疾志贺菌敏感,对金黄色葡萄球菌、鼠疫杆菌、变形杆菌、布氏杆菌、淋病奈瑟球菌、大肠埃希菌、流感嗜血杆菌、放线菌、弓形虫、沙眼衣原体较敏感。此外,磺胺甲噁唑对伤寒沙门菌;磺胺米隆和磺胺嘧啶银对铜绿假单胞菌;磺胺多辛对疟原虫、麻风杆菌、结核杆菌等有较强抑制作用。

对磺胺药敏感的细菌,在生长繁殖过程中必须以二氢蝶啶、对氨基苯甲酸(PABA)为原料,在二氢叶酸合成酶作用下生成二氢叶酸,二氢叶酸被二氢叶酸还原酶催化还原为四氢叶酸,后者活化后作为一碳基团载体的辅酶参与核酸代谢。磺胺类药物与 PABA 的结构相似,可与之竞争二氢叶酸合成酶,阻止二氢叶酸的合成,从而发挥抑菌作用(图 6-1-3)。细菌对磺胺药易产生耐药性,尤其在用量不足或用药不规律时更易发生。磺胺药之间有交叉耐药性。

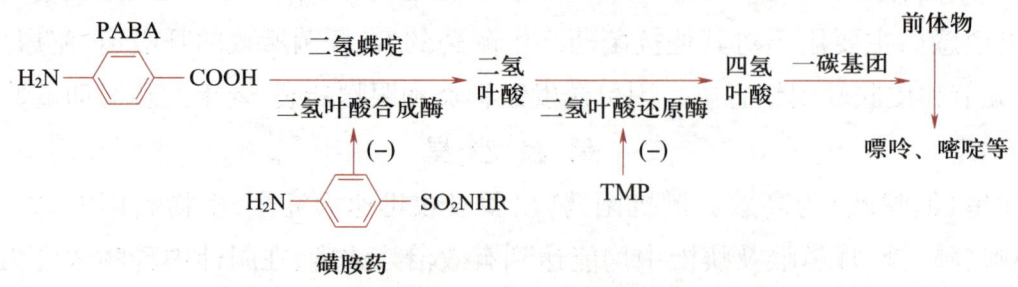

图 6-1-3　磺胺药和 TMP 抗菌作用机制示意图

【临床应用】

1. 全身感染　流行性脑脊髓膜炎首选 SD(磺胺嘧啶),泌尿系统感染可用 SIZ(磺胺异噁唑)、SMZ(磺胺甲噁唑)或含有 TMP(甲氧苄啶)的复方制剂,其他如呼吸道感染可用 SMZ 复方制剂。

2. 肠道感染　SMZ 复方制剂用于治疗细菌性痢疾,SASP(柳氮磺吡啶)用于慢性炎症性肠道疾病如溃疡性结肠炎的治疗。

3. 局部外用　SML(磺胺米隆)、SD-Ag(磺胺嘧啶银)可用于烧伤或创伤后的创面感染,SA(磺胺醋酰钠)适用于眼科感染如沙眼、结膜炎和角膜炎。

【不良反应】磺胺类药物不良反应较多。

1. 泌尿系统损害　磺胺类药物在尿液中浓度高、溶解度低,尤其在酸性尿液中易析出结晶,损伤肾小管,可产生结晶尿、血尿、尿痛和尿闭等症状。服用 SD 或 SMZ 时,应适当增加饮水量并同服等量碳酸氢钠以碱化尿液。

2. 过敏反应　可见皮疹、发热、血管神经性水肿,偶见剥脱性皮炎等。用药前应询问患者有无过敏史,一旦出现过敏症状须立即停药,并结合抗过敏治疗。

3. 血液系统反应　长期用药可能抑制骨髓造血功能,导致白细胞减少症、血小板减少症甚至再生障碍性贫血,发生率极低但可致死,用药期间应定期检查血常规。葡萄糖 -6- 磷酸脱氢酶缺乏的患者,可引起急性溶血性贫血。

4. 神经系统反应　可出现头晕、头痛、乏力、萎靡和失眠等症状,用药期间不宜高空作业和驾驶。

5. 其他　口服引起恶心、呕吐、上腹部不适和食欲不振等胃肠道反应,餐后服或同服碳酸氢钠可减轻。可致肝损害,肝功能不全者禁用。可使新生儿或早产儿出现黄疸,引起胆红素脑病,故新生儿、早产儿、孕妇和哺乳期妇女不宜使用。

（二）常用磺胺类药物

1. 治疗全身感染的磺胺类药物

磺 胺 嘧 啶

磺胺嘧啶（SD），中效类磺胺药，口服易吸收，易透过血脑屏障，在脑脊液中的浓度可达血药浓度的 50%~80%。国内首选 SD 治疗流行性脑脊髓膜炎，可作为脑膜炎球菌性脑膜炎的预防用药。也用于治疗诺卡菌属引起的肺部感染、脑膜炎和脑脓肿，与乙胺嘧啶合用治疗弓形虫病。与甲氧苄啶合用产生协同抗菌作用。易在肾中析出结晶损害肾，应碱化尿液，多饮水加以预防。

磺胺甲噁唑

磺胺甲噁唑（SMZ，新诺明），中效类磺胺药，脑脊液中浓度低于 SD，可用于流行性脑脊髓膜炎的预防。尿中浓度与 SD 相似，适用于大肠埃希菌等敏感菌引起的泌尿道感染。主要与甲氧苄啶组成复方磺胺甲噁唑（SMZco，复方新诺明），为 SMZ 和 TMP 按 5：1 比例制成，广泛用于敏感菌引起的泌尿道感染、呼吸道感染、肠道感染。服药期间，应注意泌尿系统损害。

2. 治疗肠道感染的磺胺类药物

柳氮磺砒啶

柳氮磺砒啶（SASP）口服几乎不吸收，药物大部分集中在小肠远端和结肠，在肠道微生物作用下，释放出磺胺吡啶和 5- 氨基水杨酸。国内外治疗指南将其列为治疗类风湿关节炎的有效药物，常与甲氨蝶呤等药物合用；另外，SASP 是治疗溃疡性结肠炎的一线药物。长期应用产生较多不良反应，如恶心、呕吐、皮疹、发热。

3. 局部外用的磺胺类药物

磺 胺 米 隆

磺胺米隆（SML）抗菌谱广，对多种 G^+ 菌和 G^- 菌都有效，对铜绿假单胞菌作用较强。不受脓液、坏死组织及 PABA 的影响，能迅速渗入创面及焦痂，并能促进创面上皮组织生长，适用于烧伤和创伤感染。不良反应有疼痛和烧灼感。

磺胺嘧啶银

磺胺嘧啶银（SD-Ag）抗菌谱广，对于大多数 G^+ 菌和 G^- 菌有良好的抗菌活性，对铜绿假单胞菌作用强于 SML。局部外用具有 SD 的抗菌作用和银盐的收敛作用。临床用于预防和治疗 Ⅱ 度、Ⅲ 度烧伤或烫伤的创面感染，并可促进创面干燥、结痂及愈合。局部应用仅有轻微刺激性，偶发短暂的疼痛，一般无其他不良反应。

磺胺醋酰钠

磺胺醋酰钠（SA）水溶液溶解度高、穿透力强，其 10%~30% 的水溶液接近中性，作为滴眼剂局部应用几乎无刺激性。常用于治疗结膜炎、角膜炎、沙眼等眼科疾病。

（三）甲氧苄啶

甲 氧 苄 啶

甲氧苄啶（TMP）又名磺胺增效剂，抗菌机制是抑制二氢叶酸还原酶，使二氢叶酸不能还原为四氢叶酸，阻止细菌核酸的合成。单用易产生耐药性，与磺胺药组成复方制剂，可使细菌叶酸代谢受到双重阻断，使磺胺药的抗菌作用增强数倍至数十倍，甚至呈现杀菌作用，且可延缓细菌耐药性的产生，还可减少减轻毒性。主要用于呼吸道、泌尿道、肠道感染、脑膜炎、败血症、伤寒、副伤寒等。此外，与青霉素、庆大霉素、多黏菌素、利福平合用均能增效。大剂量或长期应用可导致粒细胞减少、血小板减少及巨幼红细胞性贫血，应及时停药并给予四氢叶酸治疗。

三、硝基咪唑类

本类药物包括甲硝唑、替硝唑、奥硝唑等，抑制敏感菌的 DNA 合成或使已合成的 DNA 变形、断裂，发挥抗厌氧菌作用，属杀菌剂。

甲 硝 唑

口服吸收迅速而完全，体内分布广泛，经肾排泄，可使尿液呈红棕色。

【作用与应用】

1. 抗厌氧菌　对厌氧菌作用强，对脆弱拟杆菌、破伤风杆菌作用较强。具有高效、低毒、应用方便等特点。对需氧菌或兼性需氧菌无效。临床主要治疗厌氧菌引起的口腔、腹腔、女性生殖系统、下呼吸道、骨和关节等部位的感染。对幽门螺杆菌感染引起的消化性溃疡以及四环素耐药的艰难梭状芽孢杆菌感染所致的假膜性肠炎有特殊疗效。

2. 抗阿米巴原虫　对肠内、肠外阿米巴滋养体均有强大杀灭作用，是治疗肠内、肠外阿米巴病的首选药。

3. 抗滴虫　对阴道滴虫有强大杀灭作用，但不影响阴道内的正常菌群，是治疗阴道滴虫病的首选药。夫妇同服可提高疗效。

4. 抗贾第鞭毛虫　是目前治疗蓝氏贾第鞭毛虫最有效的药物，治愈率可达 90%。

【不良反应】

1. 消化道反应　轻微，可出现食欲不振、恶心、呕吐、腹痛、口有金属味等。

2. 神经系统反应　表现为头痛、头晕、肢体感觉异常等。

3. 过敏反应　少数人可发生荨麻疹、潮红、白细胞轻度减少等。

孕妇、哺乳期妇女、器质性中枢神经系统疾病和血液病患者禁用，服药期间和停药 1 周内，禁饮含乙醇饮料。

四、硝基呋喃类

本类药物抗菌谱广,对 G^+ 和 G^- 菌均有效。主要不良反应有胃肠道反应,如恶心、呕吐、食欲不振;周围神经炎,表现为手足麻木、感觉异常等;偶见过敏反应。本类药物临床用途等见表 6-1-3。

表 6-1-3 硝基呋喃类药物比较表

药物名称	特点及应用	毒性	制剂与用法
呋喃妥因	口服吸收完全,血药浓度低,尿中浓度高,故仅用于泌尿道感染,如急性肾炎、膀胱炎、前列腺炎、尿道炎等	较小	片剂:0.05 g、0.1 g,1 次 0.05~0.1 g,1 日 3-4 次
呋喃唑酮	口服吸收少,肠腔浓度高,适用于肠炎、痢疾、伤寒、副伤寒及胃、十二指肠溃疡	小	片剂:0.1 g,1 次 0.1 g,1 日 3~4 次
呋喃西林	因毒性大,仅作表面消毒剂,用于化脓性中耳炎、伤口感染等	大	溶液剂:0.02%~0.1%,外用

···· 考点提示 💡 ····

1. 氟喹诺酮类、磺胺类、硝基咪唑类药物的种类和主要特点。
2. 氟喹诺酮类、磺胺类的不良反应及防治措施。

任务实施

一、用药前

1. 进行护理评估

(1)健康评估:患者的基本情况,如肝、肾功能是否正常,是否处于妊娠或哺乳期,有无癫痫或惊厥史。患者有无嗜酒、饮茶及喝咖啡的习惯。

(2)用药情况评估:了解药物过敏史和抗生素耐药的情况。

(3)用药禁忌评估:应用磺胺类药物须询问有无缺乏葡萄糖 -6- 磷酸脱氢酶的遗传缺陷,防止诱发溶血性贫血。新生儿、早产儿、孕妇和哺乳期妇女慎用。

2. 调配药品

(1)检查药品性状:仔细检查药品的外观、性状、生产日期和有效期。

(2)明确给药方式:主要剂型有片剂和注射剂,如左氧氟沙星、环丙沙星,可口服或静脉滴注,视具体病情而定。

（3）核对给药剂量：左氧氟沙星片规格有 0.1 g、0.2 g、0.5 g,根据感染的部位和轻重程度的不同,每日给 0.2 g~0.6 g 不等,分 2~3 次服用。左氧氟沙星静脉滴注时间为每 100 mL 滴注时间不得少于 60 分钟。

（4）避免配伍禁忌：喹诺酮类与抗酸药、H_2 受体阻断药合用可减少在胃肠道内的吸收。喹诺酮类可抑制茶碱、咖啡因和口服抗凝药在肝内的转化,使血中浓度升高引起中毒,与非甾体抗炎镇痛药合用可增加中枢毒性。

二、用药中

1. 实施用药护理

（1）注意给药方式：喹诺酮类宜在规定时间空腹服用,服后多饮水,如同服抗酸剂,应间隔 2~4 小时；服用期间不应饮用咖啡与浓茶,以防导致失眠、神经过敏、心动过速等。

（2）血生化检测：用药期间定期检查血钾、血糖、血脂、血尿酸含量,心功能和肝肾功能变化。

2. 观察不良反应

（1）皮疹、皮肤瘙痒：可能与服用喹诺酮类药物后照射紫外线有关。

（2）头晕、失眠：与喹诺酮类药物的中枢神经系统不良反应有关。

（3）血尿、尿痛：与磺胺类药物在肾中析出结晶有关。

（4）头晕、心悸、呼吸困难：与服用甲硝唑前后饮酒有关。

3. 采取护理措施　用氟喹诺酮类 4 周以上者,应注意患者有无出现关节肿胀、中指或双手急性疼痛等关节病样症状,一旦出现须报告医生予以处理。用磺胺类或甲氧苄啶期间,应注意患者有无喉痛、发热、全身乏力等造血系统反应,必要时停药予以处理。

三、用药后

1. 观察药物疗效

（1）症状缓解情况：细菌感染是否被控制,发热、咳嗽、疼痛、腹泻、血尿等症状是否缓解。

（2）生化指标改变：血常规、尿常规、粪常规等检验指标是否恢复。

2. 开展健康教育　指导患者合理使用药物,了解药物的使用方法和剂量,告知患者所用药物可能出现的不良反应的临床表现与判断方法。用喹诺酮类及磺胺类药物期间须多饮水,每日不少于 2 000 mL。

任务小结

氟喹诺酮类应用广泛,首选用于伤寒的治疗;磺胺类的耐药现象普遍,应用受限;硝基咪唑类主要用于各种厌氧菌感染、阿米巴病及阴道滴虫病;硝基呋喃类不良反应较多,现临床应用较少。

网上更多……

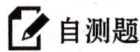 知识拓展   ✐ 自测题   🖥 教学PPT

项目二
其他抗病原微生物感染药物用药护理

学习目标

1. 能说出异烟肼、利福平、乙胺丁醇、吡嗪酰胺等一线抗结核病药物的作用与应用,观察药物疗效及不良反应,以患者为中心,开展用药护理健康教育。

2. 能说出氟康唑、两性霉素 B、制霉菌素、特比萘芬等常用抗真菌药物的作用、应用及不良反应,并采取相应的护理措施,养成一定的用药护理思维。

3. 能说出拉米夫定、阿德福韦酯、阿昔洛韦、洛匹那韦、齐多夫定等抗病毒药物的用途、不良反应和用药护理,养成护理人文关怀精神,提高护患沟通能力。

任务一 抗结核病药用药护理

情境导入

患者,男,41 岁,近期感觉浑身乏力,白天手足发热,夜间频繁出现盗汗现象,有咳嗽咳痰,痰量不多,偶尔痰中带血。入院诊断为早期结核病。临床治疗方案为:异烟肼 0.2 g,1 天 3 次;利福平 0.3 g,1 天 3 次;吡嗪酰胺 0.25 g,1 天 3 次;乙胺丁醇 0.25 g,1 天 3 次。用药 1 周后,尿液出现红色,皮肤出现大面积皮疹,并且感觉胃胀不适。

请思考:

1. 张先生的用药方案是否合理?

2. 患者用药后会有哪些预期表现?

3. 针对此患者,护士应如何完成用药护理程序?

相关药物知识

一、抗结核病药物的分类

结核病是感染结核分枝杆菌而导致的慢性传染病,可侵犯全身各系统各脏器,其中肺结核最常见。结核病的化疗是最重要的手段,是控制结核病流行最有效的措施。目前已有 10 余种高效和有效的抗结核药,WHO 根据药物的杀菌活性、临床疗效和安全性,在一线和二线抗结核药物分类的基础上,将其进一步分为 5 类。第 1 类:一线口服类抗结核药物,包括异烟肼、利福平、利福喷丁、吡嗪酰胺及乙胺丁醇;第 2 类:注射类抗结核药物,包括链霉素、卡那霉素、阿米卡星及卷曲霉素;第 3 类:氟喹诺酮类药物,包括环丙沙星、氧氟沙星、左氧氟沙星及莫西沙星;第 4 类:二线口服类抗结核药物,包括丙硫异烟胺、对氨基水杨酸钠及环丝氨酸;第 5 类:其他种类抗结核药物,包括氨苄西林 – 克拉维酸复合制剂、氯法齐明、克拉霉素及利奈唑胺。

二、常用抗结核病药物

异 烟 肼

【药理作用】本药为一种具有杀菌作用的合成抗菌药,其杀菌作用可能通过多种方式进行:① 阻碍结核杆菌细胞壁中磷脂和分枝菌酸的合成,使细胞壁通透性增加,细菌失去抗酸性而死亡。② 在菌体内被氧化为异烟酸,其结构与烟酰胺相似,可取代烟酰胺腺嘌呤核苷酸中的烟酰胺,形成烟酰胺腺核苷酸(NAD)的同系物,干扰 NAD 和烟酰胺嘌呤二核苷酸磷酸盐(NADP)脱氢酶的活性,使之失去递氢作用,因而抑制结核菌的生长。③ 可与 NAD 葡萄糖水解酶的抑制因子相结合,使 NAD 降解而影响脱氧核糖核酸的合成。④ 可与结核杆菌的某些酶所需的铜离子结合,使酶失去活性而发挥抗菌作用。

【临床应用】

1. 与其他抗结核药联合用于治疗多型结核病,包括结核性脑膜炎以及其他分枝杆菌感染。

2. 单用或与其他抗结核药联合用于预防以下各型结核病:① 新近确诊为结核病患者的家庭成员或密切接触者;② 结核菌素纯蛋白衍生物(PPD)试验强阳性,同时胸部 X 线检查符合非进行性结核病,痰菌阴性,且过去未接受过正规抗结核治疗者;③ 正在接受免疫抑制药或长期激素治疗的患者,其 PPD 试验呈阳性反应者;④ 35 岁以下 PPD 试验呈阳性反应者;⑤ 已知或怀疑为人类免疫缺陷病毒(HIV)感染,其 PPD 试验呈阳性反应者。

【不良反应】

1. 神经系统 可引起中枢神经症状和周围神经炎。中枢神经症状表现为头痛、失眠、疲倦、记忆力减退、反射亢进、幻觉、抽搐、排尿困难、昏迷等。周围神经炎表现为步态不稳、手脚疼痛、麻木针刺感或烧灼感。此作用是由于维生素 B_6 缺乏所致,可同服维生素 B_6 防治。

2. 肝毒性　表现为尿色变深、眼或皮肤黄染、食欲不佳、异常乏力、恶心或呕吐、血胆红素升高、丙氨酸氨基转移酶升高、天门冬氨酸氨基转移酶升高。

3. 其他　可见皮疹、发热、粒细胞减少、胃肠道反应等。有多器官功能障碍综合征的报道。因可抑制乙醇代谢,故用药期不宜饮酒。孕妇慎用。

利 福 平

【药理作用】本药为半合成广谱杀菌药,与依赖 DNA 的 RNA 多聚酶 β 亚单位牢固结合,抑制细菌 RNA 的合成,阻断 RNA 转录过程,使 DNA 和蛋白的合成停止。本药对结核分枝杆菌和部分非结核分枝杆菌(包括麻风分枝杆菌)均有明显的杀菌作用;对需氧 G^+ 菌有良好抗菌作用,包括葡萄球菌产酶株及甲氧西林耐药株、肺炎链球菌、肠球菌、李斯特菌、炭疽杆菌、产气荚膜杆菌、白喉杆菌、厌氧球菌等;对需氧 G^- 菌如脑膜炎奈瑟球菌、流感嗜血杆菌、淋病奈瑟球菌亦具高度抗菌活性;对军团菌属作用亦良好,对沙眼衣原体、性病淋巴肉芽肿及鹦鹉热等病原体均具抑制作用。

【临床应用】与其他抗结核药联用于结核病的初治与复治,包括结核性脑膜炎的治疗。用于无症状脑膜炎球菌带菌者,以消除鼻咽部脑膜炎球菌。与其他药物联用于麻风、非结核分枝杆菌感染。与万古霉素联用于甲氧西林耐药葡萄球菌所致的严重感染。与红霉素联用于军团菌属严重感染。滴眼液用于沙眼、结膜炎、角膜炎。

【不良反应】

1. 胃肠道反应　可见恶心、呕吐、上腹部不适、腹泻、胃灼热、胃肠胀气。

2. 肝毒性　为主要不良反应,长期大量使用可出现血清氨基转移酶升高、肝大、黄疸等,用药期间需定期检测肝功能。

3. 过敏反应　可见皮肤发红或皮疹。大剂量间歇疗法后偶见"流感样综合征",表现为畏寒、寒战、发热、不适、呼吸困难、头晕、嗜睡及肌肉疼痛等。

4. 其他　可见瘙痒,还有丘疹、迟发性皮肤卟啉病、血小板减少性紫癜的报道,可见疲劳、面部和四肢水肿。偶见头痛、头晕、嗜睡、共济失调等。

乙 胺 丁 醇

本药为合成抑菌类抗结核药,有左旋、右旋和消旋异构体三种。右旋体对结核杆菌和其他分枝杆菌有较强的抑菌作用,对其他细菌及病毒则无抑制作用。与其他抗结核药联合用于治疗结核分枝杆菌所致的肺结核和肺外结核。用于治疗结核性脑膜炎及非典型结核分枝杆菌感染。长期大量用药可致视神经损害,如球后视神经炎、视神经中心纤维损害,表现为视物模糊、眼痛、红绿色盲或视力减退、视野缩小,1 日剂量大于 25 mg/kg 时易发生。上述反应早期发现和及时停药则可于数周或数月内自行消失,永久性视觉功能丧失极少发生。视力改变可为单侧或双侧。偶见胃肠道不适、恶心、呕吐、腹泻、周围神经炎、过敏反应等。

吡 嗪 酰 胺

本药口服迅速吸收，分布于各组织与体液，细胞内和脑脊液中浓度较高。本药对处于酸性环境中缓慢生长的吞噬细胞内的结核杆菌作用强大。主要用于一线抗结核药产生耐药性的患者。单用易产生耐药性，与其他抗结核药无交叉耐药性，应与其他抗结核药联合应用。不良反应主要是胃肠症状与过敏反应，长期大剂量应用时可发生中毒性肝炎，肝功能异常者禁用。其代谢物可抑制尿酸排泄，可诱发痛风样关节炎。

利 福 喷 丁

本药为利福霉素衍生物，具有广谱抗菌作用，是一种全效杀菌药，具有较强杀菌作用。其作用机制和抗菌谱与利福平相同，对结核杆菌、非结核分枝杆菌、麻风杆菌、革兰阳性菌及革兰阴性菌、某些病毒、衣原体有杀灭作用。联合用于各种结核病的初治与复治，但不宜用于结核性脑膜炎。少数患者可出现白细胞、血小板减少，肝功能异常，皮疹、头晕、失眠等。如出现流感样综合征、免疫性血小板降低，或过敏性休克样反应须及时停药。

三、抗结核病药物的应用原则

结核分枝杆菌是一种"顽强"的致病菌，侵入人体后具有持留性、潜伏性、冬眠性及突变性等特点，使结核病成为慢性迁延、需较长疗程的联合化疗，即使当前公认的短疗程化疗也需 6 个月，否则易于复发，甚至发展为耐药结核病、耐多药结核病（MDR-TB），乃至广泛耐药结核病（XDRTB），成为难治结核病。因此，结核病的治疗必须遵循"早期、联合、规律、全程、适量"的原则。

···· **考点提示** ♀ ····

1. 抗结核病药物的分类。
2. 常见抗结核病药物的药理作用、临床应用及常见不良反应。

任务实施

一、用药前

1. 进行护理评估

（1）健康评估：患者的结核病病史、其他慢性病史，肝肾功能、听力、视力、血糖、血压等。

（2）用药情况评估：既往是否使用过抗结核药，使用的种类、是否联合用药、使用疗程以及发生的不良反应等。

（3）用药禁忌评估：妊娠期、哺乳期妇女，新生儿及 12 岁以下儿童，肝功能严重低下者，造血功能障碍者，糖尿病眼底病变者以及对本类药物过敏者禁用。

2. 调配药品

（1）检查药品性状　仔细检查药品的外观、性状、生产日期和有效期。

（2）核对给药剂量　异烟肼片剂 0.05 g、0.1 g、0.3 g，注射液 0.1 g（2 mL）；利福平片剂 0.15 g、0.3 g、0.45 g、0.6 g，口服混悬液 20 mg/mL；乙胺丁醇片剂 0.25 g；吡嗪酰胺肠溶片 0.25 g、0.5 g；注射用硫酸链霉素每瓶 0.75 g、1 g、2 g、5 g。

（3）明确给药方式　本类药物主要有片剂与注射液两种剂型。

二、用药中

1. 实施用药护理

（1）异烟肼宜餐后服用，可以减少对胃的刺激；长期使用每天剂量超过 0.5 g 时应注意观察有无周围神经炎的发生；服药期间如食用酪胺类食物（奶酪、海鱼）可出现皮肤潮红、头痛、呼吸困难、恶心等类似组胺中毒的症状；静脉滴注一般用于结核性脑膜炎等严重患者，应在避光下 5 小时内滴注完，若变色不可使用；对异烟肼和其他水杨酸过敏者禁用。

（2）利福平宜空腹服用，利福平与乙胺丁醇合用有加强视力损害的可能，二者合用时，要定期检查视野、视力、红绿鉴别力。

2. 观察不良反应

（1）视力改变：与乙胺丁醇的不良反应有关。

（2）听力改变：与链霉素的不良反应有关。

（3）尿液、泪液、唾液颜色改变：与利福平药物的排泄有关。

3. 采取护理措施

（1）注意给药方法：链霉素使用前需做皮试，过敏者禁用。吡嗪酰胺肠溶片不能掰开或嚼服。本类药物静脉滴注时应现配现用，对氨基水杨酸应避光输液。

（2）严格按照给药方案：患者要严格按照给药方案治疗，包括药品的种类、剂量、服用方法、服用时间等，不能随意更改化疗方案或间断服药甚至中断治疗。

三、用药后

1. 观察药物疗效

（1）全身症状缓解情况：患者全身低热、乏力、盗汗等症状是否减轻。

（2）呼吸系统症状：咳嗽、咳痰、咯血、胸痛症状是否缓解，痰结核菌数量是否缓解。

2. 开展健康教育　鼓励患者树立结核病可防可治的信心。告知患者服用利福平期间尿液、唾液、汗液等排泄物可显橘红色，服用吡嗪酰胺期间暴露部位皮肤可出现鲜红棕色改变，属于服用药物后的正常反应，避免患者心理恐慌。

任务小结

临床常用一线抗结核药物抗菌作用强、疗效高、不良反应少，包括异烟肼、利福平、乙胺丁醇、吡嗪酰胺、链霉素等，常需较长疗程的联合化疗。

练一练

任务二　抗真菌药用药护理

情境导入

患者，女，43岁，糖尿病史5年。3个月前因咳嗽、发热住院，诊断为社区获得性肺炎，使用头孢类抗菌药物治疗。1个月前再次咳嗽，伴呼吸困难，加重入院，静脉给予左氧氟沙星与口服伊曲康唑后好转。出院后，服用1周伊曲康唑。

请思考：

1. 患者反复上呼吸道感染的原因是什么？

2. 患者先后使用头孢菌素类、左氧氟沙星、伊曲康唑抗感染治疗是否合理？

3. 糖尿病对使用抗菌药物有何影响？用药方面如何护理？

相关药物知识

一、抗真菌药物的分类

临床上将真菌感染分为浅表真菌感染和深部真菌感染。浅表真菌感染通常是由各种癣菌引起，主要侵犯人体皮肤、指甲等，引起各种癣症，发病率高，易反复发作，但一般不危及生命。深部真菌感染主要由酵母菌、隐球菌等引起，主要侵犯人体深部组织与内脏器官，引起较为严重的感染，发病率低，但危害性大。

抗真菌药是指特异性抑制真菌生长、繁殖或杀灭真菌的药物，对其他病原体均没有作用。常用抗真菌药主要有三唑类、抗生素类以及其他抗真菌药。三唑类抗真菌药有氟康唑、伊曲康唑、伏立康唑、泊沙康唑；抗生素类抗真菌药有两性霉素 B、制霉菌素；其他抗真菌药有卡泊芬净、米卡芬净、特比萘芬、氟胞嘧啶。

二、常用抗真菌药物

氟 康 唑

【药理作用】为三唑类广谱抗真菌药,高度选择性干扰真菌CYP的活性,从而抑制真菌细胞壁上麦角固醇的生物活性。体内抗菌活性明显高于其体外作用。

【临床应用】

1. 念珠菌病　用于全身性念珠菌病如念珠菌菌血症、播散性念珠菌病及其他侵入性念珠菌感染。黏膜念珠菌病包括口咽部及食管感染、非侵入性肺及支气管感染、念珠菌尿症、皮肤黏膜和口腔黏膜慢性萎缩性念珠菌病,念珠菌外阴阴道炎。

2. 隐球菌病　用于治疗脑膜以外的新型隐球菌病。治疗隐球菌脑膜炎时,本药可作为两性霉素B与氟胞嘧啶联用初治后的维持治疗。

3. 皮肤真菌病　用于体癣、手癣、足癣、头癣、指(趾)甲癣、花斑癣,还可用于皮肤着色真菌病。

4. 真菌性角膜炎　本药滴眼液用于治疗真菌性角膜炎。

5. 其他　用于治疗免疫功能正常的地方性深部真菌病、类球孢子菌病、球孢子菌病、芽生菌病、组织胞浆菌病等。

【不良反应】常见恶心、呕吐、腹痛、腹泻等消化系统症状,可出现肾功能异常、丙氨酸氨基转移酶(ALT)升高、天门冬氨酸氨基转移酶(AST)升高。

伊 曲 康 唑

【药理作用】本药是一种合成的三唑类高效广谱抗真菌药,对浅部、深部真菌感染的病原菌均有抗菌活性,能高度选择性地抑制真菌细胞膜上依赖CYP的$14-\alpha-$去甲基酶,导致$14-\alpha-$甲基固醇蓄积,使细胞麦角固醇合成受阻,膜通透性增加,细胞内重要物质外漏,导致真菌死亡。

【临床应用】本药用于全身性真菌感染,如曲霉病、念珠菌病、隐球菌病、组织胞浆菌病、孢子丝菌病、巴西副球孢子菌病、芽生菌病和其他多种少见的全身性或热带真菌病;也可用于口腔、阴道念珠菌感染以及真菌性结膜炎、真菌性角膜炎;还用于治疗花斑癣、皮肤真菌病;以及用于皮肤癣菌和(或)酵母菌所致甲真菌病。

【不良反应】主要为胃肠道反应,常见畏食、恶心、腹痛、便秘、呕吐、消化不良、腹泻。较少见脱发,偶见肝功能异常、白细胞减少等。

伏 立 康 唑

【药理作用】本药为三唑类抗真菌药,抑制真菌中由 CYP 介导的 $14-\alpha-$ 固醇去甲基化,从而抑制麦角固醇的生物合成。本药抗菌谱广,对曲霉属菌、念珠菌属、放线菌属有临床疗效(好转或治愈)。

【临床作用】具有广谱抗真菌作用,可用于侵袭性曲霉病、对氟康唑耐药的念珠菌引起的严重侵袭性感染、由放线菌属和镰刀菌属引起的严重感染。

【不良反应】常见恶心、呕吐、腹泻、腹痛等消化道症状,血栓性静脉炎等心血管系统表现,可出现肌酐升高、血尿等泌尿生殖系统症状,肝功能试验值升高,骨髓抑制等。少见过敏样反应、高敏反应。罕见听觉减退、耳鸣。

两性霉素 B

【药理作用】本药为多烯类抗真菌抗生素,可与敏感真菌细胞膜上的固醇结合,损伤细胞膜的通透性,导致细胞内重要物质如钾离子、核苷酸和氨基酸等外漏,从而破坏细胞的正常代谢而抑制其生长。本药几乎对所有真菌均有抗菌活性,主要对念珠菌、隐球菌、组织胞浆菌、酵母菌、皮炎芽生菌、球孢子菌属等有效。部分曲霉菌对本药耐药,皮肤癣菌则大多数呈现耐药。

【临床应用】用于敏感真菌所致的深部感染且病情呈进行性发展,如败血症、心内膜炎、脑膜炎、腹腔感染、肺部感染、尿路感染和眼内炎等。本药阴道泡腾片可用于阴道真菌感染。

【不良反应】本药静脉滴注可引起寒战、高热、眩晕、恶心、血压下降等,滴注过快时可引起心室颤动或心脏停搏。鞘内注射后可引起严重头痛、颈项强直,严重者出现下肢截瘫等。此外,可出现肝、肾、神经系统反应,本药所致的电解质紊乱亦可导致心律失常,用药期间需定期检查肝肾功能、血钾、血常规等。

制 霉 菌 素

【药理作用】本药为多烯类抗真菌药,可与真菌细胞膜上的固醇结合,使细胞膜的通透性发生改变,导致重要的细胞内物质外漏,从而发挥抗真菌作用。具有广谱抗真菌作用。其抗菌谱与两性霉素 B 相似,但抗菌作用较弱。

【临床应用】用于念珠菌属引起的消化道感染、外阴阴道炎。

【不良反应】口服较大剂量可出现胃肠道反应,如腹泻、恶心、呕吐、上腹疼痛,减量或停药后症状可迅速消失。阴道给药偶可引起白带增多。

特 比 萘 芬

【药理作用】本药是烯丙胺类抗真菌药,具有广谱抗真菌活性。可抑制真菌的角鲨烯环氧化酶,干扰麦角固醇的生物合成,使真菌细胞内角鲨烯过度堆积和麦角固醇的合成受阻,从而起到杀菌或抑菌的作用。本药具有亲脂性和亲角质性,因此皮肤、毛发和甲板中的浓度较高。

【临床应用】

1. 口服给药　可用于由毛癣菌、小孢子菌和絮状表皮癣菌等所致皮肤、毛发和指(趾)甲的感染,由念珠菌所致皮肤酵母菌感染;大面积、严重的皮肤真菌感染(如体癣、股癣、手癣、足癣和头癣);由丝状真菌引起的甲癣(甲真菌感染)。

2. 局部给药　可用于手癣、足癣、体癣、股癣、花斑癣及皮肤念珠菌病;阴道泡腾片可用于念珠菌性阴道炎。

【不良反应】常见肌痛、关节痛等肌肉骨骼系统不良反应,可有头痛、皮疹、荨麻疹等。偶见氨基转移酶升高,一般停药后可恢复。局部给药部位可出现发红、轻度烧灼感、瘙痒感、蜇刺感等刺激症状或皮肤干燥,一般无须停药。

卡泊芬净

【药理作用】本药系棘白菌素类抗真菌药,通过抑制 $\beta-(1,3)-D-$ 葡聚糖的合成导致细胞壁完整性和渗透稳定性的破坏及细胞溶解。在体外表现出良好的抗曲霉菌属、念珠菌属和组织胞浆菌属活性,对唑类抗真菌药物及两性霉素 B 耐药的念珠菌有效,与两性霉素 B 合用对镰刀霉菌属和曲霉菌属有叠加或协同作用。

【临床应用】用于对其他药物治疗无效或不能耐受的侵袭性曲霉菌病,用于经验性治疗中性粒细胞减少、伴发热患者的可疑真菌感染。

【不良反应】可出现肿胀、外周水肿、心动过速、静脉炎、血栓性静脉炎等,临床试验中常见发热、寒战、腹痛、恶心、腹泻、呕吐及血肌酸酐升高等。

···· 考点提示 ♀ ····

1. 抗真菌药物的分类。
2. 常见抗真菌药物的药理作用、临床应用及不良反应。

任务实施

一、用药前

1. 进行护理评估

(1) 健康评估:评估患者有无糖尿病等慢性基础性疾病,有无手术史和外伤史等。

(2) 用药情况评估:评估患者既往是否使用过抗真菌药,药物的名称、用量和药效等,是否使用过降糖药、糖皮质激素、免疫抑制剂、广谱抗菌药物等。

(3) 用药禁忌评估:妊娠期、哺乳期妇女,肝肾功能不全患者慎用。

2. 调配药品

(1) 明确给药方式：本类药物有片剂、注射剂，可口服、静脉滴注等。

(2) 核对给药剂量：氟康唑片剂（胶囊）规格为 50 mg、100 mg、150 mg，注射剂为 200 mg/100 mL；伊曲康唑片剂规格为 100 mg、200 mg，注射剂规格为 25 mL : 250 mg；注射用卡泊芬净 50 mg、70 mg；注射用两性霉素 B 5 mg、25 mg、50 mg。具体给药剂量视病情遵医嘱。

(3) 避免配伍禁忌：氟康唑不可与地高辛、地西泮、呋塞米、头孢呋辛、头孢他啶、左氧氟沙星等配伍使用；两性霉素 B 不可与氯化钠、氯化钾、葡萄糖酸钙、维生素 B_6、维生素 C、地高辛、呋塞米、地塞米松、阿米卡星等配伍使用；卡泊芬净与右旋糖酐葡萄糖溶液存在配伍禁忌。

二、用药中

1. 实施用药护理

(1) 两性霉素 B：给药途径广泛，静脉滴注成人推荐 0.02~0.1 mg/kg，还可鞘内注射、雾化吸入、关节囊内注射、眼部用药、口服等。

(2) 氟康唑：静脉滴注速度 200 mg/h，可加入葡萄糖、生理盐水、乳酸钠林格氏液中滴注。

2. 观察不良反应

(1) 血糖升高：与氟康唑抑制口服降糖药的代谢有关。

(2) 低钾血症：与两性霉素 B 所致低血钾有关。

(3) 心率加快：与两性霉素 B 所致心脏毒性有关。

(4) 局部炎症：与两性霉素 B 静脉滴注局部渗出有关。

3. 采取护理措施

(1) 两性霉素 B 毒性大，使用时应新鲜配制、避免静脉滴注；静脉滴注速度宜缓慢，持续时间 6~8 小时，静脉用药后 2 小时应再次摇匀；定期监测肝肾功能、电解质。

(2) 卡泊芬净配制后应立即使用，18 岁以下患者不推荐使用。

三、用药后

1. 观察药物疗效　感染的症状在用药后是否缓解，用药期间有无不良反应发生。

2. 开展健康教育　对真菌感染的高危人群（如骨髓抑制、高强度化疗、粒细胞缺乏症等患者）应减少空气中曲霉菌的吸入、勤洗手、保持室内清洁、定期更换枕头、避免接触腐败植物、不宜进入建筑工地等曲霉菌高污染区域。

任务小结

　　氟康唑、伊曲康唑、伏立康唑主要用于念珠菌感染、隐球菌病、接受放化疗和免疫抑制剂治疗患者的预防,两性霉素 B 用于敏感真菌所致的深部真菌感染,如败血症、心内膜炎、脑膜炎、腹腔感染。卡泊芬净主要用于对其他药物治疗无效或不能耐受的侵袭性曲霉菌病。

任务三　抗病毒药用药护理

情境导入

　　患者,男性,31 岁,已婚,最近因乏力、纳差去医院就诊,诊断为慢性乙型肝炎。患者 ALT 750 IU/L,HBV-DNA 6.6×10^8 copie/mL,HBeAg(−)。此前未服用抗病毒药物。临床给予拉米夫定 100 mg qd,每 3 个月检测 1 次病毒载量。用药 1 年时,患者 HBV-DNA 6.3×10^3 copie/mL,继续使用拉米夫定 100 mg 1 次 / 日。3 个月后复查 HBV-DNA 7.8×10^5 copie/mL,耐药检测发现 rtm204V 突变,临床建议患者加用阿德福韦酯治疗。3 个月后检测病毒载量 HBV-DNA 2.3×10^3 copie/mL。

　　请思考:

1. 该患者的用药是否合理?

2. 该患者使用抗病毒药物期间应该如何进行用药护理?

相关药物知识

一、抗病毒药物的分类

　　病毒包括 DNA 与 RNA病毒。根据作用机制,可将抗病毒药物分为以下几类：① 阻断病毒与宿主细胞受体的结合,如免疫球蛋白;② 阻止病毒穿入细胞或脱壳,如金刚烷胺;③ 抑制病毒的生物合成,如利巴韦林、阿昔洛韦、齐多夫定;④ 产生增强宿主抗病毒能力的效应蛋白,如干扰素。

二、常用治疗病毒感染药物

拉 米 夫 定

【药理作用】本药系合成的二脱氧胞嘧啶核苷类抗病毒药物。口服吸收后在肝细胞内磷酸化,转换成活性三磷酸盐,并以环腺苷磷酸形式通过 HBV 多聚酶嵌入病毒 DNA 中,导致 DNA 链合成中止。

【临床应用】用于治疗伴有丙氨酸氨基转移酶(ALT)升高和病毒活动复制的、肝功能代偿的成人慢性乙型肝炎。与其他抗逆转录病毒药联用于治疗人类免疫缺陷病毒(HIV)感染。

【不良反应】常见头痛、乏力、呼吸道感染、腹部不适、腹痛、恶心、呕吐、腹泻等症状。

阿德福韦酯

【药理作用】本药为一种单磷酸腺苷的无环磷酸化核苷类似物,在细胞激酶的作用下被磷酸化为具有抗病毒活性的产物阿德福韦二磷酸盐。阿德福韦二磷酸盐通过与三磷酸脱氧腺苷竞争、整合到病毒 DNA 后引起 DNA 链延长终止,从而抑制人类免疫缺陷病毒(HIV)及乙肝病毒的逆转录酶、单纯疱疹病毒和巨细胞病毒的 DNA 聚合酶。

【临床应用】用于治疗有乙型肝炎病毒(HBV)活动复制证据,伴有血清氨基酸转移酶持续升高或肝组织学活动性病变的肝功能代偿的慢性乙型肝炎。

【不良反应】常见头痛、头晕、疲乏、失眠,腹痛、腹泻、恶心、胃肠胀气、消化不良等。可见鼻咽炎、肌病、软骨病、白细胞减少、转氨酶升高等。

恩 替 卡 韦

【药理作用】本药为鸟嘌呤核苷类似物,在体内经磷酸化后转化为具有活性的三磷酸盐形式,可抑制 HBV 多聚酶。三磷酸盐通过与 HBV 多聚酶的天然底物三磷酸脱氧鸟嘌呤核苷竞争,抑制 HBV-DNA 多聚酶的启动、前基因组信使 RNA 逆转录负链的形成及 HBV-DNA 正链的合成,从而抑制 HBV 复制。

【临床作用】用于治疗病毒复制活跃、血清 ALT 持续升高或肝组织学显示有活动性病变的慢性乙型肝炎。

【不良反应】常见恶心、腹痛、腹部不适、腹泻、消化不良等胃肠道反应;头痛、眩晕、疲劳,可见头晕、失眠、嗜睡等神经系统反应;血尿、血肌酐升高、糖尿等泌尿生殖系统反应;此外,可见肌痛、ALT 升高、肝区不适等。

丙酚替诺福韦

【药理作用】丙酚替诺福韦通过被动扩散以及肝摄取性转运体 $OATP_1B_1$ 和 $OATP_1B_3$ 进入原代肝细胞,在原代肝细胞内主要通过羧酸酯酶 1 进行水解形成替诺福韦,替诺福韦随后经过磷酸化形成药理学活性代谢产物二磷酸替诺福韦,二磷酸替诺福韦借助 HBV 逆转录酶整合嵌入病毒 DNA,从而抑制 HBV 复制。

【临床应用】该药用于治疗成人和青少年(12 岁以上,体重至少为 35 kg)的慢性乙型肝炎(HBV)。

【不良反应】常见呕吐、恶心、腹痛、腹胀、腹泻等胃肠道反应,可有疲劳、头痛、头晕、皮疹、瘙痒症、ALT 增加、关节痛等症状。

聚乙二醇干扰素 α-2a

【药理作用】本药是聚乙二醇（PEG）与重组干扰素 α-2a 结合形成的长效干扰素。干扰素与细胞表面的特异性 α 受体结合，触发细胞内复杂的信号传递途径并迅速激活基因转录，调节多种生物效应（包括抑制感染细胞内的病毒复制、抑制细胞增殖），并具有免疫调节的作用。

【临床应用】用于已确诊的成人慢性乙型肝炎或慢性丙型肝炎的治疗，患者需处于肝病代偿期。慢性丙型肝炎患者使用本药时宜与利巴韦林联用。

【不良反应】不良反应较多，常见咳嗽、消化不良、心悸、心动过速、肌痛、关节痛、抑郁、易激惹、焦虑、性欲减退、阳痿、体重减轻、盗汗、甲状腺功能减退、甲状腺功能亢进等症状。罕见皮肤感染、昏迷、注射部位坏死。

利 巴 韦 林

【药理作用】本药为合成的核苷类抗病毒药，可能机制是药物进入被病毒感染的细胞后迅速磷酸化，其磷酸化产物作为病毒合成酶的竞争性抑制药，抑制肌苷单磷酸脱氢酶、流感病毒 RNA 聚合酶和 mRNA 鸟苷转移酶，从而减少细胞内三磷酸鸟苷，损害病毒 RNA 和蛋白合成，使病毒的复制与传播受抑。

【临床应用】系广谱抗病毒药，用于呼吸道合胞病毒（RSV）引起的病毒性呼吸道感染，如肺炎、支气管炎、口咽部病毒感染；皮肤疱疹病毒感染、疱疹性口腔炎；治疗和预防流行性感冒；滴眼液用于单纯疱疹病毒性角膜炎。

【不良反应】最主要的毒性是溶血性贫血。长期或大剂量服用可影响肝功能，口服本药后约 25% 的患者可出现血胆红素升高。可见低血压、呼吸困难、鼻炎、气胸、窒息、肌痛、关节痛等，少见烦躁，偶见头晕、睡眠差等。

奥 司 他 韦

【药理作用】本药活性代谢产物奥司他韦羧酸盐是一种选择性流感病毒神经氨酸酶抑制药，通过抑制病毒从被感染细胞中释放，从而减少甲型或乙型流感病毒的播散。本药可有效治疗甲型和乙型流感，但乙型流感的临床应用数据尚不多。

【临床应用】用于治疗、预防甲型和乙型流感。

【不良反应】常见恶心、呕吐、鼻出血等，可见咽痛、鼻塞、中耳炎、血尿、淋巴结肿大等。

阿 昔 洛 韦

【药理作用】本药为 2'- 脱氧鸟苷的无环类似物，系化学合成的核苷酸类抗病毒药，在组织培养中对单纯疱疹病毒（HSV）具有高度的选择性抑制作用。本药进入被 HSV 感染的细胞后，干扰 HSV-DNA 聚合酶，从而抑制病毒 DNA 的合成。还可在 DNA 聚合酶的作用下，与增长的 DNA 链结合，引起 DNA 链的延伸中断。由于对病毒的特殊亲和力，本药对宿主细胞毒性低。本药不仅有高度抗病毒特性和低毒性，还具有良好的眼内穿透性。

【临床应用】

1. 单纯疱疹病毒（HSV）感染　口服制剂用于生殖器疱疹病毒感染初发和复发患者；对反复发作患者可用作预防；也可用于免疫缺陷者皮肤黏膜单纯疱疹。静脉制剂用于免疫缺陷者初发和复发性皮肤黏膜 HSV 感染的治疗以及反复发作患者的预防；也用于单纯疱疹性脑炎的治疗。外用制剂用于 HSV 引起的感染。凝胶还可用于早期生殖器疱疹病毒感染。

2. 带状疱疹病毒（HZV）感染　口服制剂用于免疫功能正常者带状疱疹和免疫缺陷者轻度带状疱疹的治疗。静脉制剂用于免疫缺陷者严重带状疱疹或免疫功能异常者弥散型带状疱疹的治疗。外用制剂用于 HZV 引起的感染。

3. 水痘　用于免疫缺陷者水痘的治疗。

4. 眼部疾病　可治疗急性视网膜坏死，滴眼液或眼膏用于单纯疱疹性角膜炎。

【不良反应】常见恶心、呕吐、腹泻等胃肠道反应，偶有皮肤瘙痒、荨麻疹、皮疹和头疼，罕见舌麻木感。可出现蛋白尿升高、血尿素氮升高、血肌酸酐升高，血清氨基转移酶升高、碱性磷酸酶升高、乳酸脱氢酶升高、总胆红素轻度升高。静脉注射时可有注射部位炎症或静脉炎，可见急性肾功能不全。

三、治疗 HIV 感染的药物

洛匹那韦和利托那韦

【药理作用】洛匹那韦系 HIV 蛋白酶抑制药，可阻止 Gag-Pol 多蛋白的分裂，导致产生未成熟的、无感染力的病毒颗粒。其结构与利托那韦相似，作用比利托那韦强 10 倍。洛匹那韦单独口服的血药浓度低而短暂，与低剂量利托那韦合用时，由于其 CYP 代谢被抑制，可达较高的血药浓度。因此，洛匹那韦与利托那韦联合用药，具有协同作用。

【临床应用】用于治疗 HIV 感染。对首次采用抗逆转录病毒药治疗的患者，合用洛匹那韦和低剂量利托那韦有效，可显著降低病毒负荷。

【不良反应】可见缓慢性心律不齐、房室传导阻滞、PR 间期延长、QT 间期延长、尖端扭转型室性心动过速、肝功能异常、全身脂肪重新分配和积聚、Stevens-Johnson 综合征、多形性红斑、中毒性表皮坏死松解症。

齐多夫定和拉米夫定

【药理作用】本药为齐多夫定和拉米夫定的复方核苷类抗逆转录酶药，可选择性抑制 HIV-1 及 HIV-2。两者均可抑制培养细胞中 HIV 的复制，且均可被细胞内激酶逐渐代谢为 5′- 三磷酸盐（TP）。齐多夫定 -TP 及拉米夫定 -TP 是 HIV 逆转录酶的底物竞争性抑制药，其抗病毒机制主要是以单磷酸盐的形式掺入病毒的 DNA 链，从而导致病毒 DNA 链延长终止。

【临床应用】用于治疗成人及 12 岁以上儿童 HIV 感染。

【不良反应】常见的不良反应为骨髓抑制,可见中性粒细胞减少、贫血、血小板减少、纯红细胞再生障碍等。也可有胃肠道反应、头痛、头晕、睡眠障碍、感觉异常、肌痛、骨骼疼痛等。拉米夫定可导致关节痛、横纹肌溶解。剂量过大可出现焦虑、精神错乱、抑郁、情绪不稳、神经紧张等。肝功能不良者更易发生不良反应。

依 非 韦 伦

依非韦伦是人免疫缺陷病毒 -1 型(HIV-1)的选择性非核苷反转录酶抑制剂,作用于模板、引物或三磷酸核苷,兼有小部分竞争性的抑制作用。适用于与其他抗病毒药物联合治疗 HIV-1 感染的成人、青少年及儿童。可出现过敏反应、共济失调、精神错乱、昏迷、眩晕、呕吐、腹泻、肝炎、失眠、焦虑、抑郁、思维异常、健忘、情绪不稳定等。

> ···· 考点提示 ♀ ····
>
> 1. 根据作用机制,可将抗病毒药物分为哪几类?
> 2. 常见抗病毒药物的药理作用、临床应用及常见不良反应。

任务实施

一、用药前

1. 进行护理评估

(1) 健康评估:患者有无乏力、食欲不振、黄疸、肝脾大等症状或体征。

(2) 用药情况评估:既往是否使用过抗病毒药物,使用的药物名称、剂量、疗效与不良反应情况。

(3) 用药禁忌评估:肝肾功能不全、有血液系统疾病史、有周围神经病史者慎用拉米夫定。

2. 调配药品

(1) 确定给药剂量:阿昔洛韦片 100 mg、200 mg,胶囊 200 mg;拉米夫定片 100 mg、150 mg;恩替卡韦片 0.5 mg、1 mg;利巴韦林片 20 mg、50 mg、100 mg,注射液 100 mg/1 mL、250 mg/2 mL、500 mg/5 mL。具体给药剂量视病情遵医嘱。

(2) 避免配伍禁忌:利巴韦林不宜与二羟丙茶碱、乳糖酸红霉素等配伍使用;阿昔洛韦不宜与氨曲南、美罗培南、吗啡、哌替啶等配伍使用。

二、用药中

1. 实施用药护理

(1) 抗病毒治疗过程中定期监测血常规、肝肾功能、电解质、血糖、血脂。

(2) 阿昔洛韦用药期间多喝水，防止药物沉积在肾小管中，不可与氨基糖苷类药物合用，以免加重肾功能。

(3) 恩替卡韦应空腹服用，餐前或餐后至少 2 小时。

(4) 奥司他韦早期用药疗效较好，治疗流感时，症状首发 12 小时内服药与症状首发 48 小时服药相比，病程明显缩短。

2. 观察不良反应

(1) 出血症状：与齐多夫定对骨髓的抑制有关。

(2) 异常疲劳、衰弱：与本类药物的神经毒性有关。

(3) 肝功能异常：与本类药物损害肝有关。

3. 采取护理措施

(1) 拉米夫定如出现药物过量，应对患者进行监护，并给予常规的支持治疗，必要时可采用血液透析治疗。

(2) 患者使用恩替卡韦过程中出现 ALT 增高至 10 倍的正常值上限，通常继续用药一段时间，ALT 可恢复正常，在此之前或同时伴随有病毒载量 2 个对数值的下降，故在用药期间，需要定期监测肝功能。

(3) 使用聚乙二醇干扰素 α-2a 治疗过程中，出现肝功能失代偿，应考虑停药。出现一过性的皮疹，不需要中断治疗。

三、用药后

1. 观察药物疗效

(1) 患者用药后，乏力症状是否好转，食欲不振等消化道症状是否改善。

(2) 患者病毒载量是否降低。

2. 开展健康教育

(1) 抗病毒药物需按时服用，不可随意停药、换药。对于乙肝患者密切接触人群应进行免疫接种，对献血者常规开展 HBsAg 检查。

(2) HIV 患者及其家属注意个人卫生，避免直接接触患者血液与体液。HIV 患者避免妊娠与哺乳，患者可适当地锻炼与参加活动，提高个人免疫力。

任务小结

　　拉米夫定、阿德福韦酯、恩替卡韦用于病毒复制活跃、血清 ALT 持续升高或肝组织学有活动性病变的慢性乙型肝炎患者。聚乙二醇干扰素 α2a 适用于治疗成人慢性乙型肝炎。利巴韦林用于呼吸道合胞病毒引起的病毒性肺炎与支气管炎、肝功能代偿期的慢性丙型肝炎患者。洛匹那韦、利托那韦联合用药治疗成人和 2 岁以上儿童的 HIV 感染。

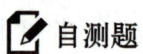 练一练

网上更多……

　　　　📠 知识拓展　　　　　　　📝 自测题　　　　　　　🖥 教学PPT

细胞器运动;还可抑制虫体线粒体延胡索酸还原酶系统,减少 ATP 生成,从而干扰虫体的生存和繁殖而导致其死亡。

【临床作用】用于治疗蛔虫病、蛲虫病、钩虫病、鞭虫病、旋毛虫病等线虫病外,还可用于治疗囊虫病和棘球蚴病。

【不良反应】治疗囊虫病和棘球蚴病时可出现 ALT 升高,多于停药后逐渐恢复正常。治疗囊虫病特别是脑囊虫病时,如用药剂量较大,疗程较长,用药后 2~7 日可出现头痛、发热、皮疹、肌肉酸痛、视物障碍、癫痫发作等。治疗棘球蚴病时可出现囊壁破裂所致的严重变态反应。

吡 喹 酮

本药为广谱抗蠕虫药,用于多种血吸虫病、华支睾吸虫病、肺吸虫病、姜片虫病、绦虫病、囊虫病,具有疗效显著、不良反应少、疗程短和口服方便等特点。常见不良反应有呕吐、腹胀、失眠、多汗、肌束震颤、恶心、腹痛、腹泻、头晕、嗜睡、头痛、乏力、四肢酸痛等。少数患者出现一过性血清氨基转移酶升高、心悸、胸闷等,偶见消化道出血、精神失常、中毒性肝炎等,严重者可引发脑疝。

···· 考点提示 ♀ ····

1. 抗寄生虫药物的分类。
2. 常见抗寄生虫药物的药理作用、临床应用及常见不良反应。

任务实施

一、用药前

1. 进行护理评估

(1)健康评估:了解患者近期有无发热、疫区旅游史、个人生活史等。

(2)用药情况评估:既往是否使用过抗寄生虫药物,如有应用,提供使用药物的名称、剂量、使用时间等。

(3)用药禁忌评估:妊娠期、哺乳期妇女,肝肾功能严重减退者禁用。

2. 调配药品

(1)明确给药方式:本类药物主要有片剂与注射液两种剂型。

(2)确定给药剂量:磷酸氯喹片 0.075 g、0.25 g;青蒿素油注射液 50 mg/2 mL、100 mg/2 mL;乙胺嘧啶片 6.25 mg,膜剂 6.25 mg;阿苯达唑片 0.1 g、0.2 g;乙胺嗪片 50 mg、100 mg。具体给药剂量视病情遵医嘱。

（3）避免配伍禁忌：氯喹与氯丙嗪合用可增加肝负担，与链霉素合用可增加神经肌肉阻滞作用，与肝素合用可增加出血机会，与洋地黄类药物合用可引起传导阻滞。甲苯达唑不宜与甲硝唑合用，与西咪替丁合用时应及时调整剂量。

二、用药中

1. 实施用药护理

（1）氯喹不宜肌内注射，儿童禁止静脉注射。使用后特别注意观察循环系统变化，防止心血管毒性事件出现，一旦发生应对症处理，维持心肺功能。

（2）奎宁静脉滴注时，应严格关注药物的剂量、浓度及静脉滴注速度，防止出现金鸡纳反应，一旦发生应立即停止输液。

（3）青蒿素可口服、直肠给药与深部肌内注射。青蒿素直肠给药 2 h 内，患者出现排便，需再补充给药 1 次。

（4）乙胺嘧啶味微香，儿童易多服导致中毒，肝肾功能不全者易造成药物体内蓄积，一次过量中毒可催吐、洗胃、大量饮用糖水及利尿药，出现痉挛抽搐可注射硫喷妥钠，长期应用应补充四氢叶酸预防巨幼红细胞性贫血。

（5）服用阿苯达唑前无需空腹或清肠，可嚼服、吞服或研碎后与食物同服。

2. 观察不良反应

（1）视力损害：与氯喹对眼角膜与视网膜损害有关。

（2）听力改变：与奎宁引起的金鸡纳反应有关。

（3）血细胞减少：与乙胺嘧啶引起的二氢叶酸缺乏有关。

（4）注射部位疼痛：与青蒿素注射部位较浅有关。

（5）尿液颜色改变：与奎宁、伯氨喹引起的急性溶血有关。

三、用药后

1. 观察药物疗效　高热、寒战、腹痛等是否缓解，尿液颜色是否恢复正常。

2. 开展健康教育　对患者进行防治寄生虫知识宣教，培养良好的卫生习惯，餐前便后洗手，勤剪指甲，纠正儿童吸吮手指的不良习惯。

任务小结

练一练

氯喹用于治疗恶性疟、间日疟、三日疟、卵形疟，控制症状。伯氨喹主要用于间日疟的根治及控制疟疾的传播。乙胺嘧啶用于预防疟疾与治疗弓形虫病。甲硝唑用于治疗阴道滴虫病、阿米巴病等。阿苯达唑用于治疗蛔虫病、蛲虫病、钩虫病、鞭虫病、旋毛虫病等线虫病。

任务二　抗恶性肿瘤药用药护理

情境导入

患者，女，67岁，6个月前自己触摸到乳腺肿块，就诊后手术治疗，病理诊断为浸润性乳腺癌，淋巴结转移 6/9。手术治疗后进行化学治疗和放疗。化疗方案为：静脉注射"环磷酰胺 + 紫杉醇"，经过 4 个疗程后，出现脱发。同时，血常规检查白细胞计数为 $2.9 \times 10^9/L$，给予升白治疗，血常规的白细胞计数为 $4.8 \times 10^9/L$，继续原来化疗方案。

请思考：

1. 患者使用环磷酰胺是否合适？为什么？

2. 患者用药后会有哪些预期表现？

3. 针对此患者，护士应如何完成用药护理程序？

相关药物知识

恶性肿瘤是严重威胁人类健康的常见病、多发病，手术切除、放射治疗和化学治疗为临床综合治疗的最重要的三大方法。其中抗恶性肿瘤药物（常被简称化疗药物）作为临床综合治疗的重要组成部分，可明显延长恶性肿瘤患者的生存时间，提高生活质量。传统抗恶性肿瘤药对肿瘤细胞和人体正常细胞的选择性小，应用过程中的不良反应广泛而严重。近年来，在分子生物学、细胞动力学、免疫学的理论指导下，抗恶性肿瘤药正从传统的细胞毒类药物向针对多环节作用的新型抗恶性肿瘤药发展，包括生物反应调节剂如干扰素、肿瘤细胞诱导分化剂如维 A 酸、肿瘤细胞凋亡诱导剂如亚砷酸。

一、细胞的增殖周期及抗肿瘤药物的基本作用

细胞从一次分裂结束到下一次细胞分裂完成所需要的时间称为细胞增殖周期。细胞增殖动力学是研究细胞群体的生长、繁殖及死亡的动态规律的科学，把握相关规律有助于了解肿瘤细胞的生物学特性，对理解药物的抗肿瘤机制及作用特点具有重要的意义。

(一)细胞增殖动力学

根据细胞生长增殖特点,将肿瘤细胞群分为增殖细胞群和非增殖细胞群。

1. 增殖细胞群 增殖期细胞呈指数方式生长,其生化代谢活跃,对药物敏感。按细胞内 DNA 含量变化,分为 4 期:DNA 合成前期(G_1 期)、DNA 合成期(S 期)、DNA 合成后期(G_2 期)、有丝分裂期(M 期)。

2. 非增殖细胞群 主要是静止期(G_0 期)细胞,有增殖能力,但暂不进行分裂,对药物不敏感。当增殖期中对药物敏感的肿瘤细胞被杀灭后,处于 G_0 期的细胞可进入增殖期,是肿瘤复发的根源。

(二)抗肿瘤药基本作用

1. 细胞周期特异性药 仅能杀灭某一增殖期的肿瘤细胞,选择性相对较高。可分为两类,一类是作用于 S 期的抗代谢类药物,如甲氨蝶呤(MTX)、阿糖胞苷(Ara-c)、氟尿嘧啶(5-FU)、6- 巯基嘌呤(6-MP)等;另一类是作用于 M 期的药物,如长春碱(VLB)、长春新碱(VCR)等。

2. 细胞周期非特异性药 能杀灭增殖细胞群中各期细胞。该类药物选择性差,毒性相对较大。药物有烷化剂、抗癌抗生素和铂类等。

二、抗肿瘤药的作用机制及分类

根据药物作用的生化机制和药物作用的周期或时相特异性,可将抗恶性肿瘤药物分为以下几类。

1. 干扰核酸(DNA、RNA)生物合成的药物

(1)阻止嘧啶类核苷酸形成的抗代谢药,如 5- 氟尿嘧啶。

(2)阻止嘌呤类核苷酸形成的抗代谢药,如 6- 巯嘌呤。

(3)抑制二氢叶酸还原酶的药,如甲氨蝶呤。

(4)抑制 DNA 多聚酶的药,如阿糖胞苷。

(5)抑制核苷酸还原酶的药,如羟基脲。

2. 直接影响 DNA 结构与功能的药物

有烷化剂、丝裂霉素 C、博来霉素等。

3. 干扰转录过程和阻止 RNA 合成的药物

有多种抗癌抗生素,如放线菌素 D、柔红霉素、阿霉素。

4. 影响蛋白质合成的药物

(1)影响微管蛋白活性及纺锤丝的形成:如长春碱类、鬼臼毒素类、紫杉醇。

(2)干扰核蛋白体功能的药物:如三尖杉酯碱。

（3）干扰氨基酸供应的药物：如 L- 门冬酰胺酶。

5. 影响激素平衡的药物

有肾上腺皮质激素、雄激素、雌激素、他莫昔芬等。

6. 分子靶向药物

有利妥昔单抗、曲妥珠单抗等。

三、常用抗恶性肿瘤药

（一）干扰核酸（DNA、RNA）生物合成的药物

干扰核酸合成药又称为抗代谢类药物，其化学结构与核酸代谢的必需物质如叶酸、嘌呤碱、嘧啶碱等相似，通过拮抗细胞核酸特别是 DNA 的生物合成，阻止肿瘤细胞的分裂增殖。本类药物属细胞周期特异性药物，对 S 期细胞最敏感。

甲 氨 蝶 呤

【药理作用】甲氨蝶呤（MTX），本药化学结构和叶酸相似，竞争性抑制二氢叶酸还原酶活性，阻断二氢叶酸还原成四氢叶酸，一碳基团携带受阻，从而阻碍 DNA 的生物合成。还可干扰 RNA 和蛋白质的合成。

【临床应用】主要用于儿童急性白血病，疗效显著。常与长春新碱和巯嘌呤等药物合用，完全缓解率可达 90%，但对成人急性白血病疗效差。也用于绒毛膜上皮癌、恶性葡萄胎等。对头颈部、乳腺、肺、胃肠等部位实体瘤均有疗效。

【不良反应】主要是胃肠道反应和骨髓抑制，表现为口腔炎、胃炎、腹泻、溃疡，白细胞和血小板减少等。另外，可致肝肾损害、脱发、胎儿畸形等。

氟 尿 嘧 啶

【药理作用】氟尿嘧啶（5-FU）是尿嘧啶的衍生物，化学结构与尿嘧啶相似，进入体内转变为 5- 氟尿嘧啶脱氧核苷等，抑制胸苷酸合成酶，使脱氧胸苷酸缺乏，阻碍 DNA 生物合成。另外，它的代谢产物可掺入 RNA 中，干扰 RNA 和蛋白质的合成，对 G_1 期细胞和 G_2 期细胞也有一定的作用。

【临床应用】对消化道癌、乳腺癌疗效显著，对卵巢癌、宫颈癌、绒毛膜上皮癌、膀胱癌也有效。

【不良反应】主要是胃肠道反应，重者可出现血性腹泻。也有骨髓抑制、脱发、共济失调等反应。偶见肝、肾损害。

巯 嘌 呤

巯嘌呤（6-MP）口服吸收不完全，个体差异大，在体内转化为黄嘌呤核苷酸及硫代肌苷酸，干扰嘌呤代谢，阻碍 DNA 的合成，对 S 期细胞最敏感。此外，本药还有较强的免疫抑制作用。

对儿童急性淋巴性白血病疗效较好,也可用于绒毛膜上皮癌、恶性葡萄胎、恶性淋巴瘤、多发性骨髓瘤、自身免疫性疾病等的治疗。主要不良反应为胃肠道反应和骨髓抑制,偶见肝、肾损害。有致畸作用,孕妇禁用。

羟 基 脲

羟基脲(HU)为核苷酸还原酶抑制剂,选择性作用于 S 期细胞,阻止胞苷酸还原为脱氧胞苷酸,从而抑制 DNA 的合成。用药后可使肿瘤细胞集中于 G_1 期,故常作同步化疗药,以增加肿瘤细胞对化学治疗或放射治疗的敏感性。对慢性粒细胞白血病及其急性病变有显著疗效。对黑色素瘤有暂时缓解作用。主要不良反应为骨髓抑制和胃肠道反应等。

阿 糖 胞 苷

阿糖胞苷(Ara-C)能选择性抑制 DNA 多聚酶活性,阻止细胞 DNA 生物合成;也可掺入 DNA 和 RNA 中,干扰 DNA 复制和 RNA 的功能。本药是治疗成人急性粒细胞白血病或单核细胞白血病的主要药物。主要不良反应是骨髓抑制、胃肠道反应。

(二)影响 DNA 结构和功能的药物

包括烷化剂、抗肿瘤抗生素、铂类配合物以及喜树碱类等。

1. 烷化剂 是一类结构中含有烷化基团的化学物质,烷化基团性质活泼,易与细胞中的功能基团如 DNA 或蛋白质分子中的氨基、羟基、巯基、羧基等起烷化作用,形成交叉联结或引起脱嘌呤,从而造成 DNA 结构和功能损伤,甚至引起细胞死亡。该类药属周期非特异性药物,但对 G_1 期和 G_2 期细胞作用较强。

环 磷 酰 胺

环磷酰胺(CTX)口服吸收良好,也可静脉注射,在肝和肿瘤组织内分布浓度较高,药物主要在肝内代谢,小部分以原形从肾排泄。

【药理作用】药物本身无抗肿瘤活性,经肝转化为中间产物醛磷酰胺,再在肿瘤细胞内分解出性质很活泼的磷酰胺氮芥,才能与 DNA 发生交叉联结,破坏 DNA 的结构和功能,从而抑制肿瘤细胞的生长繁殖。本药还有免疫抑制作用。

【临床应用】抗瘤谱广,对恶性淋巴瘤疗效显著;对急性淋巴细胞白血病、卵巢癌、乳腺癌、多发性骨髓瘤等有一定疗效。常与其他抗恶性肿瘤药合用,可提高疗效。还可用于治疗某些自身免疫性疾病和预防器官移植的排异反应等。

【不良反应】常见不良反应为骨髓抑制,胃肠道反应较轻,但对膀胱刺激性大,可引起出血性膀胱炎,多饮水可减轻或缓解症状;还可引起胎儿畸形、闭经等。

塞 替 派

本药抗瘤谱广、选择性高、毒性低,临床主要用于治疗乳腺癌、卵巢癌、膀胱癌等。不良反应轻,胃肠道反应少,局部刺激性小,主要不良反应是骨髓抑制。

白 消 安

小剂量白消安即可明显抑制粒细胞生成,为治疗慢性粒细胞性白血病的首选药,但对急性粒细胞白血病无效,对其他肿瘤疗效不明显。主要不良反应为骨髓抑制,个别患者可出现肺纤维化、白内障、闭经、睾丸萎缩、畸胎等。

2. 抗肿瘤抗生素类 为微生物的代谢产物,多由微生物的培养液中提取而得。可直接破坏 DNA 或嵌入 DNA 干扰 RNA 转录,而抑制细胞分裂增殖,属细胞周期非特异性药物。

博 来 霉 素

与 DNA 结合引起 DNA 单链或双链断裂,阻碍 DNA 复制。对鳞状上皮(宫颈、阴茎、食管、头颈、口腔)癌的疗效较好,也用于淋巴瘤和睾丸癌。与其他药物合用不加重其他药物的骨髓抑制;大剂量可致肺纤维化。

丝 裂 霉 素

抗瘤谱广,作用与博来霉素相似。主要用于治疗实体瘤,如胃癌、结肠癌、肺癌、胰腺癌等,为治疗消化道恶性肿瘤的常用药。主要不良反应是骨髓抑制及胃肠道反应,不宜长期应用。静脉给药应防止外漏,以免引起组织坏死。

3. 铂类配合物

顺铂和卡铂

顺铂又称为顺氯氨铂,卡铂又名碳铂。二者均为金属铂的络合物,属细胞周期非特异性药。本类药主要与 DNA 上的碱基形成交叉联结,破坏 DNA 的结构和功能,阻止细胞分裂增殖。抗瘤谱广,对多种实体瘤有效,可用于肺癌、膀胱癌、卵巢癌、乳腺癌、头颈部癌、睾丸恶性肿瘤等,是联合化疗的常用药物。不良反应有消化道反应、骨髓抑制、肾毒性和神经毒性等。

奥 沙 利 铂

奥沙利铂为第三代铂类抗恶性肿瘤药物,作用机制类似顺铂,但抗肿瘤作用更强、毒性更低。主要用于大肠癌、卵巢癌、胃癌、非小细胞肺癌、非霍奇金淋巴瘤等。奥沙利铂与顺铂、卡铂之间无交叉耐药性。不良反应有骨髓抑制、腹泻、恶心、呕吐等;神经毒性为剂量依赖性,主要表现为感觉迟钝和异常。

4. 喜树碱类 喜树碱(CPT)是我国特有的植物喜树中提取的一种生物碱。其衍生物有羟喜树碱(OPT)、拓扑替康(TPT)和伊立替康(CPT-Ⅱ)。该类药物能特异性抑制 DNA 拓扑异构酶Ⅰ,干扰 DNA 复制、转录和修复功能,为细胞周期特异性药物,主要作用于 S 期。对胃癌、绒毛膜上皮癌、恶性葡萄胎、急性或慢性粒细胞性白血病有一定疗效,对膀胱癌、大肠癌及肝癌也有一定疗效。CPT 毒性大,可出现泌尿道刺激症状、消化道反应和骨髓抑制等,其衍生物毒性反应相对较小。

（三）干扰转录过程和阻止 RNA 合成的药物

放线菌素 D

放线菌素 D 属细胞周期非特异性药物。通过直接嵌入 DNA 双螺旋链的碱基对中,与 DNA 结合成复合体,阻碍 RNA 多聚酶的功能,阻止 RNA 的生物合成,使蛋白质合成受抑制,从而抑制肿瘤细胞生长。本药抗瘤谱窄,可用于绒毛膜上皮癌、神经母细胞瘤、横纹肌肉瘤、肾母细胞瘤、霍奇金病等。与放疗联合应用,可提高肿瘤对射线的敏感性。不良反应以胃肠反应多见,可抑制骨髓,可致畸,少数患者出现脱发、皮炎等。

柔 红 霉 素

柔红霉素属蒽环类抗生素。能直接嵌入 DNA 分子,破坏 DNA 的模板功能,阻止转录过程,抑制 DNA 复制和 RNA 合成。用于急性淋巴细胞白血病和急性粒细胞白血病,主要不良反应为心脏毒性反应和骨髓抑制。

多 柔 比 星

多柔比星为柔红霉素的衍生物,作用机制相似。属周期非特异性药物,对 S 期和 M 期作用最强。本药抗瘤谱广,主要用于耐药的急性白血病、恶性淋巴瘤及多种实体瘤(如肺癌、乳腺癌、肝癌)。主要不良反应为骨髓抑制和心脏毒性。

（四）干扰蛋白质合成的药物

本类药物除了 L-门冬酰胺酶外,主要是一类从天然植物中提取的、能干扰细胞蛋白质合成的抗恶性肿瘤药。

长春碱和长春新碱

本药为夹竹桃科植物长春花中提取得到的生物碱,包括长春碱(VLB)和长春新碱(VCR),VCR 的作用较 VLB 强。

【药理作用】主要作用于 M 期细胞,干扰纺锤丝微管蛋白的合成,抑制微管聚合,阻碍纺锤丝的形成,使细胞有丝分裂终止。

【临床应用】VCR 对儿童急性淋巴细胞白血病疗效好、起效快,对恶性淋巴瘤也有效。VLB 对恶性淋巴瘤疗效好,也用于绒毛膜上皮癌、急性白血病。

【不良反应】VLB 主要不良反应是骨髓抑制,尚有神经毒性、胃肠道反应。而 VCR 对骨髓抑制较轻,但神经毒性突出,出现肢端麻木、肌无力、面瘫等。

紫 杉 醇

紫杉醇是从短叶紫杉和红豆杉树皮中提取得到的有效成分,也可人工半合成。本药抗癌机制独特,通过特异性促进微管蛋白聚合并抑制其解聚,从而阻止纺锤体形成,影响肿瘤细胞的有丝分裂。对转移性卵巢癌和乳腺癌有较好的疗效,对肺癌、食管癌、脑瘤、淋巴瘤有一定疗效。主要不良反应是骨髓抑制和胃肠反应,也有心脏毒性和神经系统毒性。

三尖杉酯碱和高三尖杉酯碱

三尖杉生物碱类包括三尖杉酯碱和高三尖杉酯碱,是从三尖杉属植物中提取的生物碱。可抑制蛋白质合成起始阶段,使核蛋白体分解,还可抑制细胞的有丝分裂。属细胞周期非特异性药,对 S 期细胞作用较明显。主要用于治疗急性粒细胞性白血病;也适用于慢性粒细胞白血病、急性单核细胞白血病、恶性淋巴瘤等。不良反应主要有骨髓抑制和胃肠道反应,也可见心动过速、心肌损害、脱发等。

鬼 臼 毒 素

鬼臼毒素是从小檗科植物鬼臼中提取的有效成分,有经半合成所得的糖苷衍生物依托泊苷和替尼泊苷。其能与微管蛋白结合,影响细胞的有丝分裂,抑制肿瘤细胞生长繁殖。其半合成品则主要干扰 DNA 拓扑酶 H,使 DNA 链断裂引起细胞死亡。属周期非特异性药物,但对 S 期或 G_2 期细胞较敏感。依托泊苷与顺铂合用治疗肺小细胞癌及睾丸癌,疗效较好;替尼泊苷用于儿童白血病,特别适用于婴儿单核细胞性白血病。主要不良反应为骨髓抑制和胃肠反应,大剂量可引起肝毒性。

L- 门冬酰胺酶

某些肿瘤细胞不能自己合成其生长必需的门冬酰胺,需要从细胞外摄取。而门冬酰胺酶可水解血清中的门冬酰胺,减少门冬酰胺向肿瘤细胞的供应,从而抑制肿瘤细胞生长。主要用于急性淋巴细胞白血病。常见不良反应为胃肠道反应、出血和精神症状,也可发生过敏反应。

(五) 激素类及相关药物

某些肿瘤(如乳腺癌、宫颈癌、卵巢癌、前列腺癌、睾丸肿瘤、甲状腺癌)的发生与相应的激素失调有关。因此,可用激素或激素的拮抗药来调整其失调的状态,抑制肿瘤的生长。本类药物虽无骨髓抑制作用,但滥用也会带来严重危害。

肾上腺皮质激素类

常用药有泼尼松、泼尼松龙、地塞米松等。通过抑制淋巴组织促使淋巴细胞溶解,显效快,但不持久,易产生耐药性。用于急性淋巴细胞白血病和恶性淋巴瘤,也用于慢性淋巴细胞白血病,对其他肿瘤无效。短期用药可缓解肿瘤引起的发热等症状。易引起感染和肿瘤扩散,需合用足量有效的抗菌药和抗癌药。

雌 激 素

常用己烯雌酚。雌激素可抑制下丘脑和脑垂体,减少雄激素的分泌,并直接对抗雄激素。现认为前列腺癌的发病与雄激素分泌过多有关,故主要用于治疗前列腺癌,也可用于绝经期乳腺癌广泛转移者。

雄 激 素

常用药物有丙酸睾酮、甲睾酮。雄激素直接对抗雌激素作用,还抑制垂体促卵泡激素的分泌,对抗催乳素的乳腺刺激作用,从而抑制肿瘤的生长,引起肿瘤退化。主要用于治疗晚期乳腺癌,尤其是骨转移者疗效显著。

他 莫 昔 芬

他莫昔芬为人工合成的抗雌激素药物,它与雌二醇竞争雌激素受体,抑制雌激素依赖性肿瘤细胞的生长。主要用于治疗乳腺癌、卵巢癌。

(六) 分子靶向药物

利妥昔单抗

利妥昔单抗又称为美罗华,是一种细胞膜分化相关抗原的单克隆抗体,主要针对 CD_{20} 抗原的人鼠嵌合型单克隆抗体。利妥昔单抗可与 CD_{20} 抗原特异性结合,导致 B 细胞溶解,抑制 B 细胞增殖,诱导成熟 B 细胞凋亡。临床用于非霍奇金淋巴瘤治疗。主要不良反应为发热、寒战等。

曲妥珠单抗

曲妥珠单抗又称为赫赛汀,是一种作用于表皮生长因子受体的单克隆抗体。是抗 Her2 的单克隆抗体,通过将自己附着在 Her2 上来阻止人体表皮生长因子在 Her2 上的附着,从而阻断癌细胞的生长,赫赛汀还可以刺激机体自身的免疫细胞去摧毁癌细胞。临床单用或与紫杉醇联合治疗 Her2 高表达的转移性乳腺癌。主要不良反应为头痛、腹痛、恶心和寒战等。

吉非替尼　厄洛替尼

吉非替尼又称为易瑞沙,厄洛替尼又称为特罗凯,两者均为表皮生长因子受体(EGFR)酪氨酸激酶拮抗剂,能明显抑制 EGFR 跨膜细胞表面受体上酪氨酸激酶的磷酸化,从而抑制细胞增殖,促进细胞凋亡。吉非替尼主要作为晚期或转移性的非小细胞肺癌的二线用药。厄洛替尼主要作为标准方案治疗无效的晚期非小细胞肺癌的三线用药。主要不良反应为腹泻、呕心、呕吐等消化道症状。

伊马替尼　索拉菲尼

伊马替尼又称为格列卫,索拉菲尼又称为多吉美,两者都是新型蛋白酪氨酸激酶抑制剂。口服吸收迅速,生物利用度为 97% 以上。伊马替尼主要用于慢性粒细胞性白血病。索拉菲尼为血管内皮生长因子受体阻断剂。一方面可直接抑制肿瘤生长,另一方面通过抑制肿瘤血管的形成,间接抑制肿瘤生长。临床主要用于肝癌和肾癌。主要不良反应有体重减轻,皮疹、腹痛腹泻、脱发等。

> **· · · · 考点提示 ♀ · · · ·**
>
> 1. 抗恶性肿瘤药物的分类及常用代表药物。
> 2. 环磷酰胺、甲氨蝶呤、氟尿嘧啶、长春新碱等药物的临床应用及护理用药注意事项。

任务实施

一、用药前

1. 进行护理评估

(1) 健康评估：患者的基本情况，如肿瘤的分类分期、发生原因、临床表现、有无合并症、并发症等。

(2) 用药情况评估：正在使用的药物，所用药物的名称、用法、用量和疗效等，是否有药物过敏。

(3) 用药禁忌评估：根据具体情况评估，如环磷酰胺本身为无活性药物，需要在肝转化为醛磷酰胺才有效，对肝癌患者及肝功能差的患者禁用。

2. 调配药品

(1) 检查药品性状：仔细检查药品的外观、性状、生产日期、有效期等。

(2) 明确给药方式：大多数抗恶性肿瘤药物毒性比较大，需要采取深静脉注射方式，根据肿瘤药物的特点，明确给药剂量、给药方式非常重要。

二、用药中

1. 实施用药护理

(1) 注意不良反应预防：有些抗肿瘤药物毒性较大，可以预先备好相应的解救药物。如：甲氨蝶呤使用时准备好亚叶酸钙，保护骨髓。

(2) 定期监测脏器功能：大多数药物都必须监测骨髓功能，博来霉素关注肺功能，多柔比星和柔红霉素需要关注心脏功能等。

(3) 血生化检测：用药期间定期检查血常规，关注白细胞、红细胞（包括血红蛋白）、血小板等。

2. 观察不良反应

(1) 骨髓抑制：骨髓抑制是肿瘤进行化疗的最大障碍之一，常表现为白细胞、红细胞及血小板减少，导致出血、贫血、感染等。应定期监测血常规指标，如白细胞计数低于 $4 \times 10^9/L$，血小板低于 $80 \times 10^9/L$，应采取升白治疗，无效则停止用药。

(2) 消化道反应：上腹部不适、恶心、呕吐等胃肠道反应是抗肿瘤药最常见的不良反应。药物也可直接损伤消化道黏膜，引起口腔炎、胃炎、胃肠溃疡等。应给予高蛋白、高热能饮食，避免进食过硬、过热及刺激性食物。因严重恶心、呕吐而影响进食者，可给予止吐药。

（3）皮肤损害及毛囊抑制：大多数抗肿瘤药都损伤毛囊上皮细胞，特别是环磷酰胺、长春新碱、氟尿嘧啶、紫杉醇、博来霉素、多柔比星、甲氨蝶呤、丝裂霉素等易引起脱发。应保持患者皮肤及毛发清洁，经常检查皮肤有无瘀点、红斑，定时翻身防止压疮。

（4）肾损害及膀胱毒性：顺铂、甲氨蝶呤等药物可直接损伤肾小管上皮细胞，表现为血尿素氮、血清肌酐及肌酐酸升高。环磷酰胺等药物可引起急性出血性膀胱炎，可通过大量饮水或者给予美司钠防治。

（5）心脏损害及肝毒性：部分抗肿瘤药物会引起心脏损害，如柔红霉素、丝裂霉素等可引起心肌炎、心肌缺血、心电图改变、心力衰竭等。一些抗恶性肿瘤药物对肝毒性明显，如放线菌素 D、L-门冬酰胺酶对肝毒性大，引起黄疸、肝功能异常等，环磷酰胺、阿糖胞苷、氟尿嘧啶、长春新碱、甲氨蝶呤等也可损伤肝细胞引起谷草转氨酶升高、肝炎等。

（6）免疫抑制：大多数抗肿瘤药可抑制机体的免疫功能，抑制或者杀伤免疫细胞，使机体抵抗力下降而易遭致感染。静脉穿刺、导尿等操作应严格消毒，病房及房内物品应定期消毒，如有感染，应及早进行有效的抗感染治疗。

（7）其他：博来霉素、甲氨蝶呤和亚硝基脲类等可引起肺纤维化。紫杉醇、长春新碱、顺铂可产生周围神经毒性，长春新碱有自主神经毒性，顺铂有耳毒性。抗肿瘤药物还可能引起基因突变而致畸或致癌，以烷化剂最常见。

3. 采取护理措施

（1）注意药物的选择：肿瘤治疗效果与药物的选择关系密切，应根据患者的具体情况根据医嘱合理使用药物。

（2）给药剂量与时间：患者长期服用某种药物治疗心律失常，应该向患者说明不良反应的发生情况，一旦发生立即停药。如博来霉素一旦引起肺纤维化要及时发现并给予合适的治疗。

（3）调整药物种类：若出现严重不良反应，或患者不能耐受的症状，必要时更换药物种类，或者换用其他治疗方法。

三、用药后

1. 观察药物疗效　患者用药后症状是否缓解；是否需要进行心电图监护；是否出现伴随症状改变（如出血性膀胱炎、肺纤维化），并进行合适的处理；是否定期监测血常规指标，如白细胞计数低于 4×10^9/L，血小板低于 80×10^9/L 时是否采取升白治疗等。

2. 开展健康教育

（1）做好用药心理护理：紧张、抑郁、情绪激动及精神创伤等可加重肿瘤患者的自觉症状。须对肿瘤患者进行教育，加强自我防护，减轻心理压力。

（2）做好用药护理措施：指导患者正确认识抗肿瘤药物的不良反应，了解药物的使用方法和剂量,减少药物不良反应的发生风险。

(3) 做好生活护理:指导患者合理膳食、适当运动、心理健康,做好肿瘤的早诊早治。

任务小结

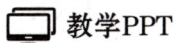

甲氨蝶呤、长春新碱用于白血病、绒毛膜上皮癌,紫杉醇用于转移性卵巢癌、乳腺癌,环磷酰胺用于乳腺癌、恶性淋巴瘤等治疗评价较高。大多数抗肿瘤药都会抑制骨髓、抑制免疫系统使机体抵抗力下降,应根据患者的具体情况做好相应的用药护理。

网上更多……

📠 知识拓展   ✍ 自测题   🖥 教学PPT

附录　常用医药术语中英文对照表

［1］韩蕾,秦红兵.护理药理学［M］.2 版,南京:江苏凤凰科学技术出版社,2021.

［2］孙艳平.药物学基础［M］.3 版,北京:人民卫生出版社,2022.

［3］韦翠萍.护理药物学［M］.南京:江苏凤凰教育出版社,2023.

［4］郭淑芳.药理学［M］.2 版,北京:高等教育出版社,2023.

［5］徐红,李志毅.药理学［M］.4 版,北京:科学出版社,2021.

［6］董志.药理学［M］.4 版,北京:人民卫生出版社,2017.

［7］杨宝峰,陈建国.药理学［M］.9 版,北京:人民卫生出版社,2018.

［8］王开贞,李卫平.药理学［M］.8 版,北京:人民卫生出版社,2019.

［9］罗跃娥,樊一桥.药理学［M］.3 版,北京:人民卫生出版社,2018.

［10］杨俊卿,陈立.药理学［M］.5 版,北京:人民卫生出版社,2022.

读者意见反馈

为收集对教材的意见建议，进一步完善教材编写并做好服务工作，读者可将对本教材的意见建议通过如下渠道反馈至我社。

咨询电话　400-810-0598

反馈邮箱　zz_dzyj@pub.hep.cn

通信地址　北京市朝阳区惠新东街4号富盛大厦1座

　　　　　高等教育出版社总编辑办公室

邮政编码　100029

防伪查询说明

用户购书后刮开封底防伪涂层，使用手机微信等软件扫描二维码，会跳转至防伪查询网页，获得所购图书详细信息。

防伪客服电话　(010)58582300

学习卡账号使用说明

一、注册 / 登录

访问 https://abooks.hep.com.cn，点击"注册 / 登录"，在注册页面可以通过邮箱注册或者短信验证码两种方式进行注册。已注册的用户直接输入用户名加密码或者手机号加验证码的方式登录。

二、课程绑定

登录之后，点击页面右上角的个人头像展开子菜单，进入"个人中心"，点击"绑定防伪码"按钮，输入图书封底防伪码(20位密码，刮开涂层可见)，完成课程绑定。

三、访问课程

在"个人中心"→"我的图书"中选择本书，开始学习。

如有账号问题，请发邮件至：4a_admin_zz@pub.hep.cn。